U0299562

双药记

梁贵柏

著

译林出版社

图书在版编目（CIP）数据

双药记 ／（美）梁贵柏著. -- 南京 ：译林出版社，
2025. 2. --（梁贵柏作品）. -- ISBN 978-7-5753
-0327-9

Ⅰ. R97-49

中国国家版本馆CIP数据核字第2024GS6419号

双药记　梁贵柏／著

责任编辑　王笑红
特约编辑　朱雪婷
内文插图　任　坚
装帧设计　尚燕平
校　　对　梅　娟
责任印制　单　莉

出版发行　译林出版社
地　　址　南京市湖南路1号A楼
邮　　箱　yilin@yilin.com
网　　址　www.yilin.com
市场热线　025-86633278
排　　版　南京展望文化发展有限公司
印　　刷　苏州市越洋印刷有限公司
开　　本　850毫米×1168毫米　1/32
印　　张　12.5
插　　页　4
版　　次　2025年2月第1版
印　　次　2025年2月第1次印刷
书　　号　ISBN 978-7-5753-0327-9
定　　价　78.00元

远在天边，却也近在咫尺
韩松落

小时候，每每读到抗战题材小说，都会看到一种药物——奎宁。如何获得和运送这种药物，以拯救生病和受伤的仁人志士，是这些小说必不可少的情节，作者甚至会借此发展出一条专门的线索。所以，后来每每看到奎宁的名字，都觉得它像是陌生的熟人：经常见到，但了解不多。因为我们身在疟疾不那么常见的年代和地区，对它更是缺乏了解的迫切性。

但我也深知，如果想要知道人类怎样走到今天，怎样改变和被改变，就必然要回到奎宁和它所牵系的事物。终于读到梁贵柏博士在"新药的故事"系列之后的又一新作《双药记》，也终于完整了解了青蒿素和奎宁的身世来历，以及与之相关的人类迁徙史、交通史、医药史、战争史、版图变迁、政治博弈、科技进展，乃至货币史。

之所以把青蒿素放在前面，是因为在《双药记》里，青蒿更早被提及。东晋的医药学家葛洪在广东罗浮山隐修时，从药农口中知道了青蒿的疗效及其药用方式，他把青蒿收录在自己的著作《肘后备急方》中，写下"青蒿一握，以水二升渍，绞取汁，尽服之"这样一行字。这一行字，在今天读来，有一种清澈干净的诗意。而奎宁与西方产生联系，要到1300年以后了。在西班牙舰队终结印加帝国之后，含有奎宁的"秘鲁树皮"或"耶稣会树皮"被带到欧洲，并且成为此后几百年中对疟疾最有效的药物。

青蒿和奎宁都来自植物，但它们的遭遇完全不同。奎宁治疗疟疾的功效很早就被明确，金鸡纳树因而被大规模种植。奎宁的有效成分在19世纪被分析出来，科学家在1944年实现了奎宁的全合成。这个过程还带来一系列副产品，比如，1856年，科学家在合成奎宁时，误打误撞地合成出了被称为"苯胺紫"的紫色染料。当然，只要冲破观念的边界线，很多新事物就同步涌现了，普鲁士蓝几乎同时出现，合成染料之门由此打开。在奎宁合成成功之后，有机合成的概念和方法也走上了一个新台阶。

而青蒿在中国古代的医药典籍中浮浮沉沉，一直没有被真正打捞出来。另一种同样被葛洪写进《肘后备急方》的草药常山，虽然毒副作用较大，但阴差阳错地在相当长时间里，一直是中国人治疗疟疾时的重要药物。后来，金鸡纳霜在清代来到了中国，它的有效性得到了验证，青蒿就再次被那只时代之手按下去了。直到新中国成立后代号为"523任务"的科研项目启动，"青蒿一握"背后的奥秘才一点一点被揭开。

这条探索之路并没有想象中通畅，单是在萃取青蒿素的过程中使用乙醚还是乙醇，在什么样的温度下进行，即排列组合出许多可能。而一种可能性一旦遭遇挫败，就会带来长久的怀疑、低迷，乃至否认。直到1971年，屠呦呦在对青蒿素的研究面临困境时，突然有了灵感，决定"降低萃取温度，甚至采用冷浸法低温回收"，对青蒿素的研究才因此加速。

这个世界，关系万千重。一种事物的出现不是孤零零的，它必然牵系众多。更何况，这本书的主角是疟疾这种疾病——"杀死了近一半在这颗星球上生活过的人"，以及针对它的药物——青蒿素和奎宁。如果人类历史是一个漫长的故事，那么它们就是这个故事里虽非主角但十分重要的角色。它们的存在既庞大坚实又柔若无骨，既隐秘幽微又无法忽视；它们在每一个关键节点出现，左右着故事的走向。

梁博士用了文学的方式，来进行现场还原。他还原了越战的一个夜晚，印加帝国的一场信息接力，徐光启和利玛窦的一场对话，也还原了蓝藻细胞从池塘进入蚊子身体的一个瞬间。所以我说，这本书不只是医药史，也是交通史、战争史和金钱史。最终，那个我们苦苦追索的事物，突然不甘心被湮没，在灵光一闪之后，以明确的方式，在我们眼前现身。

这就是我们在人类的发现史上，经常会遇到的惊奇时刻：事物、经验、方法，在无穷多的排列组合、无穷多的可能性之中，突然产生无法预料的配对、反应或耦合；在火花爆裂的同时，一个新世界产生了，一条分岔的小径缩短了通向终点的路途。对我们来说，如果没有这些惊奇时刻，"2024"很可能是另外一种样貌，我们的"2024"可能要推后很多年（当然，也有可能提前很多年）。但因为这些惊奇时刻都出现了，这些可能性都得到了验证，我们的"2024"便成了现在这个样子。在时间的荒野里，在偶然与偶然之间，一些可能性被捻灭，一些可能性被点亮，所谓浩渺，大致如此。

梁博士用了一种极具悬疑感和浩渺感的方式，来书写这个过程。当跟着他从今天回望过去的时候，我们是带着双重视角的。一个是上帝视角，带着这个视角，我们免不了要着急上火。如果奎宁早点被发现，罗马帝国的结局可能是另外一个样子，历史的进程很可能因此改变；如果奎宁早点被合成成功，二战局势也会被改变，世界格局会朝着另一个方向发展；如果葛洪的著作里少一点巫术的痕迹，青蒿的药用价值也许会早一点得到重视。

另一个视角是局中人的视角。我们仿佛身处罗浮山的大雾中，听到附近有耳语、有神谕，却不能听得很清楚；我们也像是提着灯笼，走在黑夜里，但灯笼的光芒只能照亮几尺方圆的地方。就像梁博士在写到屠呦呦和"523任务"团队几次和青蒿素的秘密擦肩而过的时候说的，"近在咫尺，远在天边"。

身处疟疾不再猖狂的今天，我们之所以感同身受，是因为我们对世界的认识依然有限，很多事情还在重复发生，我们并不能完全置身事外。很可能，我们依然在雾里，在夜里，正和我们时代的"青蒿素""青霉素"擦肩而过。一两百年后的人类，将为我们的错过感慨万千。

在讲述惊心动魄的发现之旅的同时，梁博士也探讨了医药发现史上的另一个重要问题，那就是"义与利"。这些对人类健康影响深远，可以说是里程碑式的药物，其研发过程凝结了无数人的智慧，耗费了大量人力物力，成功率只有不到10%。药企必然要考虑成本、利润、市场反馈，甚至要考虑将其推向市场的策略。那么，药企利润和大众健康能两全吗？

拿治疗疟疾来说，当疟疾在欧美不再对大众健康造成普遍的、致命的威胁的时候，药企是否还有动力继续研究新药，来应对抗疟药物的耐药性问题？如梁博士所说："如何平衡利益与公益，保证健康领域有不断的投入、良性的产出，这是一个考验人类集体智慧的问题。"因此，这本书除了是一部医药史、交通史和战争史，也是对人类智慧和道德的深入剖析。双药不只是双药，也意味着与疾病和药物有关的一切。

梁博士之前创作的"新药的故事"系列，收录了他撰写的与新药有关的专栏文章，讲述了降压药、宫颈癌疫苗、抗哮喘药物、乙肝疫苗、抗癌药物、降脂药，长效甘精胰岛素、诺西那生钠、阿普米司特、司美格鲁肽等药物的研发过程。限于篇幅，每种药物的发现过程都只用了几千字来讲述，对专业人士和有好奇心的读者来说不够过瘾。《双药记》用了整本书，把人类历史作为背景，配上电影式的场景还原，来讲述抗疟药物的故事，才真正解渴。

在科研和科普写作之外，梁博士也在写科幻小说，但限于时间与精力，他目前拿出来的还只是一些超短篇。希望在未来，他在药物研发和科幻小说写作上都有全新的收获。毕竟，刺破笼罩着我们的大雾和黑夜，需要灯笼，需要话语，也需要预见性的假想，而科幻小说正可以担负此责。

题　记

　　一种古老的疾病，杀死了近一半在这颗星球上生活过的人，改变着人类基因；

　　两种神奇的药物，拯救了亿万患者的生命，改变了世界格局，影响着国运兴衰。

目录

引子　丛林杀手

1967 年的一个夏日，越南与柬埔寨边境地区的热带丛林。

清晨的寂静被引擎的轰鸣声打破了，一架涂着迷彩的墨绿色休伊直升机从山谷里腾空而起，掠过树梢，向远处的山脊爬升而去，很快就消失在山脊的另一边。

一切又恢复了平静，潺潺的溪流和着虫鸣与鸟叫，在湿漉漉的薄雾中飘散开来，好像什么都没有发生过。然而，就在这遮天蔽日的丛林树冠之下，一场双方伤亡惨重的丛林战正相持着。

这里，就是著名的"胡志明小道"。[1]

美国在南越的军事行动全面展开之后，为了切断河内的北越政府向南越抵抗力量提供物资和军火的补给线，1965年 3 月，美军启动了代号为"滚雷行动"（Operation Rolling Thunder）的轮番空袭计划，出动各种战机数万架次，全面封锁道路，炸毁桥梁，投下的爆炸当量超过了二战期间盟军在欧洲战区投弹量的总和。[2]

面对如此凶猛的狂轰滥炸,越南中央军委根据战争的需要,决定正式开辟一条向南方运输的秘密补给线。越南人民军(People's Army of Vietnam,简称 PAVN)和全国解放阵线(National Liberation Front,简称 NLF)开始在越南、老挝和柬埔寨边境地区稠密的热带丛林里修建秘密的补给网络,包括简易公路、水路和丛林小道。他们在沿途修建了很多地下营地和蛛网般的地下通道,为运输物资的游击队员们提供隐蔽的休息场所,还能为途中受伤或生病的游击队员提供急需的医疗服务。

1965 年 10 月,为了把大批作战部队和物资输送到南方,越军组织数十万人加强这条补给线,逐步把一开始只能靠人背肩扛输送物资的羊肠小道扩建成重武器可以通过的战略交通网,总长达 1 600 千米。借着树冠层的遮蔽,在没有空中火力掩护,基本没有机械化运输设备的情况下,游击队员们硬是用手推车和人力把军需物资源源不断地送到南方抵抗力量的手中。他们无畏而不屈地与强敌周旋,创造了现代战争史上的一个奇迹。

通过在丛林中投放小型的电子监听器,拥有高科技装备的美军发现了丛林里的秘密,把这条补给线称为"胡志明小道"。

美军先是于 1965 年启动了"钢虎行动"(Operation Steel Tiger),针对越柬和越老边境的丛林地区进行了持续的大规模空袭。据不完全统计,其后的四年里,美军共出动战机逾 18 万架次。因为地处山地丛林,树冠层之上的空袭虽然给越军造成了很大的伤亡,但仍旧无法阻断军需物资的南下。

双药记

从 1966 年开始，美军指挥部决定派遣多支野战小分队，深入丛林，打算从地面上彻底摧毁这个补给网络。胡志明小道丛林战就此拉开了序幕。

肩负着这样的任务，美国陆军第 25 步兵师下属的野战排 B 被休伊直升机投放到了越柬边境的丛林里。

这是河谷边上一块相对平坦的高地，方便直升机的起降。布置好警戒之后，野战排的士兵们趁着天亮，用随身携带的轻便工具加紧构筑简单的野战营地——防御工事、掩体和战壕，同时与战区指挥部建立通信联系……下午，直升机又送来了野战排的军需物资和弹药，随后便消失在夕阳的余晖里。

暮色渐渐笼罩了四周的草木。也许是因为营地的人声安静了下来，昆虫的鸣叫似乎比白天响了数倍，让人心烦意乱。

排长查理接到了上级用无线电步话机发来的命令：根据可靠的情报，今天后半夜，在营地西北方五千米处的河谷地带，很可能会有游击队运送的物资通过。在指定营地的留守人员之后，查理带着全副武装的野战排，趁着夜色出发了。

查理带领的野战排 B 隶属 22 团 3 营，有多名久经沙场的老兵。他们对蛇蝎出没的热带丛林，以及可能遭遇的对手都怀有充分的敬畏，深得查理的信任。但这次随队出征的，也有数名刚刚从美国征兵处前来服役的新兵，他们都是乳臭未干的热血青年，很想表现自己，对战争的残酷性没有多少思想准备。虽然来野战排报到之前，他们已在训练营里学习了在热带丛林中生存的基本技能，以及单兵作战的基本要领，但枪响之后有几人还能保持清醒的头脑？这让查理很不放心。

半道休息的时候，查理一一检查了这几名新兵的装束。

"这是什么？丛林作战手册？蠢货！你以为敌人会等你查完手册再开枪吗？要用你的脑子！"

"你的救援信号器呢？这可不能弄丢了。记住，万一走散了，千万别大喊大叫，那是找死！你要找个地方藏好，每隔15分钟发出时长15秒的求救信号，我们会找到你的。"

"你的防蚊面罩呢？驱蚊剂？这有屁用！擦一把汗就完了。我这儿还有一个，你赶紧戴上，下次要记住了。"

……

午夜时分，野战排关闭了所有携带的照明设备，屏息静气，轻手轻脚地来到了战区指挥部提供坐标的河边谷地。查理让人们散开，形成一条散兵线，三人一组轮流警戒，一旦发现动静，就立刻用对讲机的震动功能通知他。然后，他带着新兵泰勒和马修，坐到高地后面的一棵大树下，罩上防蚊面罩，抱着自动步枪，捂得严严实实地睡了过去。

旁边，第一次执行任务的泰勒和马修却怎么也睡不着。背负着装备在潮湿的丛林里走了大半夜，他俩的军装都被汗水湿透了。泰勒想也不想就解开领口用毛巾擦汗，感觉有什么小东西进了领口，伸手一撸，竟抓出了两只蚂蚁，这把他吓得不轻，于是赶紧捅了捅马修，让马修看看还有多少，帮忙给抓出来。马修掀起套在钢盔外面的防蚊面罩，点亮头灯，伸手接过泰勒的毛巾，

　　　　　　　　双药记

帮着他在领口擦了一圈，然后拉上领子，用毛巾捂好……

这时，马修听到自己耳畔有蚊子的嗡嗡声，迅速伸手打在耳朵后面的脖子上，抬手一看，掌心里竟沾着一点血迹。

"该死的东西。"他小声骂了一句，赶紧再把防蚊面罩拉下。

马修听见泰勒也在打自己的脸，他边打边小声地骂着："见鬼去吧！"

查理被他俩的骂声弄醒了，一睁眼，看见泰勒还亮着头灯，也没戴防蚊面罩，严厉地低声命令道："你俩想找死啊！赶紧关灯，罩上！"

泰勒赶紧把头灯熄灭了，再拉下防蚊面罩，二人蜷缩在树下，大气也不敢出。大约又过了两个小时，查理腰间的步话机轻微地震动了几下。他立刻摘下步话机，用拇指按了下凸起的红色按钮，表示收到信号，然后竖起食指放在唇边，示意这两名新兵别再出声，又做了一个原地待命的手势，随即轻轻地抓起身边的自动步枪，匍匐着向前面的警戒人员的位点爬去。

等查理到了之后，正在担任警戒的老兵克里斯把架在土堆上的夜视镜后面的位置让了出来，方便查理观察河边的动静。

越战期间，美军的第一代夜视镜刚刚服役。虽然夜视的效果还不错，但是它又重又大，不便随身携带，所以只能在营地警戒、定点伏击这些不需要移动的场合才能派上用场。透过夜视镜，查理看见了前方河岸上影影绰绰的运输队——十几辆装载物资的手推车，50多名护送的游击队员，在人数上超过他们野战排不少。从对方分散行进的队形看，这是一支训练有素的游击队，一旦交火，恐怕讨不到便宜。查理当机立断，在克里斯的耳边交代了几句，之后匍匐着退了下去，回到泰勒和马修待着的大树旁。

前后一共只有一两分钟，但是紧张得直打哆嗦的泰勒和马修感觉好像过了很久很久。他们看见查理回来了，都轻轻地吐了口气，把攥紧的拳头松了开来。

查理对通讯兵马修小声说道："打开设备，等我的信号枪一响，立刻跟基地联系，说我们正遭遇一支50多人的运输队，请求直升机增援。"说完，他拔出腰间的信号枪，抬腕看了一下夜光表，然后塞入一颗信号弹，向天扣动了扳机。

几乎就在同时，克里斯用夜视镜瞄准了一个像是头领的人影，扣动了狙击步枪的扳机，河边的那个人影应声倒下。克里斯身边的一挺轻机枪随即开始从高地上向河边不停地扫射，其余的野战队员也马上各就各位，投入战斗。

查理的判断是准确的，他们面对的不是普通的游击队员，而是训练有素的精锐部队。枪响之后，对方迅速散开，各自寻找掩体为依托，开始反击，不到一分钟就从枪声里听出了敌方火力的强弱。他们散成半圆形，熟练地利用地形的掩护，用手中的AK-47冲锋枪和火箭筒向野战排开火，相互交叉掩护着逼近高地。

轰！一颗火箭弹击中了泰勒和马修隐身的大树，查理眼疾手快，一把拉开马修。一根粗大的树干砸落下来，没砸中马修的脖子，却砸中了他身边的通信设备。

"怎么样？还能用吗？"查理焦虑地问。

"不行了，断了。"马修摘下耳机，沮丧地说。

"基地联系好了吗？增援什么时候能到？"

"他们说已经起飞了，很快就到。"马修报告说。

查理松了口气道："保护好自己！"他转身又投入了战斗。

游击队员已经攻到高地近处了，他们掷出的手雷就在机枪手的身边炸开，使其重伤。轻机枪哑火了，形势非常紧急……

在手雷爆炸的间隙里，查理匍匐着快速爬向满脸是血的机枪手，准备实施急救，克里斯也已经操起了轻机枪重新开始扫射。突然间，对方的枪声戛然而止，直升机引擎的轰鸣声迅速地由远及近，变得有些震耳，树林里影影绰绰的游击队员们转瞬之间消失得无影无踪。

山脊上，三架直升机打着探照灯迅速扑来，盘旋在高地与河谷的上空。河滩被照得通明，两架攻击型武装直升机在空中盘旋着担任警戒。在确认安全之后，跟在后面的一架运输直升机放下几条绳索，荷枪实弹的野战队员索降而下，占据了河岸两边的要地，开始搜索敌人。

打扫战场的时候，查理的野战排在河岸上发现了几名游击队战士的尸体和一些物资。野战排除了机枪手重伤，还有一名战士受了轻伤。

天亮了，直升机把野战排的战士们送回了营地，然后载着两名伤员向美军后方基地的野战医院呼啸而去。

次日，没有军事任务，原地休整。

基地用直升机送来了新配置的通信设备和补充的弹药，外加一箱冰镇的百威啤酒。原来 25 人的野战排，除了 2 名伤员被接到野战医院疗伤，留下的 23 人在闷热的暑气里，光着膀子，懒散地靠在沙袋上喝啤酒，谈天说地……

　　通讯兵马修头戴耳机，在一旁调试新配置的通信设备。泰勒斜靠在对面的沙包上，喝了一口啤酒，想跟马修说点什么，意识到他戴着耳机，听不见旁人的声音，便打住了，继续闷头喝啤酒。

　　查理手里拿着啤酒罐，踱步过来，在泰勒的身边坐下。他缓缓地喝了一口啤酒，然后拍拍泰勒的肩膀，对二人说："你们昨晚的表现都不错，没掉链子，尤其是你。"他指了指马修说："幸好你把救援的信号及时发了出去，否则我们一半人今天就不能在这儿喝啤酒了。"说完，他又喝了一大口。

　　"谢谢中尉。"泰勒点点头，跟着喝了一口。

　　"谢谢中尉。"马修看见上司来了，赶紧摘下耳机，也点点头，然后拿起放在一旁的啤酒罐，跟着一起喝了起来。

　　"你确定这东西能用？"查理用拿着啤酒的手指向新到的通信设备。

　　"没问题的，刚刚设置好。这是最新的机型，比上次那个老掉牙的破玩意儿好用太多。"马修轻轻地抚摸着旁边的设备。

　　"闭上你的臭嘴！上次那个是大卫留下的，可惜他自己没能熬过去。"查理的脸上流露出很痛苦的表情。

　　"对不起，我，我不知道。"马修有点惶恐。

"我在越南快三年了，送走了一个又一个兄弟，没有什么比这更糟糕了。"查理喝了一大口啤酒，仰天长叹，"有时候，我真的想跟他们一起走，那就不会再有痛苦了。唉——"

马修和泰勒对视了一眼，露出一丝不解的神情，他们想不出什么话来安慰长官，只好继续闷头喝酒。

查理喝完了最后一口，拿着罐子晃了晃，确定没有剩下，便一手捏瘪了啤酒罐，站了起来。刚迈开一步，他突然想起了什么。

"你们两个家伙被蚊子叮了吗？要注意自己身体的反应，疟疾可不是闹着玩的。过两周还没事，你们就安全了，上帝保佑你们。"

马修和泰勒不约而同地挠了挠昨天被蚊子叮了之后凸起的肿块，心头掠过一丝不安。

"马修，你知道疟疾的症状吗？"泰勒问。

"不很清楚，好像是要发热的。"马修回答，"要不我们去问问约翰吧？他是队医。"

队医约翰告诉他俩，疟疾的典型症状有发热、畏寒、疲倦、呕吐等，潜伏期一般是十天左右。查理说得对，如果过两周还没发作，应该就没事了。

这天夜里，马修和泰勒还有些不安，他们时不时摸摸脑门，看看自己有没有发热，等到第二天天亮也没感到不适，便全然忘了这事。

丛林中的营地里，时间一天天地过去，换防时间临近了。

这些天来，野战排差不多每隔一天就会有一次军事行动，不是去巡逻，就是去设伏。其间有过两次零星的遭遇战，正交着火，对方又一下子无影无踪了。野战排的年轻士兵想追击，都被查理叫住了。一方面，查理生怕他们进入埋伏圈；另一方面，如果在丛林里单打独斗，他的部下是讨不到好处的。

　　就在昨天晚上，他们又碰上了一场硬仗。双方在一片山林里激战，相持不下，各有伤亡。等到美军增援的直升机靠近了，越南游击队又是一走了之，消失得无影无踪。

　　这一次，除了两名中弹身亡的游击队员，泰勒还发现了一名昏迷的战士。奇怪的是，他身上并没有流血和枪伤。约翰伸手摸了摸他肿大的淋巴结，做了快速的检查之后，判断这名伤员很可能身染疟疾，因为没有得到及时的治疗，他已陷入昏迷，再不抢救就晚了。

　　听到这个消息，泰勒不由自主地摸了摸耳朵根子，又开始计算疟疾的潜伏期。

　　查理让两名战士把昏迷的游击队员抬上直升机，送回基地，自己带小分队回营地了。

　　第二天晚上，泰勒开始发热。马修倒是没事，他把约翰找来给泰勒做检查。

　　"又倒下一个。"约翰站起身来告诉查理，泰勒得了疟疾，需要把他送到野战医院救治。

　　"又是疟疾！这样的非战斗减员是第几个了？"查理一拳打在沙袋上。

　　　　　　　　　　　双药记

"这个季节是第四个。"约翰小心地回答。

"该死的蚊子！基地再不增派新人，我就没法执行任务了。"查理没好气地吼着。

"马修，赶紧叫一架直升机把他送走吧，不能在这儿等死。告诉基地，要么赶紧增派人手，要么提前换防，我们不能都在这里等死！"

战区指挥部终于同意让人手短缺的野战排 B 提前换防，撤回基地。

马修回到基地后放下行李，头一件事就是搭车去野战医院看望泰勒。

到那里后，他找人打听泰勒在哪儿，护士得知他来看疟疾患者，就让他去东边的一大排帐篷那儿找。在第三个帐篷里，马修看见了泰勒。一个军官模样的人正坐在他的床前，小声询问着，不时在本子上写几个字。看见马修走近了，军官合上手里的笔记本，站了起来。

"今天就到这里吧，我明天再来，还有几个小问题。"他说完向帐篷口走去。

"好，明天见。"泰勒跟军官道别，然后转向马修，"你们都回来了？想死我啦。"

马修欠过身子紧紧抓住泰勒的手，"从地狱里回来了。哥们儿，你怎么样？"

"好多了。"

"那家伙是怎么回事？"马修向帐篷口努努嘴，他说的是那名刚跨出去的军官。

"哦，他是五角大楼的战地情报官，正在收集疟疾减员的数据。"泰勒向两边摇了摇脑袋，"你看，不少吧。"

"这些都是？！"

"不光这些都是，这一排帐篷里躺着的都是！"

"天哪！蚊子比游击队还要厉害，真正的丛林杀手！"马修不敢相信。

"那个搞情报的家伙还告诉我，在丛林里，疟疾造成的减员对士气的影响，比敌人的火力还厉害！

"哎，你还记得那天我发现的越南人吧？他也在这儿，角落里的那顶帐篷，里面都是游击队的疟疾患者。情报官告诉我，他们那边的情况更糟，疟疾减员更严重。"

"这简直就是由蚊子决定胜负的战争！"马修挠了挠脖子，有点后怕。

"你知道那个越南人是怎么说的吗？'我们一点也不怕你们美国佬，我们只怕疟疾。'你敢相信吗？！……好了，我们谈点别的吧。你们这次休整多久？"

"我也不知道，要看战事的发展，随时待命。所以我赶着来看你，说不定明天又出发了。"

"太感谢了，哥们儿。我应该很快就能回野战排了。"

"别着急，哥们儿，养好了再说，到丛林里又没啥好玩的。"

"但是我不能躺在这儿，无聊得很。"

双药记

"嗯，只要还在基地，我会常来看你的。"马修跟泰勒紧紧地握了一下手，转身走了。

在帐篷门口，他正了正军便帽，眯起眼睛适应了一下外面的光亮，朝着高地上的停车场走去。耳边突然响起了那熟悉的嗡嗡声，吓得他赶紧摘下军便帽，前后左右拍打起来。

如血的残阳，把一个手忙脚乱的军人的剪影映在了渐渐昏黄的天幕上……

几天以后，战地情报官将关于越战疟疾减员的调查报告送进了五角大楼，报告的摘要还被收入了白宫每天收到的越战简报：越南丛林战中，疟疾造成的非战斗减员占比超过 10%，竟然高于战斗减员。[3]

就没有好办法对付蚊子和疟疾吗？五角大楼咨询了美国医药界及相关的科技公司，给他们开出了空白的订单。

在地球的另一边，中国国防部也密切关注着胡志明小道上的情况，获得了内容类似的报告：运送物资的队伍从出发地到目的地历时一个多月，在战斗和行军过程中，因为缺医少药，战士们得不到及时的救治，疟疾造成的减员和死亡非常严重。一支一千多人的队伍在完成任务后，有时仅剩一百多人还具有战斗力，其中大部分减员不是因为遭遇美军的空袭和野战部队的伏击，而是蚊子叮咬引发的疟疾所致。[4]

时任国务院总理周恩来提出了同样的问题：就没有好办法对付蚊子和疟疾吗？

就这样，胡志明小道上的丛林战在一个全新的维度上，在没有硝烟的实验室里，以更大的规模在地球的两边展开了。

这已经不再是地域性的武装冲突，也不是全球性的竞争和博弈。

这是一场古老战争的延续：人类对抗蚊子及其携带的疟原虫。

注释

1　1964 年，美军作战部队正式卷入越战，"胡志明小道丛林战"是越战中最为惨烈的战事。根据美国国家安全局的官方战争史，"胡志明小道"补给系统是"20 世纪军事工程的伟大成就之一"，是一项无与伦比的军事壮举，因为它所面对的是战争史上最为猛烈的空袭和地面拦截行动。

　　本章的写作参考了 1987 年获得奥斯卡奖最佳影片的美国电影《野战排》以及其他描写越战的文学与影视作品，故事情节和人物纯属虚构，若有雷同，纯属巧合。

2　Stephen Emerson, *Air War Over North Vietnam: Operation Rolling Thunder, 1965 — 1968*, Barnsley: Pen and Sword Military, 2018.

3　Beadle Christine and Stephen L. Hoffman, "History of Malaria in the United States Naval Forces at War: World War I Through the Vietnam Conflict", *Clinical Infectious Diseases*, 1993, 16(2), 320−329.

4　Anonymous (Editorial), "Military Scientist Took War on Malaria from Jungle to Market", *South China Morning Post*, January 1, 2006.

第一章　池塘边的故事

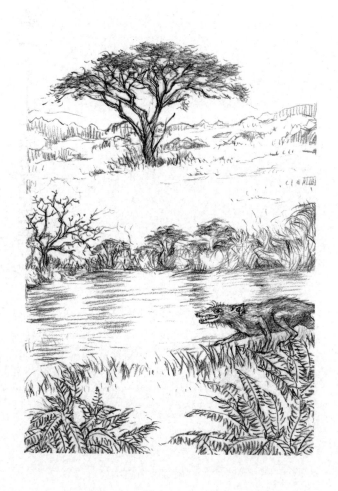

远古，广袤的非洲大陆上，时间在慢慢地流淌。[1]

雨季的降水在低洼处蓄积起来，在原野上形成了星星点点的季节性的小池塘。强烈的阳光照射到水面上，给浮游的水藻注入了能量。在光合作用的驱动下，水藻疯狂地生长，不断地复制着自己，很快就把池水染成了蓝绿色。

一只蚊子抖动着轻薄的翅膀飞过来，发出嗡嗡的轻响。它灵巧地降落在水面上，在长满蓝藻的池水里产下上万枚虫卵。当太阳再度升起，照到池塘的时候，大部分虫卵已经摇身一变，孵化成了水生的孑孓。孑孓不停地扭动着身躯，以藻类为食，在池塘里快活地成长。

太阳东升西落，日日饱餐的孑孓经历四次蜕变之后，在体内贮存了充足的养分。它们不再动弹，蜷缩成一个蛹，静静漂浮在水面上，等待着最终的华丽蜕变。两三个昼夜之后，蛹的表皮破裂，幼蚊诞生了。它们抖动着轻薄的翅膀，从水面飞起，或是飞舞在池塘上的低空中，或是蛰伏在四周的草丛里，耐心等待着下一只到这里来喝水的温血动物。

这些蚊子浑身上下：肚子上、脚爪上、翅膀上、口器上……都沾着蓝藻的细胞。它们如此细微，没有给蚊子增加丝毫可以察觉的负重。这些附着在蚊子身上的蓝藻细胞是不幸的，它们离开了池水，很快就会干枯，活不了太久。

但是巧了，这一天来喝水的动物到得特别早，饥饿的幼蚊嗡嗡而至，伺机把尖尖的口器插入它的皮肤，贪婪地吮吸起来。几个尚未干枯的蓝藻细胞身不由己地跌落进了它的血液里，随着心脏的搏动在它的全身流淌。蓝藻细胞还没有学会如何在这个新的环境中生存，很快就被这只动物的免疫细胞尽数吞噬……

什么都没有发生，只有时间还在慢慢地流淌。

终于有一天，有几个跌落到动物血液里的蓝藻细胞侥幸成了漏网之鱼。或许是因为蓝藻细胞的基因突变，或许是因为动物免疫系统的缺损，它们在肝脏的一个角落里苟活了下来。这是一个概率非常小的事件，无关智能和设计，也无关学习和记忆。只有每时每刻的随机变异，沿着演化的时间轴，以一个大致固有的频率，滴水穿石地改变着生物世界里的一切。

动物肝脏里的蓝藻细胞从此见不到阳光，不能继续通过光合作用产生的能量来维系生命。虽然肝脏里有的是营养物质，但它们无法吸收和利用，还是只能坐以待毙。

仍旧什么都没发生。

如果几处随机却非常关键的基因突变可以让蓝藻细胞躲过动物免疫系统的追杀，在宿主的肝脏中苟延残喘，那么只要假以时日，再加上几处关键的基因突变，就有可能使某些新的变异细胞能够吸收肝脏的养分，不需要光合作用也能存活。就像原先在池塘里一样，这些变异的蓝藻细胞开始在宿主的肝脏里疯狂生长，不断复制。不为别的，只为生存。

宿主的噩梦从此开始了，尽管它自己还没有，也无法察觉。

一次又一次，流经肝脏的血液带着一些变异的蓝藻细胞进入宿主的体循环；一次又一次，宿主的免疫细胞成功地实施阻击，将它们尽数吞噬，围堵在肝脏之内。蓝藻的突围和免疫系统的阻击随着每一次心跳而加剧，无休无止。

这时，以动物肝脏为根据地的蓝藻细胞已经经历了数次关键变异。它们离开阳光已经很久了，很有可能再也无法进行光合作用，也几乎可以肯定不再是蓝绿色，因为功能失去突变[2]会使得蓝藻细胞更好地适应在动物的肝脏中生存，而不是浪费能量去表达光合作用所需的蛋白质。

它们还是蓝藻细胞吗？既是，也不是。说它们是，因为它们都是蓝藻的后代，带着蓝藻的大部分基因；说它们不是，因为它们既不呈蓝绿色，也不再是能进行光合作用的藻类。[3]

变异！又是无时无处不在的变异！

基因的变异使它们成了一种全新的寄生细胞，演化的时钟是它们攻城略地的法宝。尽管成功率低到可以被忽略，但它们有的是时间。或早或晚，总会有一天，几个带着新型变异的寄生细胞，突破了免疫的防线，在体循环中进入了红细胞；总会有一天，一些带着新型变异的寄生细胞，能够吸收血红蛋白，以这种新的能源来完成自我的复制……

它们已经完全适应了在这些温暖的、纵横交错的红色河流里生存。在这些寄生细胞不停自我复制的过程中，宿主血液中携带氧气的血红蛋白被无情地消耗殆尽。无处落脚的氧气分子就像是瓷器店里的蛮牛，在红细胞中横冲直撞。它们会降解细胞、蛋白质与核酸，把红细胞弄得乱七八糟，并使其最终破裂。当这些寄生细胞从被洗劫一空的红细胞中涌出来，沿着血流去寻找新鲜血红蛋白时，各种降解之后的残留物和毒素也跟着流到了血液里。原先在肝功能受损的情况下只是略感无精打采或食欲不振的宿主动物开始出现全身性的剧烈反应，先是高热，然后是寒战，很可能还伴随着恶心和呕吐。当这些毒素被清除之后，发热就结束了，在接下来的几天之内，可能根本没有任何症状。直到这些寄生细胞吞食完下一批血红蛋白，再次涌出，去寻找更多的血红蛋白，又一次导致宿主动物出现发热和寒战。

如果这只动物就此倒下（绝大多数确实会就此倒下！），生命的轮回便戛然而止。除了一个不幸的牺牲品，一切回归平静：寂静的池塘、疯长的蓝藻、嗜血的幼蚊、口渴的动物，而演化的时钟在不紧不慢地转动，滴答、滴答……

或许这只动物生来就比较强壮，或许是它体内的寄生细胞

双药记

吞噬血红蛋白的速度没那么快，又或两者兼有，重病的动物没有即刻倒下，而是摇摇晃晃地又一次来到池塘边喝水解渴，滋润高热下干裂的嘴唇。

之前的那一幕又在池塘边上演了：草丛里的蚊子嗡嗡而至，把口器扎进动物的皮下，贪婪地吮吸着血液……这一切看上去好像跟从前一样，又有几个蓝藻细胞跌落进动物的血液，它们的生存概率还是和以前一样渺茫。但这一次，蚊子吸入的血液中多了一些鲜活的小东西。这些已经适应了在动物的血液中生存的寄生细胞，又无奈地开始了适应在蚊子体内生存的漫漫征途……

这又是一个概率非常小的事件，也只有在漫长的演化时间轴上才有可能发生。

不知道过了多长时间，也不知道传承了多少代，池塘边的又一个清晨，完全适应了在蚊子体内生存的寄生细胞，从蚊子扎入动物皮肤的口器里又回到了宿主动物的体内，完成了一个大的轮回。它们已经不再是寄生的细胞，在向寄生虫演化的途中迈出了关键的一步，植物与动物的分界也因此变得模糊。

演化的时钟永远事不关己地滴答转动，池塘边的故事平淡无奇地重复着。对于那几个不幸跌落进动物血液的蓝藻细胞来说，池塘里的岁月静好不复存在。为了生存，它们没日没夜地挣扎在宿主动物和蚊子的体内，将唯一的希望寄托于那些不知何时何地会发生的随机变异。除了等待，别无他法。

每当身不由己地完成一次轮回，蓝藻细胞的适应能力就会提高一点点，它们的存活率也会相应地升高一点点。但演化的选择是相互的，在对某一个环境的适应性提高的同时，它们对这个特殊环境的依赖性也随之而来。高度的适应必定伴随着高度的依赖，环境的任何变化都有可能给它们带来灭顶之灾。

蓝藻细胞的成功率并不高，在已知的 3 000 多种蚊子里，它们仅在按蚊身上取得了成功。在目前已知的 430 多种按蚊里，只有 70 多种按蚊能带着它们完成生命的轮回。自身的变化（变异）使它们渐渐地适应环境，生存下来。高度适应之后，它们已经变得面目全非，只有从基因里还可以找到祖先蓝藻基因的残留。[4]

现在，它们不再是寄生的蓝藻细胞，而是 100% 的寄生虫了，甚至还分化出了不同的性别！这个漫长的演化，选择与反选择的生离死别，发生在远古的非洲，发生在人类的远祖在非洲原野上站起来之前。

又过了很久，也许是在一个没有月光的晚上，一个双脚直立的物种，用上肢握着火把，机警地来到小池塘的边上，拨开草丛，汲水解渴。在黑暗中看到火焰，伺机猎食的猛兽在惊吓中四散奔逃；在夜色里瞧见了光亮，草丛里的各种飞虫舞蹈着扑上去，在呲呲的声响中顷刻化成灰烬。但也有不少蚊子嗅到了温血的气味，把口器扎进了她的皮下……

　　　　　　　　　　　　　　　　双药记

我们熟悉的生命轮回又上演了：按蚊体内的寄生虫第一次进入这个新的物种，新一轮的适应与反适应、选择与反选择开始了。

在此之前，这种寄生虫通过自身的变异已经成功适应了100多种不同的动物，包括猴子和猩猩，再去适应一个与猩猩基因相似度高达99%的新物种并不需要做太多的改变。虽然这仍旧是一个小概率的事件，但比先前的演化要容易太多。人类这个双脚直立的物种，在学会用火照明和取暖之前，就开始与这种寄生虫共处了。[5]

虽然疟原虫从一开始就伴随着人类的演化与迁徙，但我们的祖先全然不知道它们的存在，只是默默地遭受着它们带来的病痛和死亡。据估计，在这颗星球上生活过的人，接近一半竟然都死于疟疾，总计500亿～600亿！[6]毫无疑问，这种最古老的疾病也是对人类来说最致命的疾病。

在以游牧为主的旧石器时代，一个由100名狩猎采集者组成的部落必须有50～500平方千米的狩猎和采集领地，才能维持生息和繁衍。沙漠干旱地区动植物稀少，这样的部落所需要的领地很大；而温带和热带地区物种繁茂，可以维持的狩猎采集人口就会多一些，部落的领地要求相对较小。据此，科学家们估计，如果仅依靠狩猎和采集来获取食物，地球可以维持的人口应该不会超过1 000万，而历史学家的研究结果与此非常契合：一万多年前，地球人口为600万～1 000万。

在如此低密度的人口环境中，虽然食物和饮用水的卫生条件都很差，致病微生物和寄生虫感染难以避免，但这些零星发生的传染病没有机会大面积快速传播。游牧的先辈们在掩埋或焚烧不幸的逝者后，便跟随着猎物的迁徙去往新的旷野。

大约 15 000 年前，地球上的最后一个冰川期接近尾声，空气中的水分开始增多，冻土逐渐减少，万物开始复苏。在此期间，智人主要生活在低纬度地区的洞穴中，靠以篝火和猎物的皮毛取暖而艰难地生存下来，他们终于迎来一个新纪元：新石器时代。

在现今中东两河流域[7]的美索不达米亚平原上，随着气候逐渐变得温暖和湿润，我们的祖先在狩猎采集的同时开始了农耕的尝试。考古学研究显示，他们开始种植豌豆、扁豆和大麦等作物，并圈养了山羊和野牛等动物。在经历了几个世纪的成功和失败之后，以农耕和畜牧为主的定居生活终于取代了以狩猎与采集为主的游牧生活。越来越多的智人转向全面农牧，培养植物和饲养动物，并开始培育新的品种，以获取更多的食物。有了贮存的食物后，他们开始向外迁移，将农耕与畜牧传播到了欧亚大陆上的大部分地区。[8]

历史学家把人类从新石器时代开始的农耕和畜牧称为"农业革命"，这也许是人类历史上最重要的一次转变。[9]根据目前的考古学和人类学证据，现代人类已经在这颗星球上繁衍生息了至少 20 万年。在前 19 万年的时间里，我们的祖先一直都以狩猎采集为生，以游牧的方式从非洲大陆缓慢迁徙到欧亚大陆，并且在某个冰河期跨越封冻的白令海峡，进入美洲。他们所拥有的最先进工具就是最后一个冰川期的那些相当粗陋的旧石器。然而，当他们的后代开始用打磨得更加光滑的新石器挖开泥土，并埋下种子之后，在短短的一万多年时间里，人类已经实现了古代传说中的"九天揽月"和"五洋捉鳖"。

这场所谓的"农业革命"到底是如何开始的？现在已经很难考证细节了，但可以肯定，这既不是有目的的"革命"，也不是有计划的"发展"，仅仅是人类为了生存而做出的一点点尝试和努力。有时候，他们会非常幸运地猎到很多动物，多到一时间吃不完，于是他们就把一些幼崽圈养了起来。还有一些时候，他们一连几天找不到猎物，不知道什么时候才能吃上下一顿饭，于是又回到上次采集过的土地上，发现那里又长出了新芽……

农耕把我们的祖先牢牢地拴在了土地上，谷物和牲畜的驯化基本保证了充足的食物来源。随着人口密度越来越高，定居的村落逐渐发展为集镇，并出现了第一批城邦。农田需要雨水和灌溉，村镇需要饮水和洗涤，人类的定居点离不开水源，这就使蚊子及其携带的疟原虫在高密度的人群中有了大面积传播的可能性，它们成为人类挥之不去的梦魇。

池塘边的故事终于在村庄和城市里重新上演。在考古发现的文字当中，我们可以看到各种生动的描述，其中充满了敬畏和无奈。

有考古学证据表明，疟疾在古埃及是相当流行的。近年来，研究者们在古埃及木乃伊中发现了疟疾（恶性疟原虫）抗原，其历史可追溯到公元前 3 200 年前后。[10] 虽然古埃及人早在 4 500 多年前就开始使用蚊帐，但这不可能是为了专门保护自己免受疟疾的侵害，因为当时的人类完全不知道疟疾因蚊虫叮咬而起。4 000 多年前的苏美尔人和古埃及的文字中都记录了这种可怕的疾病。

在稍后的古希腊，荷马在《伊利亚特》中也提到了疟疾，把它比喻为小天狼星，称其为"发热先兆"的"邪恶之星"。索福克勒斯、柏拉图和亚里士多德都在他们的作品中提到了这种疾病，可见疟疾在当时的影响之大。

和荷马一样，"医学之父"希波克拉底将天狼星在夏末和秋季的出现与疟疾、发热和痛苦联系起来，他指出这种疾病会导致淋巴结肿大，并推测它与雅典郊外的沼泽地有关。他还具体地描述了疟疾周期性发作时的症状，即寒战、发热、盗汗等。通过对死者的解剖，希波克拉底发现，死者的身体器官上往往有黑色沉积物，所以他认为疟疾是体内黑胆汁积聚造成的。

到了罗马帝国时期，欧洲的疟疾疫情变得愈发严重。饱受困扰的古罗马人渐渐认识到了夏季、死水潭和疟疾之间的某种联系，他们认定疟疾是由死水潭里散发出来的肮脏空气引起的。于是，他们开始建造规模庞大的引水和排水网络，并大力清除人口稠密地区的死水和臭水，果然有效地降低了罗马城区的疟疾发病率。[11]

双药记

但一些历史学家认为，疟疾仍然是最终导致罗马帝国衰落的重要因素之一。[12] 公元 79 年，一场大规模的疟疾疫情迫使罗马周围的农民放弃他们的农场和村庄，造成大片农田荒芜和严重的粮食短缺，进而导致居民的死亡和不可避免的军事失败。外族人攻入罗马，使原本可以防止疟疾传播的排水系统也不幸遭到严重破坏。因此，入侵罗马的外族人不久后开始感染疟疾。亚拉里克是公元 410 年征服罗马的第一位外族王子，但是他和他的大部分士兵都在罗马感染了疟疾。

在遥远的东方，古代中国人对这种疾病的认知也很早。远在商朝，殷墟甲骨文中已有"疟"字，后来的《黄帝内经·素问》中已有《疟论》《刺疟论》等比较详细的内容，疟疾成为这种疾病的专用名词。在民间，中国人一直把疟疾称为"打摆子"，形象地描述了患者忽冷忽热的典型症状。长期以来，人们一直认为它是由南方地区的沼泽地里有毒的"瘴气"，即"疟母"引起的。在 3 500 年前的印度，疟疾被称为"众病之王"，是发热恶魔塔克曼（Takman）的化身。吠陀圣人（Vedic）准确地描述了疟疾标志性的寒战和发热症状："对寒冷的塔克曼，对颤抖不停的人，对热得昏沉、满面潮红的人，我表示敬畏。他明天还会再现，他将连续两天出现，发热恶魔塔克曼第三天还会回来的，这就是我的敬畏。"[13]

到了中世纪，意大利人首先使用 malaria（mala 意为"恶劣"，aria 是指"空气"）一词来称呼这种疾病，与中国人讲的"瘴气"如出一辙。因为这种疾病在很大程度上与沼泽和沼泽地有关，所以它一度也被称为"沼泽热"。

1683 年，荷兰科学家列文虎克（Antonie van Leeuwenhoek）使用自己设计的单透镜显微镜，在放大了约 200 倍之后，第一次观察到了一些"活的小东西"（它们因此被称为"微生物"）。[14]于是，科学家们开始怀疑，就是这些活的小东西给人类带来了疾病和瘟疫。其后的几百年里，越来越多的显微镜和病理学研究结果直接或间接地把传染性疾病的起因与微生物联系在了一起。

1879 年，在北非的法国殖民地（今阿尔及利亚）的军事医院工作的法国陆军医生阿尔方斯·拉韦朗（Alphonse Laveran）着手研究当地疟疾患者的血液，试图解释其中的那些黑色颗粒的作用。在显微镜下，拉韦朗不仅证实了前人已发现的黑色颗粒的存在，而且意外发现了一些完全未知的微粒，并对它们的性状做了描述。1882 年，拉韦朗医生回到欧洲，把研究的地点转移到了意大利罗马周边的沼泽地区，因为那里是"沼泽热"的高发地区。结果，他在罗马周边疟疾患者的血液中也发现了同样的微粒。1884 年，拉韦朗医生发表学术论文，指出那些之前未知的微粒很有可能是一种寄生虫，而这种寄生虫在红血球里发育的过程会破坏红血球，把血红色素变成那些已知的黑色颗粒。他还描述了这种寄生虫在不同发育阶段的形态变化。[15]

这种寄生虫是如何进入人体的呢？为了发现这种寄生虫在患者体外的存在，拉韦朗医生仔细检查了附近沼泽地里的水、

双药记

土壤和空气，但没有找到它的踪迹。这些看似毫无结果的研究让他提出了一个非常大胆的假设：它们也许寄生于蚊子体内，经历了一个阶段的发育之后，才能通过叮咬的方式进入人体内。

1894 年，苏格兰医生罗纳德·罗斯（Ronald Ross）爵士与英国科学家帕特里克·曼森（Patrick Manson）爵士合作，打算验证拉韦朗最先提出的"蚊子假说"。经历了一系列失败之后，1897 年 8 月，罗斯终于在一种不太常见的蚊子的胃壁上发现了这种寄生虫及其不同寄生周期的形态。由于当时条件有限，罗斯无法继续研究人类疟疾患者的血液，于是他转而研究鸟类的疟疾，结果他不仅成功地揭示了引起鸟类疟疾的寄生虫在蚊子体内的变化过程，而且进一步证实蚊子唾液腺中的寄生虫可以在叮咬时感染健康的鸟类。[16] 随后，意大利寄生虫病学专家乔凡尼·巴蒂斯塔·格拉西（Giovanni Battista Grassi）在 1898 年揭示了疟原虫从雌性按蚊到人类的完整传播链和寄生周期，最终确定蚊子是传播人类疟疾的媒介。[17]

1907 年，最先发现疟原虫的拉韦朗被授予诺贝尔生理学或医学奖，他捐献了一半奖金用于建立巴斯德研究所的热带医学实验室；1902 年，最先发现蚊子体内疟原虫的罗斯也获得了诺贝尔生理学或医学奖，这是为了"表彰他在疟疾研究方面所做的工作，他通过这项工作展示了疟疾如何进入有机体，从而为成功研究这种疾病及其对抗方法奠定了基础"；[18] 最终阐明疟原虫感染人类的完整传播途径，并正确识别疟原虫的类型及蚊媒按蚊的格拉西却没能获奖，实为憾事。

站在这些巨人的肩膀上，现在我们知道，在时间的河流里，经过漫长的生死搏斗，有四种不同的疟原虫可以通过按蚊将疾病带给人体。这四种疟原虫的生命周期大致相同，都需要人和按蚊两个宿主。

在人体内，它们会先后呈现出至少四种不同的形态。先是进入肝细胞发育的孢子体（sporozoite，亦称子孢子），这一时期名为红细胞外期；孢子体改变形态后进入红细胞，然后通过裂体增殖而大量繁殖，这一时期名为红细胞内期。在这个时期，又会出现三种不同的形态：滋养体（trophozoite）、裂殖体（schizont）和配子体（gametocyte）。在滋养体期，疟原虫呈纤细的环状，中间为空泡，颇似戒指的指环；细胞核较小，位于环的一侧，颇似戒指上的宝石，故有时也称环状体（signet ring）。经过摄食和生长，虫体会明显发育增大，胞质中出现能消化和分解血红蛋白的疟色素颗粒（malarial pigments）。滋养体发育成熟后的虫体外形变圆，进入裂殖体期。这时中间的空泡消失，疟色素渐趋集中，细胞核与细胞质都开始分裂。分裂后的每一小部分细胞质包裹一个细胞核，形成许多小的个体，名为裂殖子。疟原虫在红细胞内经过数代裂体增殖后，一部分裂殖子不再继续分裂，它们的细胞核增大，细胞质增多，发育为圆形、椭圆形或新月形的个体，称为配子体。在形体上看，配子体有大小两种：一种虫体较大，细胞核与细胞质都相对致密，疟色素多而粗大，细胞核偏于虫体一侧，名为大配子体；另一

　　　　　　　　　　　　　　　　　　　双药记

种虫体较小，细胞核疏松而位于虫体中央，名为小配子体。

这些看似静态而不再分裂的配子体，一旦进入按蚊体内，又会重新活跃起来。这一次，它们不分裂，而是融合。小配子体生出长长的"触角"，痉挛性地摆动，一旦触及大配子体，便开始融合的过程。这是两性生殖的原始过程，与精子寻找卵子并融合的过程十分相似，所以科学家们就把小配子体定义为雄配子体，而把大配子体定义为雌配子体。它们在按蚊体内完成有性生殖，融合后形成的合子会产生许多小的卵囊，附着在按蚊的体内。这些卵囊成熟后破裂，成千上万条微小滑溜的子孢子一拥而出，充满了按蚊的唾液腺……

它们静静地等待着池塘边的故事重演，开始生命的下一个轮回。

注释

1　最古老的疟原虫是在古近纪时期保存在琥珀里的蚊子中发现的，距今约三千万年。George Poinar Jr., "Plasmodium Dominicana n. sp. (Plasmodiidae: Haemospororida) from Tertiary Dominican Amber", *Systematic Parasitology*, 2005, 61(1), 47–52.

2　功能失去突变，基因突变的一种类型，指导致失去部分或全部正常功能的基因突变。这类突变通常会使基因产物（如蛋白质）的原有生物学功能丧失或大幅减弱，常与遗传病或某些遗传特征的表达有关。

3　基因研究表明，现代疟原虫的基因中有大约 10% 的蛋白质含有光合作用的痕迹。G. I. McFadden, M. E. Reith, J. Munholland

and N. Lang-Unnasch, "Plastid in Human Parasites", *Nature*, 1996, 381, 482; S. Kohler, C. F. Delwiche, P. W. Denny, et al., "A Plastid of Probable Green Algal Origin in Apicomplexan Parasites", *Science*, 1997, 275, 1485–1489.

4　同上。

5　Andrew Spielman and Michael D'Antonio, *Mosquito: A Natural History of Our Most Persistent and Deadly Foe*, New York: Hyperion, 2001. 疟原虫的历史比人类长得多，因此在进化到直立行走之前，人类的祖先应该已经与疟原虫共处了。

6　J. Whitfield, "Portrait of a serial killer", *Nature*, 2002, 3.

7　两河流域，幼发拉底河和底格里斯河之间的美索不达米亚平原，是目前已知最早的定居农业地，在那里产生和发展的古文明被称为两河文明或美索不达米亚文明。

8　目前的考古学研究结果显示，除了两河流域的农耕文明，世界其他地区也有独立发展起来的农耕文化，例如，长江与黄河流域的先人最早独立驯化了水稻和猪，美洲大陆的先人独立驯化了玉米。

9　Yuval Noah Harari, *Sapiens: A Brief History of Humankind*, New York: Harper, 2015.

10　Andreas Nerlich, "Paleopathology and Paleomicrobiology of Malaria", *Microbiology Sepctrum*, 2016, 4(6), 155–160.

11　Benjamin Reilly, *Roman Fever: Malaria, Transalpine Travelers and the Eternal City*, Jefferson: McFarland, 2022.

12　J. Rufus Fears, "The Plague under Marcus Aurelius and the Decline and Fall of the Roman Empire", *Infectious Disease Clinics*, 2004, 18(1), 65–77.

13　Sonia Shah, *The Fever: How Malaria Has Ruled Humankind for 500 000 Years*, New York: Sarah Crichton Books, 2010.

14 J. R. Porter, "Antony van Leeuwenhoek: Tercentenary of His Discovery of Bacteria", *Bacteriological Reviews*, 1976, 40(2), 260−269.

15 Edwin R. Nye, "Alphonse Laveran (1845−1922): Discoverer of the Malarial Parasite and Nobel laureate, 1907", *Journal of Medical Biography*, 2002, 10(2), 81−87.

16 B. K. Tyagi, *Dr Ronald Ross Mosquito, Malaria, India and the Nobel Prize*, Delhi: Scientific Publishers(Inida), 2020.

17 Abhijit Chaudhury, "The Forgotten Malariologist: Giovanni Battista Grassi (1854−1925)", *Tropical Parasitology*, 2021, 11(1), 16.

18 The Nobel Prize in Physiology or Medicine 1902. NobelPrize.org. Nobel Prize Outreach AB 2024. Tue. 6 Aug 2024. 见诺贝尔奖官网。

第二章　罗浮山传奇

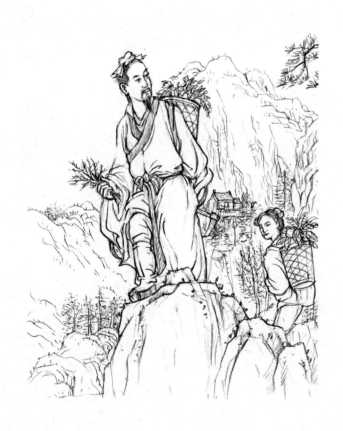

东晋咸和年间，广东。

清晨，罗浮山在薄薄的轻雾里若隐若现。

阳光透过薄雾从麻姑峰顶慢慢地向崖底的朱明洞滑落。洞口前的空地上，一个坐北朝南，由几间非常简朴的木屋组成的小道观尚未来得及披上金色的霞光，大门就吱吱呀呀地开了。

一名睡眼惺忪的小道童探出脑袋，望向左右两边的山崖。一群山雀盘旋着，到远处觅食去了。道童伸了个懒腰，然后拎起身边的木桶，跨出门来，轻快地沿石阶而下，走过门前的空地，到前面的白莲池汲水。

在两山环抱之中，白莲池水平如镜，池中的白莲叶茂花盛，十分动人。小道童无心赏景，他沿着石阶走到水边，先把木桶放在一边，双手掬起清凉的池水洗了把脸，然后用劲提起一桶水，吃力地向道观内走去。

跨进门槛之后，他穿过前院，沿着正殿右边的青砖路来到后院的柴房，把水倒进缸里，拎着空桶转身又出去了。柴房里，另一名道童双臂抱起一大捆柴，侧着身，小心地走出门，向着右手边紧挨着的丹房走过去。

丹房的门是开着的。

一眼看进去，最夺目的当然就是中间的那个黑铁炼丹炉。那丹炉二人合抱方可圈住，看似十分沉重，置于青石垒起的炉台上。炉顶有烟囱通至屋外，已经被熏得油黑。后墙正中的上方开了个小窗，糊了纸，透进些光亮。窗口右边正对着门的墙上悬着一面圆形的铜镜，镜子的底部刻着"辟邪"；窗口左边的墙上斜挂着一把宝剑，剑鞘上刻着"镇妖"。

炉台和后墙隔得比较远，中间放了一把有扶手的木椅子，椅子旁边斜靠着一个鼓风用的皮囊。四周的土墙上画满了阴阳八卦图，以及各种各样的神鬼图案与符箓。

丹房的左手边是一大排三层的木架子，放置了不少瓦罐、铁锅和瓷瓶等容器，里头装着五颜六色的丹砂和石料。墙角的木凳上放着一杆秤。右手边沿墙根挨个放着几个小的丹炉，远处角落里还有一个小的炉台。炉台上放着捣碎药物的研钵和盛着清水的铜盆。

道童在门口停下脚步，叫了声"师父"，然后跨过门槛，把柴火堆放在门口的一旁。

炉台后面的木椅子上坐着一名身穿道袍的中年男子，他右手捻着胡须，左手拿着一卷书，正在闭目冥想。他闻声抬头，看见正在往炉膛里添柴的小道童，便起身说道："我已在炉里放好了丹砂，你去准备一下，待我焚香请愿、清水、洒净之后，便生火炼丹。"

小道童放好柴火后，整了整衣冠，表情肃穆地站到一旁。中年男子放下手中的书卷，先等小道童站定，然后转身从剑鞘里拔出宝剑，朝着丹炉右上方虚刺了一剑，再向下劈斩，插入身前的地下。他又到小炉台前拿起盛着清水的铜盆，一边顺时针绕着大炉台缓步走了一圈，一边把铜盆里的清水洒在炉台上。

驱邪荡秽的仪式完成之后，中年男子站回到木椅前，双手抱拳，虎口相交，面对丹炉鞠躬三次，口中念念有词，祈求天尊护佑炼丹成功。

念完咒语，中年男子拔出插在地上的宝剑还回剑鞘，自己坐回到椅子上，向小道童点了点头。

站在一旁的小道童赶紧从小炉台上拿起火石，点着一把干草塞进炉膛里，然后用皮囊小心地鼓风，直到柴火燃烧起来。大火从炉膛里冒出来，沿着丹炉的四周向上窜，映红了小小的丹房……

少顷，火势稳定了。中年男子站起身来，向小道童嘱咐了几句，然后合上手中的书卷，捋了捋胡须，向门外走去。

书卷的封面上赫然写着"肘后救卒方"。

这名中年男子姓葛名洪，字稚川，是丹阳句容（今属江苏省）人，出生于晋武帝太康四年（283 年）。葛家曾是江南望族，数代为官，到了葛洪这一代，他 13 岁丧父，家境由此衰落。[1]

少年时代的葛洪性格内向，但勤奋好学。他在劳作之余总是抄书学习，涉猎甚广。为了坚持学习，他经常以砍柴所得换回纸笔。乡邻们因而戏称他为抱朴之士，他自己并不介意，反以"抱朴子"为号，乐在其中。他的伯祖父葛玄号称"葛仙公"，毕生钻研炼丹秘术。或许是家族基因使然，葛洪16岁离家求学，到桐庐拜道教丹鼎派重要传人郑隐为师，研习道教、炼丹和医术经典，甚是痴迷。

可惜他生不逢时，学习期间正逢西晋"八王之乱"[2]，战火纷乱，饥荒遍野，瘟疫肆虐，盗寇横行。北方游牧民族南下中原，导致西晋于317年灭亡。郑隐仙逝后，一心想着继续拜师求学的葛洪在战乱中屡屡受挫，无法安心研习经典，于是早早萌生了归隐山林的想法。

东晋咸和五年（330年），葛洪听闻交趾（今越南北方）出产上品丹砂，便在南方谋了一个小官职，欣然举家南迁，前去炼丹。一行人途经广州时，葛洪会晤了刺史邓岳。邓大人告诉葛洪：距广州城不远，在其辖区之内的罗浮山，有"岭南第一山"之美誉。诸多山峰常年缥缈在云雾之上，胜似蓬莱仙境，有神仙洞府之称。相传秦代安期生在此山服食九节菖蒲，羽化升天，因而此山仙气充盈，乃洞天福地，是炼丹的好地方。

葛洪听后大喜。邓刺史随即表示，如果葛洪看得中，他愿意出资帮其建观筑炉，并差人去交趾选购上好的丹砂，让葛洪在罗浮山中炼丹修行。正愁没有资源的葛洪当即决定中止南下赴任的行程，归隐罗浮山。

数月之后，他选中了罗浮山中麻姑峰下的朱明洞口，在邓刺史的资助下搭建起了有柴房、丹房、正殿和厢房的小道观，名曰都虚（又称冲虚，即今日道家圣地冲虚古观）。从此，抱朴子葛洪在罗浮山中炼丹、著书、行医、传道……他一住就是几十年，相传晚年就在此间羽化成仙。

这期间，葛洪声名远扬，前来学道的弟子越来越多。都虚观也不断修缮和扩建，形成了一套四合式的庭院木石建筑群落，包括山门、正殿和两廊。后来，因从学者日众，葛洪增建了东庵九天观、西庵黄龙观和北庵酥醪观。葛洪在罗浮山的这些道观中往来讲学，著书立说，留下了《抱朴子》《肘后救卒方》等道家和医药学著作。

葛洪主张修道人首先要兼修医术，"古之初为道者，莫不兼修医术，以救近祸焉"，他认为，修道者若不明医术，一旦"病痛及己"，就"无以攻疗"，非但不能长生成仙，甚至连自己的性命也难保住。

葛洪曾拜南海太守鲍靓为师，学习医药和炼丹之术。鲍靓见葛洪虚心好学，是可造之才，不但把医药和炼丹之术毫无保留地传授给他，而且把精于灸术的女儿鲍姑许配给了他。从那时起，葛洪更是潜心钻研炼丹制药。他炼制出来的丹药有密陀僧（氧化铅）、三仙丹（氧化汞）等。他观察到：加热丹砂（主要成分为硫化汞），可以炼出水银，而水银和硫磺化合又能变回丹砂，这是中国有关化学反应的可逆性的最早记录。葛洪在著作中，还记载了雌黄和雄黄加热后升华结晶的现象。葛洪深信服食丹药有神奇的功效，他在《抱朴子》中写道："夫金丹之为物，烧之愈久，变化愈妙。黄金入火，百炼不消，埋之，毕天不朽。服此二物，炼人身体，故能令人不老不死。"[3]

除此之外，葛洪调制了不少治疗疾病的简单药物，比如，用松节油治疗关节炎，用铜绿治疗皮肤病，用雄黄和艾叶消毒，用密陀僧防腐。他还非常注重收集、整理并试验不同的方剂（药物组合），记录成册。

在罗浮山方圆百里之内，葛洪传授的各种药方救人无数，后人尊其为"葛仙翁"，那是后话。

这一天，又到了点火炼丹的时辰，小道童走进丹房之后见师父仍专心研读，没有起身驱邪荡秽，就轻声问道："师父，可以生火了吗？"

"今天不要生火了。"葛洪掩卷之后摆了摆手，接着缓缓说道，"三天前，山下有个农夫到观里来求药，说是他们村子里有几户人家受了瘴气，打摆子，还死了人，惶惶不可终日。我给了他两个方子，让他自己去试。已经过去三天了，也不知村子里的疫情如何。你赶紧吃了早饭，问清道路，下山打听一下。记住，千万不要贸然进村。在村口托人打听就好，保护好自己，别染上瘴气。"

"是，我记住了，师父。"小道童应声出门，到对面的厨房里吃早饭去了。

葛洪站起身来，握着书卷把双手背在身后，踱步出了丹房，在后院里伫立良久，思忖道："三天前，我给了山下的农夫两个不同的方子。一个是我早年去九华山论道时，九华山的仙人无常子道长传授于我的，多年来我以此方授人，结果时好时坏。虽然救了不少打摆子的患者，但也有不少噩耗，想来仍有不明之处。虽说以毒攻毒，但也要把控有度，方可祛病消灾，保全性命。这次我加了一味气性平和的甘草，不知能否抵消一些毒性……

"另一个方子则是今年春天在玉鹅峰上采药时遇见的老药农传授于我的。这个方子倒是非常简单，不妨一试，但不知道是不是有效，就看这几户人家的造化了。如果有效的话，我就将其载入《肘后救卒方》，希望能使其广为流传，治病救人；如果无效，那就将它删去，不再误导后人。"

……

这时，日头已经照进院子里了。

小道童从厨房里出来，背着一个小包袱，手里拄着一根木杖，看见师父在沉思，也就没有惊动他，轻手轻脚地走过青砖路，跟门房问清了道路，径自出门下山去了。

一日无话。日头西斜的时候，小道童回山了。

他拄着木杖，风尘仆仆地跨进道观，在前院里就叫上师父了："师父，师父！"

正在东厢房里读书的葛洪闻声，撩起门帘来到院中，只见小道童兴高采烈说道："师父，您上次给的那两个方子都很管用，村里的农户都大好了。他们说要挑个吉利的日子，上山给您磕头呢。"

"两个方子果真都有效？"葛洪想要确认。

"果真。我在村口正好遇见了那名农夫。他把师父的方子带回村里后，就找了个识字的先生到镇上去抓药，自己又在村后的山上采了许多青蒿，带回来洗净之后，浸泡绞汁。有几户人家服了镇上抓回来的药，还有几户服了青蒿汁，结果全好了，没有再死过人呢。"

"噢，你打听仔细了吗？"

"是的。他说，一开始没人敢用后山上采回来的青蒿，都用镇子上抓回来的常山和甘草。很多人都吐了，但吐完了也就见好了。有两家的孩子吐得太厉害，就把药换成了青蒿，过两天也好了。"

"嗯，很好。老方子里的常山毒性太大，人服后大都会呕吐。这次加了一味甘草，就是要克制它的毒性，看来效果并不明显，来日还要再行调配。"葛洪像是在自言自语，"新方子里的青蒿绞汁居然也有效，倒是出乎我的意料，看来那位老药农是有经验的。不过，一次灵验还不够，下次还可再试。"

说到这里，葛洪顿了顿，转向小道童，"你先去洗洗手，擦把脸，再用艾草熏一熏，去去瘴气。休息去吧。记住，明日卯时要照常按时生火炼丹哟"。

"是，师父。"小道童应声，到后院洗脸歇息去了。

葛洪转身回到东厢房，从书架上找出《肘后救卒方》卷三，平放在案几上，翻到《治寒热诸疟方第十六》，从头读了下去。

治疟病方：鼠妇、豆豉二七枚，合捣令相和。未发时服二九，欲发时服一九。

又方，用独父蒜于白炭上烧之，末。服方寸匕。

又方，五月五日，蒜一片（去皮，中破之，刀割），令容巴豆一枚（去心、皮，内蒜中，令合）。以竹挟，以火炙之，取可热，捣为三九。未发前服一九。不止，复与一九。

又方，取蜘蛛一枚芦管中，密塞管中，以绾颈，过发时乃解去也。

读到最后一条："又方，取蜘蛛一枚……"葛洪顿了顿，拿起毛笔想把它勾掉，但转念一想，"两年前我以此方授人，虽然效果不佳，但也有痊愈之人，应该还是有些效用的，不妨留着吧"。

于是，葛洪用左手把书卷压平，拿笔的右手在砚台上蘸好了墨汁，在最后一方的左边用正楷写下："又方，青蒿一握。以水二升渍，绞取汁，尽服之。"

写完之后，他自言自语道："嗯，不错。此方甚是简单，罗浮山中青蒿比比皆是，如若药效确实很好，可为首选啊。……但我使用常山治疟已有多年，疗效已然验证，只是佐剂还需继续调配，方可中和其毒性，找到更安全的配方。"

想到这里，葛洪用笔又蘸了蘸墨汁，继续写道："又方，常山三两，甘草半两。水酒各半升，合煮取半升。先发时一服，比发令三服尽。"

写完之后，葛洪把毛笔放回笔架，活动了一下手臂。晾干墨汁后，他轻轻地合上了书……

掌灯时分，葛洪出了书房，眺望着在暮色中绵延的远山的轮廓，不禁感慨："看来这大山之中确实有不少宝藏和高人。只有踏遍青山，方可更上一层楼啊。"

从此，罗浮山中便常常可以看见抱朴子葛洪带着弟子们巡山采药的身影。

相传，东晋建元元年，也就是公元 343 年，葛洪仙逝于罗浮山。[4]

《肘后救卒方》经梁代陶弘景和金代杨用道增补后，遂有现存的《肘后备急方》。这是一部古代治疗急病的手册大全。根据当时的医药学理论，只有症状明显的急病是需要治疗的。而那些症状并不十分明显的慢病基本上还没有被发现，也没有被明确定义，一般都被笼统地归类为气血两亏或精神不振，是需要慢慢调理的，调理方法介于养生与治病之间。

虽说《肘后备急方》在后世也有流传，但它在中国医药学史上的地位并不是很高，相比圣典《黄帝内经》、东汉张仲景的《伤寒杂病论》、唐朝孙思邈的《千金要方》和明朝李时珍的《本草纲目》等医药学名著差了不少。尽管历朝历代皆有刊印，但大部分还是已经散佚。留存至今的版本以金代皇统四年（1144年）出现的杨用道刊本为祖本，逐渐演化出元、明、清以后的各种版本。目前国内现存最早的刊本为明嘉靖三十年（1551年）北城吕氏的襄阳刻本。

在《肘后备急方》卷三《治寒热诸疟方第十六》（见本章后附录）下，葛洪收录的有关疟疾的治疗方剂一共有43个。这43个方剂中，有一些属于纯粹的迷信，比如第5条："取蜘蛛一枚芦管中，密塞管中，以缢颈，过发时乃解去也"；再比如第35条："是日抱雄鸡，一时令作大声，无不瘥。"还有少数几条几近巫术，比如第36条："未发，头向南卧，五心及额、舌七处，闭气书'鬼'字"；第37条："咒法：发日执一石于水滨，一气咒云：智智圆圆，行路非难，捉取疟鬼，送与河官。急急如律令。投于水，不得回顾。"

除此之外，《肘后备急方》中的大部分方剂杂乱无章，使用各种动植物成分，调制方法各异，很难看出其中辩证的逻辑和优化的思路。这些方剂在后世也少有流传，可见它们对于疟疾的疗效都是出于当时对零星案例的个人观察，没有得到进一步的系统性验证，对后世医药学的发展影响有限。

值得一提的是，葛洪虽然受制于当时人类对生命现象和各种疾病的认知水平，但他在疾病观察和药物调制方面都是远远领先时代的，比如，恙虫的存在和它引发的恙虫病就是葛洪最早发现的。

恙虫又称恙螨，是一种十分微小的螨虫，属节肢动物门蜘蛛纲。全世界已知的恙螨有3 000多种，中国有350多种，主要分布在岭南和云贵以东的亚热带地区。

在罗浮山炼丹和行医的日子里，葛洪遇到过恙虫病的疫情，诊治了不少患者。当时，没人知道得病的原因。患者发病非常迅速，关节疼痛，高热不止，危重病例还会出现严重的器官损害与衰竭。经过反复问诊，葛洪了解到发病初期患者的皮肤上会出现赤红色的皮疹，大小如小豆、黍米和栗粒。于是他开始仔细检查那些早期患者的皮肤，希望能有所发现。经过细致的观察，他果然发现了一些极为细小的红色螨虫，并且尝试用针将其挑出，然后敷上炭火烤过的大蒜片来驱虫杀毒。

要知道，螨虫十分细小，大多数情况下，肉眼发现不了，必须借助放大镜。但岭南地区的恙螨以地里的红恙螨幼虫为主，呈鲜红色，是少数几种能用肉眼辨认的螨虫，所以才没有躲过葛洪敏锐的眼光和细致的观察。

葛洪将他的发现记录在《肘后救卒方》中，把它称为"沙虱毒"，这是有关恙螨和恙虫病最早的文字记录。[6]

在《治寒热诸疟方第十六》收集的 43 个方剂中，有 14 个用到了同一味草药——常山，而且还有许多种不同的组合与调制方式，所以我们可以推断，常山应该是葛洪治疗疟疾时使用最多的一味药。由此可见，在葛洪行医的东晋年间，常山的抗疟功效已经为很多医者所知，并且应用相当广泛。虽然这一功效后来被中国药理学家用现代科学方法证实，但常山本身非常严重的毒副作用限制了它的进一步开发，使之与现代药物无缘。[7]

葛洪一共记录了 14 个与常山有关的方剂，他很可能是在

双药记

不停地探索运用"君臣佐使"等古老的医药学概念，尝试中和常山的毒性，从而找到更加安全有效的配方。

《治寒热诸疟方第十六》中的第 37 个方剂为："治一切疟，乌梅丸方：甘草二两，乌梅肉（熬）、人参、桂心、肉苁蓉、知母、牡丹各二两，常山、升麻、桃仁（去皮尖，熬）、乌豆皮（熬膜取皮）各三两。桃仁研，欲丸入之。捣筛，蜜丸，苏屠臼捣一万杵。发日，五更酒下三十丸，平旦四十丸，欲发四十丸，不发日空腹四十丸，晚三十丸，无不瘥。徐服后十余日，吃肥肉发之也。"

此方剂以"治一切疟"开头，也是《肘后备急方》中的最后一个含常山方剂，想必集葛洪一生治疗疟疾之大成。虽然他添加了乌梅、甘草、人参、桂心肉、牡丹等多种佐剂来缓解服药后的恶心和呕吐等严重副作用，希望能提高方剂的耐受性，但常山本身的慢性肝肾毒性还是无法被中和的，长期服用有害无益。

以当时人类对健康和医药的认知，及十分有限的检测手段，行医者对毒副作用的关注一般局限于头痛脑热、上吐下泻等症状十分明显的急毒（急性毒副作用）。而对那些在短期内完全没有症状，即使经过长期监测积累大量数据之后，也还要用统计学方法分析后才能建立相关性的慢毒（慢性毒副作用），则完全没有概念。

大约 700 年之后，在北宋元丰年间（1078—1085）初刊的医药方剂学著作《太平惠民和剂局方》中首次出现了"常山饮"方剂，其中亦含有甘草和乌梅等辅助成分，很有可能就是从葛洪《肘后备急方》中治疗疟疾的方剂发展而来的。

宋徽宗政和年间（1111—1117），朝廷组织太医在民间征集医方，结合内府所藏秘方，整理汇编了另一部重要的医药典籍，即《圣济总录》，其中记录了十个常山饮方剂。

比如，针对山岚瘴疟有"常山（锉）、厚朴（去粗皮生姜汁炙熟）各一两，草豆蔻（去皮）、肉豆蔻（去壳各两枚），乌梅（和核七枚），槟榔（锉）、甘草（炙）各半两"。治一切瘴疟有"常山、秦艽（去苗）、甘草（炙锉）、麻黄（去根节）、乌头（炮裂去皮脐锉）、杏仁（去皮尖双仁炒研）、陈橘皮（汤浸去白焙）、干姜（炮）、厚朴（去粗皮生姜汁炙）各半两"。针对"疟病手足苦烦、发热渴燥、通身悉黄、小便不利"有"常山、柴胡（去苗）、甘草（炙微赤锉）、栀子仁各一两，赤茯苓（去黑皮）、石膏、蜀漆、鳖甲（涂醋炙令黄去裙襕）各二两"。[8]

与内容有散佚的《肘后备急方》相比，《太平惠民和剂局方》《圣济总录》都是官方收集和整理的医书，保存完好，流传更广泛，并发展出了常山浸膏等新型制剂。

这些以常山为核心的治疟药方与《肘后备急方》中的治疟方剂之间的联系是显而易见的，应归功于葛洪早先在罗浮山中的尝试和探索。

那么，"青蒿一握"呢？

借助现代化学工艺，从250千克经过特殊培养的青蒿叶中可以提取出约 5 千克青蒿素粗提取物，经纯化后可获得约 1 千克纯青蒿素。如果我们把"青蒿一握"设定为 250 克，那么其中所含的青蒿素大约有 1 克。如果我们"以水二升渍，绞取汁"，那么可以在汁水中萃取出多少青蒿素呢？因为青蒿素在水中的溶解度很低，室温下每 1 升水只能溶解约 60 毫克，所以两升水最多只能萃取出 120 毫克青蒿素！而青蒿素治疗疟疾单药口服的推荐剂量为每天 200 毫克，持续 3 天。

根据葛洪"青蒿一握，以水二升渍，绞取汁，尽服之"的方法，如果患者日服两次，每次"一握"而且"尽服之"的话，连续三天，应该还是可以起效的。但"水二升"差不多是满满的三大碗啊，有多少患者可以一次"尽服之"？况且，还要连续"尽服之"三天。另外，捣药浸渍之人是否尽心尽力？浸泡时间的长短应该如何掌握？如何绞汁，才能更有效？……

在没有统一标准，还不知道如何准确测量的情况下，仅仅用"青蒿一握"来治疗疟疾，其成功率一定会出现较大幅度的波动，更何况野生青蒿中青蒿素的含量有很大的差别。

令人十分遗憾的是，这个副作用更小、临床应用潜力更大的青蒿方剂却没有得到葛洪足够的重视，以及进一步的尝试和优化，它在当时并不广为人知，淡出了医药界的视野，渐渐就被遗忘了。在葛洪之后，虽然宋朝、元朝和明朝的少数医书还保留着用青蒿汤、青蒿丸或青蒿散治疗疟疾的条目，但调制方法与"青蒿一握"相比并没有实质性的提高，疗效和治愈率也就可想而知了。[9]

"青蒿一握"重新出现在中国主流医药典籍《本草纲目》之中，已经是1 000多年以后的事了。

注释

1 本章的故事情节纯属虚构，有关葛洪的史实参考了李强、李斌、梁文倩编著的《葛洪传》（华中科技大学出版社2019年版）。若有雷同，纯属巧合。

2 291年至306年，西晋皇族内部皇后党、外戚、宗室藩王为了争夺中央政权而引发了一场长达16年的政治动荡。因为参与这场动荡的核心人物是八位藩王，史称"八王之乱"。

3 转引自张觉人：《中国炼丹术与丹药》，四川人民出版社1981年版。

4 李强、李斌、梁文倩：《葛洪传》，华中科技大学出版社2019年版。

5 同上。

6 同注4。

7 详见第10章"重庆常山饮"。

8 ［宋］赵佶：《圣济总录》，人民卫生出版社1962年版。

9 宋朝的《太平圣惠方》中有青蒿散，用于"妇人骨蒸劳热，四肢烦疼"；《圣济总录》卷一六八中有"青蒿汤"，主要用于小儿潮热。元朝的《丹溪心法》卷二中有"截疟青蒿丸"条目；明代《普济方》中有"青蒿散"条目。

附录

《肘后备急方·卷三·治寒热诸疟方第十六》，摘自《肘后备急方》（人民卫生出版社1956年版）

治寒熱諸瘧方第十六

治瘴病方鼠婦豆豉二七枚合搗令相和未發時服

二丸欲發時服一丸

又方青蒿一握以水二升漬取汁盡服之

又方用獨父蒜於白炭上燒之末服方寸七

又方五月五日蒜一片去皮中破之刀割令容巴豆

一枚去心皮內蒜中令合以竹挾以火炙之取可

熱搗為三丸未發前服一丸不止復與一丸

又方取蜘蛛一枚蘆管中密塞管中以綰頸過發時

乃解去也

又方日始出時東向再拜畢正長跪向日又手當

閉氣以書墨注其皆兩耳中各七注又書舌上

言子日死畢後再拜還去勿顧安臥勿食過發時

斷即差

又方多賁啟湯飲數升令得大吐便差

又方取蜘蛛一枚著飲中合丸吞之

又方臨發時搗大附子下篩以苦酒和之塗背上

又方鼠婦蟲子四枚各一以飴糖裹之丸服便斷即

差

又方常山搗下篩成末三兩真朱一兩白蜜和搗百

杵丸如梧子先發服三丸中服三丸臨臥服三丸

無不斷者常用效

又方大開口度上下唇以繩度心頭灸度下頭百

壯又灸脊中央五十壯過發時灸二十壯

又方破一大豆去皮作日字一片作月字左

手持日右手持月吞之云愈向日服之勿令人知

也

又方皂莢三兩去皮灸巴豆二兩去心皮搗丸如大

豆大一服一枚

又方巴豆一枚去心皮射蘭如巴豆大棗一枚去皮

合搗成丸先發各服一丸如梧子大也

又方常山知母甘草麻黃等分搗蜜和丸如大豆服

三丸比發時令過畢

又方常山三兩甘草半兩水酒各半升煮取半升

先發時一服比發令三服盡

又方常山三兩剉以酒三升漬二三日平旦作三合

服欲嘔之臨發又服二合便斷舊酒亦佳急亦可

又方常山三兩秫米三百粒以水六升煮取三升分

之服至發時令盡

又方若發作無常心下煩熱取常山二兩甘草一兩
半合以水六升煮取二升分再服當快吐仍斷勿
飲食
老瘧久不斷者常山三兩鱉甲一兩炙升麻一兩附
子一兩烏賊骨一兩以酒六升漬之小令近火一
宿成服一合比發可數作
又方藜蘆皂莢各一兩炙巴豆二十五枚並搗熬令
黃依法搗蜜丸如小豆空心服一丸未發時一丸
臨發時又一丸勿飲食
又方牛膝莖葉一把切以酒三升服令微有酒氣不
即斷更作不過三服而止
又方末龍骨方寸匕先發一時以酒一升半煮三沸
及熱盡服溫覆取汗便即效
又方常山三兩甘草半兩知母一兩搗蜜丸如梧
時服如梧子大十九次服減七丸八九後五六丸
即差
又方先發二時以炭火床下令脊脚極熱被覆過時
乃止此治先寒後熱者
又方先灸瘧䖩甲搗末方寸匕至時令三服盡用火灸

無不斷
又方常山三兩搗篩雞子白和之丸空腹三十丸去
發食久三十丸發時三十丸或吐或否也從服藥
至過發時勿飲食
治溫瘧不下食知母鱉甲炙常山各二兩地骨皮三
兩切竹葉一升切石膏四兩以水七升煮二升五
合分三服忌蒜熱麪猪魚
治瘴瘧常山黃連㕮咀各三兩附子二兩炮搗篩蜜
丸空腹服四丸欲發三丸飲下之服藥後至過發
時勿喫食
若兼諸痢者黃連犀角各三兩牡蠣香豉各二兩並
熬龍骨四兩搗篩蜜丸服四十九日再服飲下
無時節發者常山二兩甘草一兩半豉五合綿裹以
水六升煮取三升再服快吐
無問年月可治三十年者常山黃連各三兩酒一斗
宿漬之曉以瓦釜煮取六升一服八合比發時令
得三服熱當吐冷當利服之無不差者半料合服
勞瘧積久衆治不差者生長大牛膝一大虎口以水
六升煮取二升空腹一服欲發一服

禳一切瘧是日抱雄雞一時令作大聲無不差

又方未發頭向南臥五心及額舌七處閉氣書鬼字

呪法發日執一石於水濱一氣呪云曹曹圓圓行路

非難提取瘧鬼送與河官急急如律令役於水不

得迴顧

治一切瘧烏梅丸方甘草二兩烏梅肉熬人參桂心

肉蓯蓉知毋牡丹各二兩常山升麻桃人去皮尖

熬烏豆皮熬膜取皮各三兩桃人研欲丸入之搗

篩蜜丸藕屠臼搗一萬杵發日五更酒下三十丸

平旦四十九欲發日空腹四十九晚

三十九無不差徐服後十餘日饗肥肉饗之也

二分光明砂半分雄黃一分搗蜜丸如梧子發日

平旦冷水服二九七日内忌油

附方

外臺秘要治瘧不痊乾薑高良薑等分為末每服一

錢水一中盞煎至七分服

聖惠方治久患勞瘧等方用鱉甲三兩塗酥炙令

黃去裙褘為末臨發時溫酒調下二錢七

治瘧用桃人一百箇去皮尖於乳鉢中細研成膏不

得犯生水候成膏入黃丹三錢丸如梧子大每服

三九當發日面北用溫酒吞下如不飲酒井花水

亦得五月五日午時合忌雞犬婦人見

又方用小蒜不拘多少研極爛和黃丹少許以聚為

度丸如雞頭大候乾每服一九新汲水下面東服

至妙

治卒發癲狂病方第十七

治卒癲疾方炙陰莖上宛宛中三壯得小便通則愈

又方炙陰莖上三壯囊下縫二七壯

又方炙兩乳頭三壯又灸足大指本節七壯又灸

足小指本節七壯

又方取莨菪一升搗三千杵取白犬倒懸之以杖犬

令血出承取以和莨菪末服如麻子大一丸三服

取差

又方莨菪子三升酒五升漬之出暴乾漬盡酒止搗

服一錢七日三勿多盜狂

又小品搗之以向汁和絞去滓湯上煎令可丸服如

小豆三丸日三口面當覺急熱頭中有蟲行者額及

手足應有赤色處如此必是差候若未見服取盡

第三章　基普守护人

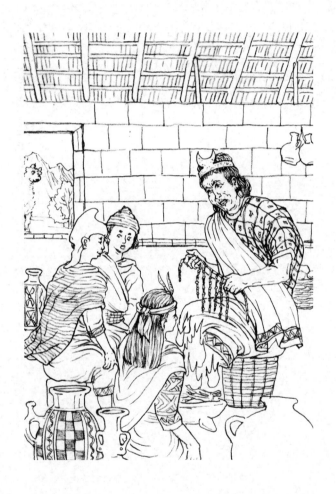

当葛洪道长在冲虚观炼丹的烟火缭绕于罗浮山的时候，地球另一边，现今南美洲厄瓜多尔南部山区洛哈省一个叫作马拉卡托斯（Malacatos）的地方，当地土著部落烤肉的焦香之气也弥漫在安第斯山的热带丛林里。[1]

但是，与往日聚餐时欢声笑语的气氛不同，部落里的人今天都显得忧心忡忡：村子里剩下的食物已经不多了。如果明天还打不到猎物，人们就要挨饿了。

连日来，已经有五名外出狩猎的男人得了热病，浑身火烫，昏昏沉沉。[2]老人们到村子中心的祭台上去请求神灵庇佑，守护在病人身边的女人们用凉水替他们擦身降温，但一点效果也没有，他们眼看没救了……

第二天一早，在还能出猎的男人中，又有二人出现了一些发病的征兆，但为了整个部落的生计，他们还是拿着标枪和弓箭进入了丛林。

凭着敏锐和机警，他们寻找着猎物，跟踪它们来到丛林深处。正午前后，他们成功猎杀了一头公鹿，正准备回村，却发现少了一个同伴。于是，他们兵分两路，一路人扛着猎物回村，另一路人则留在丛林里寻找同伴。

掉队的猎人早上出门的时候感觉还行，没有发热，只是有些疲惫，可走着走着，手脚就一点力气也没有了。他一屁股坐到了树根上，想休息片刻，却靠着树干昏睡了过去。醒来之后，也不知已经过去了多久，他感觉整个身子如火烧一般，口渴难耐。他并不急着寻找同伴，因为当务之急是寻找水源解渴。他用标枪支起瘫软的身子，顺着一条细小到几乎看不见的水流，跌跌撞撞、连滚带爬地来到丛林深处的小池塘边。他赶紧俯下身子，双手掬起一捧清凉的水，泼在滚烫的脸上，顿时感觉舒服了许多。他又掬起一捧水，喝了一口，发现这个池塘里的水竟非常苦涩，难以下咽，便全吐了出来。多年的丛林生存经验告诉他，这种苦涩的水往往是有毒的。但是，持续的高热使他实在难以忍受嗓子眼里的干热，寻思片刻之后，他便一次又一次掬起池塘里的凉水，不顾后果地喝了个够。

刚才从昏睡的地方爬到这个池塘边，已经耗尽了睡觉时积攒起来的一点点体力，暂时缓解了饥渴之后，他浑身无力，又倒头睡了过去……

近两个小时后，出猎的同伴们顺着他的足迹找到了这里，在池塘边叫醒了他。

他看了看同伴们，坐起身子活动了一下胳膊，感觉不疼了；又用手摸了一下脑门，发现也不再发热了。于是他捡起一旁的弓箭和标枪，跟着其他猎人一起回村去了。

晚上，当人们围在篝火旁一起吃烤鹿肉的时候，他说今天差一点就回不来了。听完他的故事，坐在旁边的一位老者捋了捋胡须，说那个池塘里的苦水有些古怪，让他再带上几个人去汲一些回来，看看能不能救活村里另外几名正在发高热的病人。

第二天，当村里的女人把这个池塘里的苦水喂给那几名发热的病人之后，除了一名当时牙关紧闭，已经奄奄一息的病人，其他几个人居然在昏睡了一段时间之后都缓了过来，高热退了，脸上重现活力，不久竟恢复了健康。

从那以后，苦水池塘的故事便在当地部落之间流传了下来，那个池塘里的苦水也就成了救命的神水。[3]

安第斯山脉从委内瑞拉沿着南美洲大陆的西海岸向南，经过哥伦比亚、厄瓜多尔、秘鲁、玻利维亚、智利和南部的阿根廷，绵延 7 000 多千米，是地球上最长的大陆山脉。根据气候的不同，安第斯山脉被分成三段：北部的热带安第斯、中部的旱地安第斯和南部的湿地安第斯。马拉卡托斯所处的热带安第斯的总面积为 1 542 644 平方千米，从绿荫幽深的峡谷到白雪皑皑的高山，是世界上生物多样性最丰富的地区之一。

大约 16 500 年前，人类先祖横跨当时冰封的白令海峡，从欧亚大陆迁徙到北美洲的阿拉斯加，并在游猎的过程中慢慢地向南拓展活动范围。考古学研究显示，到公元前 2000

年，在整个安第斯山脉及周边地区已经出现了许多农业村庄，且人们已经开始种植马铃薯、木薯、辣椒和豆类等农作物。[4]

从马拉卡托斯沿着安第斯山脉向南不远，便进入了秘鲁北部的万卡潘帕（Huancapampa）地区，那里有一个古老的村寨叫作卡哈斯（Cajas），村里的一位老者正慢条斯理地给围在他身边的孩子们讲述这个关于神水的故事。

没有人确切知道卡哈斯村是何时建立的，但从 1450 年之后，它被纳入了当时幅员辽阔的印加帝国。卡哈斯的中心有一个大广场，广场的一端是太阳神庙。那是一个石砌的金字塔，有石阶通向塔顶，顶上是太阳圣殿。广场周围还有其他的石头建筑，包括名为"坦普"（Tempu）的皇家驿站，供印加王在出游巡视的途中休息。皇家建筑物的周围，散布着平民的房屋。

那是用石料和泥浆砌起来的长方体房屋，外墙上抹了夹杂了干草的泥浆。屋顶是用粗壮的树枝绑在一起搭成的，然后再覆盖上厚厚一层灰绿色的伊豆草；这里的屋顶都很陡峭，以便让雨水滑落。一个家族中有亲戚关系的五户人家的房子会组成方形的院落，有点类似于北京的四合院。这些家庭用中间的场院晒玉米或其他食物。

印加人的住房没有门，取而代之的是厚厚的挂毯，名为"坎披"（Kumpi）。房子也没有窗户。屋子里的泥地上铺着编织的草席，还会放上羊驼毛的地毯和各种兽皮。

地处海拔 2 500 米以上的安第斯山区，卡哈斯的夜晚十分

双药记

寒冷。劳作了一天的卡哈斯人一般不再外出，而是围在火盆四周用餐和歇息。

晚上也是讲故事和听故事的时间，尤其是孩子们，他们都喜欢听那位被称为"基普－卡马约克"（quipu-camayoc）的老者给他们讲各种有趣故事。

基普－卡马约克并不是一个人名，而是一种头衔。

印加人没有文字，结绳和口口相传的故事是他们记录历史的主要方式。

他们用一种叫作"基普"（quipu）的绳结来记事。基普的意思是"绳结"。它有一根很长的主绳索，代表时间的进程，然后在主绳索不同的点上结了另外一些细一点的绳索；这些副绳有不同的颜色，代表不同的东西或事件，比如，黑色代表战争，白色代表羊驼，黄色代表黄金。基普可以记录物品的数量，比如，每根副绳上的半结表示十进制单位，从十到一百；也可以记录重要事件发生的日期，以在主绳索上的排序和间隔来表示。

每个村落的基普都有专人保管和更新，他们就是基普－卡马约克，意为基普的守护人和解读者。每当有重要的事件发生，基普守护人就会给基普打上新的绳结，并负责向传递信息的使者解释它们的含义：哪些绳结代表羊驼，哪些代表勇士，哪些代表桥和路……

卡哈斯村的基普守护人是一位德高望重的老者，他总是戴着新月形的银色头饰。这是基普守护人的专用头饰，一般的村民无权拥有。他几乎每天晚上都会给有兴趣的村民（当然主要是孩子们）讲故事。讲故事是不断更新和加强记忆的好方法，那些不被经常重复的故事逐渐变得模糊不清，失去了各种细节，尽管在基普上还有代表这些故事的绳结。偶尔再讲起的时候，基普守护人只好凭着自己残存的记忆把各种碎片重新拼凑起来……

这一天，村里的一个孩子发高热。药师在患儿床边的火盆前念了一通没人能听懂的咒语，然后打开药盒，从里头拿出一小包干粉，用手指捻起一点撒进火盆，空气中随之多了一些焦臭味。药师把其余的粉末放到碗里，用水调匀后交给孩子的母亲。谢过药师之后，母亲端着碗，用另一只手臂把昏睡的孩子扶起来，给他慢慢服用。喝了药，患儿很快沉沉地睡过去了。药师让母亲放心，又给了她一包药粉，告诉母亲明天同一时间继续给孩子服用，然后背起药箱离开了。

在门外看热闹的几个孩子非常好奇。晚上吃完烤肉和谷物之后，他们聚集到基普守护人的火盆周围，要听他讲这个神药的故事。

卡哈斯的基普守护人已经老得有些驼背了，他坐在火盆前，弯腰往盆子里加了几把"塔奎亚"（taquia）——干燥的羊驼粪。火焰向上蹿了蹿。基普守护人向后靠到墙上，不慌不忙地从腰里挂着的一个编织精美的羊毛袋里抓出一小把树叶，搓成一团，然后放进嘴里慢慢嚼，看上去像是嘴里含着一颗特大的果仁。

双药记

这是"古柯"（Coca）的树叶，被印加人称为神圣的树叶。古柯是生长在安第斯山的一种灌木，其树叶经咀嚼后会释放出可卡因，在一定程度上可以帮助人抵御寒冷和饥饿，当然还有一些其他神奇的功效。当时印加人也已经知道过多咀嚼古柯叶会带来很多在当时的人们看来很"古怪"的影响，[5] 所以印加帝国严格控制古柯叶的流通，仅印加王、神职人员、医药师和老人有享用的特权。卡哈斯村的基普守护人现在已经很老了，所以他可以咀嚼古柯叶。

老人又从同一个袋子里拿出一根用骨头做成的小棍、一个长颈的小葫芦。他把小棍伸进葫芦里搅了搅，然后轻轻拿出来放进嘴里舔着。小葫芦里面是贝壳磨成的粉，或是一些谷物烧出的灰烬。这些粉末里的碱性的碳酸钾会让古柯叶更快释放出可卡因。

"你们想知道神药的故事，我也很乐意告诉你们，都好好听着。"

基普守护人转过脸干咳了两声，然后继续慢条斯理地讲述……[6]

后来，村民们经常派人到那个苦水池塘汲水。邻近村子的人知道后也派人来汲水，装在皮制的水袋里带回村子给病人服用。一些更远的村子也会有人来。但是，如果等有人得了病再长途跋涉过来取水，等他们把神水带回村子，一般已经来不及了。所以，在距离苦水池塘比较远的村庄，药师会留一些苦水，存放在药房的水罐里，可以及时拿出来救治病人。

又过了很久，到苦水池塘取水的人发现，池塘边上一些刚刚折断的树枝散发出来的气味，跟池塘里的苦水的味道很像，就捡了几根带回村里交给药师。一位细心的药师做了比较，后来又发现池塘的水里也浸泡着不少同样的树枝。于是他猜想，水里的苦味很有可能源自这些树枝；也许苦水的神效正是来自边上这些带着苦味的树枝。于是，药师把树枝浸泡在水里，等水有了苦味之后再用来给发热的病人治病，没想到真的也有效果！

用的人多了，人们又发现，苦味和药效主要来自树皮，而这种树到处都有，所以扒拉些树皮，用水浸泡了就可以治病。以后再也不用专门跑到那个苦水池塘去汲水了。

慢慢地，人们连那个池塘在哪里也不知道了。我也不知道它在哪里，没人知道了。

后来，药师们觉得等到有病人了再去扒树皮浸泡还是太慢，也太麻烦，便事先收集些树皮，把它们晾干了磨成粉，放在药箱里，用的时候就加些清水调和一下，让病人喝下去。

你们今天看见的神奇药粉就是这种干树皮磨出来的。

讲到这里，老人停了下来，又往火盆里加了几块塔奎亚，然后继续慢慢咀嚼古柯叶。

　　　　　　　　　　　　　　　　双药记

见他不再说话，有个孩子问道："为什么神药救不了我们的印加王？"

印加王？老人一边说着，一边拿起身边的基普开始计算绳结。

这是一根很长的基普，主绳差不多有 1.6 米。从主绳上挂下来各种长度的副绳，打结方式也多种多样。老人用手拨弄着不同的绳结，看了几分钟之后，继续说道："那时他做印加王已经有 34 年了。"他又核算了一下，"对，34 年来他一直是我们的印加王。"

印加王老了，染上了白人带来的瘟疫，神药也无济于事。

在印加王去世前的最后一周，印加帝国里最出名的药师都被请到了图皮帕帕（Tumipampa），那里是上一位印加王临终的地方。

这些药师竭尽所能，希望能治愈印加王。他们做的第一件事，是祛除房间中可能滞留着的任何邪气。

药师们点燃了烟草，把印加王卧房的里里外外熏了又熏；把黑玉米粉撒在地板上，再把变潮后的粉抹到墙上；在垂危的印加王床前放置两个陶制的火盆，然后把蘸有美洲驼脂的木条投入火中，烧成热炭。

当炭烧至红热时，药师们盘腿坐在火盆前，将一大把古柯叶塞进嘴里咀嚼。（他们吞下的树汁中的可卡因会很快进入他们的血液，然后带来幻觉。）他们神情专注地看着火盆，倾听着。他们对着火焰念念有词："告诉我们，这种疾病从哪里来？是什么病？是谁把它带到我们的印加王身上的？"

他们弯腰靠近火堆，定睛看着，希望得到神谕。

盆子里的炭火暗淡下去的时候，药师们有了一致结论——神谕表明印加王确实已经被邪恶的瘟疫击倒了。这种邪恶的瘟疫导致帝国里的许多人丧生。到底是谁带来了瘟疫呢？为了确定这一点，药师们专门牵来一头黑色的美洲驼，把它拉到祭坛上杀死，然后取出它的肺，围在一起仔细研究了很久，最后认为这种瘟疫很有可能是那些前不久才从海洋里上岸的白人带来的。（历史记录显示，最后一任印加王的死因很有可能就是西班牙人带到南美洲的麻疹。）

药师们在祭坛上对天诅咒了一番那些带来瘟疫的白人，然后回到病床前，开始给垂危的印加王治疗。

为了祛除印加王体内的邪气，他们先是在印加王的右臂上放血，然后是左臂。药师们必须非常谨慎，如果哪位掌权者认为国王是因为吃药而死的，药师们的性命就不保了。

他们小心翼翼地给印加王试药。首先就是我们的神药，但并没有效果，看来神药并不能抵御白人带来的瘟疫。他们又一致同意给印加王服用木瓜茶，也没有效果。

在尝试了他们所知道的各种药物之后的第三天，印加王的脸色更加苍白，呼吸也更困难。他太虚弱了，已经无法进食。在皇室和大臣的不断催促下，无计可施的药师们提议以人牲为祭，认为只有一命换一命，才有可能拯救垂死的国王。

老人突然意识到了什么。他停了下来，环视了一圈孩子们的表情，决定不再讲下去。他拿起身边的基普拨弄了一下，然后很肯定地说："是的，就在印加王登基 34 年之后的第三个月，他去世了。"

那是 1527 年。

一年之后的某个黄昏，一支来自西班牙的帆船舰队在塔姆贝斯（Tumbes）的海岸边抛下了重重的铁锚。[7]

塔姆贝斯是现今秘鲁西北部的一座城市，位于秘鲁与厄瓜多尔接壤的边界附近，是塔姆贝斯河的入海口。西班牙人没有深入内陆，只是在海边与当地人交换了些淡水和食物，补充给养，短暂逗留后起锚扬帆，消失在了茫茫大洋之中。如血的残阳被无边的大洋吞噬，长夜降临。摸不着头脑的印加人努力揣摩着这些白人的来历和用意。

若干年后，西班牙人稳固了他们在当地的殖民统治，并在利马建立了殖民地的总督府，成了这片历史悠久，在欧洲人眼中却是"新大陆"的土地上的最高统治者。

一个月朗星稀的夜晚，迟暮之年的卡哈斯基普守护人，看着火盆里渐渐暗淡的炭火，轻轻抚弄着手里头长长的基普的最后几串黑色绳结，最后一次讲述了印加帝国最后的故事。他的语调异常平静，仿佛那些都是久远的历史，他的眼神中流露出的痛楚却像是这一切发生在昨天……

　　五年之后（1532年），西班牙舰队又一次来到了印加帝国的海岸边。

　　从那天起，印加帝国的信息传递者从海边源源不断地涌来，把白人所做的一切都报告给印加王。

　　使者接力是印加帝国快速传递信息的主要途径。从小受过长跑训练的使者记住了当地酋长的重要信息或者拿到守护人的基普之后，就快速跑向下一个信息站；在差不多3 200塔奇（thatki，印加人的长度单位，指一步的距离）的地方，他会碰到另一名等待消息的使者，向这名使者交代信息的内容或移交基普。新的使者受命之后全速跑步到下一个信息站。使者们昼夜不停，能够在五天之内将消息传递到八个多瓦马尼（wamani，印加人的长度单位，约等于232千米）外的首都库斯科（Cusco）。

　　这支舰队一共只有167人，所有人的皮肤都是白色的。除了男孩，大多数人都留着胡须，穿着很重的金属盔甲，戴着金属头盔。舰队的头领叫弗朗西斯科·皮萨罗（Francisco Pizarro），他留着白胡子，骑着一种我们都没有

　　　　　　　　　　　　　　　双药记

见过的动物——比羊驼高大很多，看上去非常凶猛，奔走迅速，西班牙人叫它们"卡巴尤"（caballo），也就是马。他们一共带来了 67 匹。他们中有三个人持有一种非常厉害的火器，那东西能发出霹雳般的声响，并喷出火焰。另有 20 个人携带小弓弩。这些小弓弩射出的箭虽然不长，却可以穿透树干，也是非常厉害。

在海岸边驻扎数月之后，在第十个印加月（西历为 9 月）里，这一队白人留下几个人在岸边看守舰船，其余的人一起朝着印加帝国的中心进发了。

一个月后，他们到达了扎兰（Zaran）。扎兰镇是沿海公路上的一个坦普站，有一些皇家仓库和一座泥砖砌成的堡垒。它位于交叉路口，其横向道路通向山区，是沿海的要塞。西班牙人就在堡垒里留宿，带着自己的食物和喂马的干草。

第十一个印加月的一天（1532 年 10 月 8 日），一个名叫埃尔南多·德·索托（Hernando de Soto）的小头领带着 40 名骑马的士兵从扎兰沿着支路进入山区，去寻找印加人的皇家公路。他们从海边沿着石阶向安第斯山的高处蜿蜒前进，两天之后，他们骑着马进入了卡哈斯。这是我亲眼所见的情形。

尽管两天前我们就知道他们会来，但当他们骑马进入广场时，人们还是吓得四散奔逃。当时在场的印加勇士们此前已经接到了皇家的命令——不要主动攻击那些白人，而是要弄清楚他们到底想干什么。因此，纪律严明的印加勇士们站在那里，等候他们的头领与西班牙人谈话。

驻扎在卡哈斯的印加军事统领叫马伊塔（Mayta），是一位非常勇敢的将军。他似乎不知道什么是害怕，甚至当从未见过的高头大马对着他的脸打响鼻时，他也毫无惧色。印加王交给他的任务非常重要，他意识到自己必须为战士们树立榜样。在搞清楚对方的来历和目的之前，他不能随意侮辱陌生的来客，但也绝不能退让。

索托和他的士兵们在长途跋涉后又渴又累，他告诉马伊塔他们想在卡哈斯住些日子。好客的马伊塔将军允许他们使用皇家坦普站，并让五名妇女为他们准备饭菜。当索托对印加的道路系统表示赞许时，马伊塔把他带到卡哈斯大桥的边上，指着宽阔平坦的道路骄傲地说："这是一条皇家道路，是我们印加人自己修建的，还有这座大桥。过桥的人必须向驻守在桥头的警卫人员缴费。"

索托是有史以来第一个看到印加皇家道路的白人，他觉得这条道路足以让他手下的六名士兵在马背上并驾齐驱。他把看到的一切都写在纸上，然后派人送往在扎兰镇等他消息的皮萨罗。

大概一个月后，皮萨罗带领其余人马到这里与索托会合，沿着皇家道路向印加王所在的卡哈马卡（Cajamarca）方向继续前进。

这期间，马伊塔已经认识了驻扎在卡哈斯的每一个西班牙人，甚至叫得出大部分人的名字。他传信给印加王，认为西班牙人来者不善，并建议在山路上进行伏击，把他们统统干掉，只留下三个活口。一个是理发师，之所以留下他，是因为剃掉胡须的男人看起来年轻多了；另一个是铁匠，他会修复刀剑、制造火器，对印加王会很有用；第三个是马夫，他是驾驭马匹的高手，应该也是很有用的。

但是，印加王没有采纳马伊塔的建议。他觉得，不管西班牙人的火器有多厉害，马匹能跑多快，面对印加帝国超过十万名勇士的军队，区区167人不敢轻举妄动。于是他命令手下的将军们继续按兵不动。

在一个夜晚（那天是1532年11月15日），皮萨罗的人马进入了卡哈马卡。

卡哈马卡坐落于一片山谷之中。它的中心是一个有围墙的广场。沿着从北方延伸至此的印加道路，穿过一个狭窄的门洞，便可进入广场，门口有警卫站岗。广场的三面是四五个塔奇高的石墙，而西边则紧挨着一排用石头建造的房子。

印加王的使臣把西班牙人安置在广场西边的房间里，双方约定，西班牙人第二天在中心广场与印加王会面。

那天晚上，西班牙人开了一次作战会议，制订了严密的作战计划。虽然卡哈马卡及其周围有大约四万名印加勇士，但西班牙人已经没有退路了。当晚，在夜色的掩护下，炮手们悄悄地把他们带来的小型加农炮搬到了广场后面的高地上，瞄准了广场的中心，决定孤注一掷。

第二天下午，印加王驾到。

勇士们唱着他们的胜利之歌在前开路，印加王坐在被人簇拥着的轿子里，和他的随从一起穿过狭窄的门洞，列队进入广场。

但广场上空无一人。印加王大手一挥，勇士们停止了歌唱。四周一片寂静，那些不速之客似乎已经离开了。

此时，一名身穿白色长袍的神父带着他的翻译步入广场，向印加王的轿子走来。神父的胸口上绣着红色的十字，手里拿着《圣经》。他在印加王的轿子前站定后，翻开手里的《圣经》布道。通过翻译，他告诉印加王，希望印加人接受神的庇护，然后将手里的《圣经》递过去，交给了印加王。可是，印加人还没有文字，印加王从未看见过书，所以这一切对他来说毫无意义。他匆匆地翻了几页，什么也看不懂，便生气地把《圣经》扔在地上。

躲在房子里的皮萨罗看到之后冲了出来，把白手帕扔向空中。

这是事先约定的信号，驻扎在高地上俯瞰广场的炮手立即点燃了火炮。一个巨大的石头炮弹，伴着雷鸣般的轰响，落入广场上密密麻麻的人群中。隐藏在房屋后面的西班牙士兵冲了出来。有些人骑着马冲向人群，挥舞着铁剑；其他人则用火枪封锁住狭窄的门洞，使印加人无法逃脱。

这一切发生得太突然了，广场上的印加人乱作一团。

许多人倒向石墙，石墙随之倒塌，造成更多死伤。印加王的轿子在广场中央被挤得晃来晃去，轿夫们一边抬着轿子，一边还要躲闪西班牙士兵砍过来的铁剑。

骑在马上的皮萨罗挥舞着长剑，冲杀到印加王的轿子旁高喊："不要伤了印加王！"他及时地抬起手臂，挡住了西班牙士兵刺过来的一剑，负了轻伤。这是西班牙人在整场混战中唯一一次负伤。

皮萨罗抓住了印加国王，把铁剑架在他的脖子上，让他命令所有印加人立即停止抵抗。

一切就这样结束了。不过半小时出头，广场上就留下了 3 000 多名死伤者。

在第二年临近丰收的时候（1533 年 8 月 29 日），印加王在卡哈马卡中心广场被西班牙人处以绞刑，一个曾经辉煌的帝国自此一蹶不振。[8]

年迈的基普守护人讲完故事，干咳了几声，又拿起长长的基普，从头到尾慢慢抚摸了一遍，然后决然地把它扔进了身边的火盆。已经暗淡下去的火苗又蹿了上来，一股青烟腾起，在屋子里打了个转，飘了出去，消失在安第斯山区清冷的夜空里。

注释

1　本章的故事情节和人物纯属虚构，若有雷同，纯属巧合。有关印加帝国的史实、文化、习俗，参考了介绍印加文明的书籍。至于皮萨罗率领西班牙舰队征服印加帝国的历史事件，在西方历史和文学著作中已有很多描述，有兴趣的读者可以进一步研读。

2　在欧洲重新发现"新大陆"之前，整个美洲大陆的人口密度很低，大多数已经在欧亚大陆（"旧大陆"）流行的传染病尚未出现，目前也没有考古学证据显示当时已有疟疾的存在，但病毒和细菌等致病微生物感染是在所难免的。

3　Charles John Samuel Thompson, "The History and Lore of Cinchona", *British Medical Journal*, 1928, 1188–1190.

4　Karen Olsen Bruhns, *Ancient South America*, Cambridge: Cambridge University Press, 1994.

5　同注 3。

6　Victor W. von Hagen, *The Incas: People of the Sun*, New York: The World Publishing Company, 1961.

7　Kim MacQuarrie, *The Last Days of the Incas*, New York: Simon and Schuster, 2008.

8　同上。

第四章　著书辨青黄

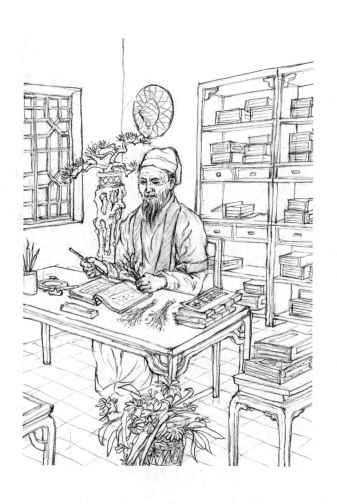

1532 年，正当南美洲安第斯山区的印加帝国在西班牙殖民者的战马、火器和铁剑下苟延残喘之时，在地球的另一边，中国明朝嘉靖十一年，一名年方十四、稚气尚存的少年跟着父亲来到湖广黄州府参加院试，一举考中秀才。

这名少年学子，就是日后用 40 多年时间呕心沥血地完成皇皇巨著《本草纲目》的博物与医药学大家李时珍。

李时珍字东璧，晚年自号濒湖山人，1518 年 7 月 3 日出生在湖广黄州府蕲州（今湖北省蕲春县）。

李时珍的祖父是蕲州一带的草药医生，父亲李言闻也是当地名医，曾出任太医院吏目。李时珍继承家学本该为顺理成章之事，无奈自汉朝以来，医术在中原文化里一直被视为"方技"，与卜卦、星占、相面之术归为一类。《汉书·艺文志》云"方技者，皆生生之具，王官之一守也。太古有岐伯、俞拊，中世有扁鹊、秦和，盖论病以及国，原诊以知政。汉兴有仓公。今其技术晦昧，故论其书，以序方技为四种"，而所谓"生生之具"包括医经、经方、房中、神仙四类知识。由此可见，民间行医者大都社会地位低下，并不受人尊重。

与之形成反差的是，科举制度备受推崇。世人普遍认同"万般皆下品，唯有读书高"和学而优则仕，以佐君行道、利泽生民为毕生追求。李言闻虽为人清高，却也免不了世俗考虑。夫妇俩不想再让李时珍传承医术，而是要求他专心研习八股文章，考取功名，从而光宗耀祖。

虽然李时珍自幼聪明，在14岁时便考中秀才，但他并不热衷于八股，而是沉迷于家传的医药学。在研读四书五经、作八股文章的空暇，他常常帮父亲看诊和誊抄药方，尤其喜欢辨认父亲药箱里的各种药材，熟知它们的性状。

李时珍20岁那年，蕲州一带水患严重，瘟疫流行，找他父亲瞧病的百姓络绎不绝。

这天，李时珍正在给诊病的父亲打下手，突然听见门外的院子里，一帮人正在吵吵嚷嚷。李言闻以为又来了许多看诊的乡亲，便让儿子出去叫大伙在院中耐心等待。李时珍走到院子里，却见邻村的几个年轻人揪着一名江湖郎中不放。为首的年轻人愤愤地告诉李时珍："这个不学无术的家伙胡乱开药，我爹喝了他开的药之后病没见好，反而加重了，可他硬说药没开错。今天我们把他拉来，就是要请李郎中评评这个理。"[1]

李时珍摆手让人们安静下来："哦，家父正在诊病，你们先让我看看如何？"

邻乡的年轻人将煎药的罐子递了过来："你看看，这就是用他的方子抓来的药！"

李时珍伸手在药罐子里撮起一点药渣，放在左手掌中，用右手食指轻轻地摊平了，然后仔细闻了闻，舔了舔指尖，将药渣放进嘴里嚼了嚼。思考片刻之后，李时珍先让年轻人放开那名江湖郎中，然后转身问道："你给他开的是哪几味药？"

松了一口气的江湖郎中整了整衣领，气呼呼地对年轻人说："哼！你把方子给他看。鄙人算不上名医大家，可坑蒙拐骗之事是决计不做的。"

年轻人从怀里拿出一张药方递给了李时珍："就是这张方子！"

李时珍接过方子看了看，把手掌中的药渣放到鼻子下面嗅了嗅："不对呀，方子里有一味虎掌草，可这药渣里头没有啊。"

年轻人一听就糊涂了："我这是在镇上赵掌柜的药铺里抓的药，难道抓错了？"

李时珍并没有马上回答，而是若有所思地自言自语："不是虎掌草，那会是什么呢？"他又闻了一下掌中的药渣，这才恍然大悟，"哦，对了，那一定是漏篮子啊。"

这下江湖郎中急了："我开的是虎掌草，写得清清楚楚，怎么就变成漏篮子了呢？这漏篮子可是有毒的呀。"

年轻人也急了："我这就找赵掌柜去。"

李时珍一把将他拉住，然后摆手让大家保持安静，不要打扰父亲诊病，这才心平气和地对年轻人说："我想赵掌柜的伙计应该也是按着本草书抓的药，不一定是他们的错啊。问题很可能是出在他们用作参考的本草书里，比如，五代时日华子所著的《日华子本草》就把漏篮子和虎掌草混为一谈。"[2]

年轻人大吃一惊："本草书怎么还会有错？！这可是要出人命的。"

李时珍正色道："我每日闲暇之时，都会在家父的药箱中辨认本草，然后与本草书里的条目印证，已经发现了不少混淆，甚至谬误的条目。前些日子，一位乡邻来找家父，说他父亲被庸医给治死了。我闻了他的药渣之后，发现药铺把滋补的黄精和有毒的钩吻弄混了。后来家父查了医书才发现，陶弘景的《本草别录》里居然是不分黄精和钩吻的。你看，不是'要出人命'，而是已经出了人命啊。本草书中的谬误真是贻害无穷啊。唉……"

江湖郎中对年轻人说："小兄弟，是本草书中的谬误害了令尊，差点也害了我。你这就跟我去药铺，把真的虎掌草给你补上，别再耽误令尊治病。"

这群人嘟囔着出了院门，朝镇上的药铺方向去了。

李时珍正要回房，李言闻刚好送看诊的病人出来。送走病人之后，他转身问儿子："时珍，刚才是些什么人？吵吵嚷嚷的。"

"哦，是邻村的几个年轻人拉了一名郎中来评理，说是开错了方子。"

"哦，你是如何帮他们了断的呢？"

"父亲，我验了药渣，是药铺把漏篮子当成虎掌草了。"

"你肯定吗？这可要慎重啊。"

"父亲，不会弄错的，之前我在您的药箱里见过这两味药，外形很相似，本草书里也弄混了，但气味是不一样的。"

"唉！看来又是本草书的谬误。已经不是第一次了，以前我也碰到过类似的情况。"李言闻背着手往屋子里走，像是在自言自语，"也不知朝廷什么时候才能再修本草书啊。"

本草是中原文化对药物的总称，源起于炎帝的《神农本草经》，包括花草果木、鸟兽鱼虫和铅锡硫汞等众多植物、动物和矿物。自汉朝以来，本草书便一直是医生和药师使用的典籍，在行医和用药之时作为参考的标准。随着医药学的进步，历朝多有修注，如南北朝时期的《本草经集注》，由名医陶弘景编著。他首创了按药物的自然属性和治疗属性分类的新方法，把 700 多种药分为草木、米食、虫兽、玉石、果、菜和有名未用等七类。这种分类方法后来成了中药分类的标准方法，沿用一千多年。[3]

到了唐朝，经济发展迅速，交通和贸易也日益发达，西域文化随着西北少数民族的内迁不断传入中原，药品数目和种类随之不断增加，而被医家奉为指南的《本草经集注》已不再适应当时的需要。由于本草书条目繁多，修书的工作量极大，个人难以完成。朝廷遂下令组织人手，出资修撰新的本草著作，对药物知识加以整理和更新，于唐显庆四年（659年）完成了世界上第一部由国家编定和颁布的药典《新修本草》，亦称《唐本草》。其中，正文20卷，目录1卷；《药图》25卷，目录1卷；《图经》7卷。正文实际记载药物844种（一说850种），较《本草经集注》新增114种。[4]

宋开宝六年（973年），宋太祖诏命尚药奉御刘翰、道士马志等人再次修订本草，由翰林学士李昉，知制诰王佑、扈蒙等重加校勘，成书后全书合目录共21卷，名为《开宝重定本草》，简称《开宝本草》。书中共收载药物983种，其中新增药物133种，对300多年前的唐代《新修本草》在编纂和传抄中出现的谬误进行了修正。[5]

除了此类官修本草书，民间还有很多地方性的本草书，比如前面提到的《日华子本草》《本草别录》，五代李珣的《海药本草》[6]。由于没有统一分类和命名方法，一药多名、同名异药、药药相混的现象还是屡见不鲜。

到了李氏父子生活的明朝嘉靖年间，许多本草书都已经流传多年而未加修订，这才有了李言闻刚才那句没头没脑的话。李言闻说者无意，李时珍却听者有心，重修本草书一事在他的心里埋下了种子。

虽然弱冠之年的李时珍已颇通医药之术，但父母还是希望他考取功名。为此，李时珍先后三次赶赴武昌参加乡试，希望能考取举人，谋个一官半职。可他一而再、再而三地落榜而归，无缘仕途。嘉靖十九年（1540年），22岁的李时珍第三次乡试落第，父母也就不再逼他了。从那时起，李时珍彻底放弃科举之道，潜心跟随父亲学医，终成正果，成为一代名医。

在父子俩一起行医的日子里，每次李时珍提起重修本草书的事，父亲李言闻都会泼冷水："时珍，我知道你想修本草，我也知道本草书确实该重新修订了。可修本草书岂是一人一家所能为之？日后你若能为官，可上书朝廷。皇上准了，拨了银两，这事方可办成啊。"

到了嘉靖三十年（1551 年），当时已小有名气的李时珍因治愈富顺王朱厚焜之子所患怪病而声名鹊起，被武昌的楚王朱英㷊聘为王府的"奉祠正"，兼管良医所事务。能在楚王府吃俸禄，衣食不愁的李时珍又想起了重修本草书之事，便找了个机会正式向王爷提出此事，希望能得到他的支持。可王爷沉迷于长生不老之术，对炼丹情有独钟，根本听不进关于重修本草书的建议，还劝李时珍趁早打消这个念头。反正闲来无事，王府也有优厚的条件，无心炼丹的李时珍就自己开始为修订本草书做准备工作。他所做的第一件事，是选一部合适的本草书作为蓝本。为此，他利用王府的资源，找来各种官修和民间的本草书，认真学习，比较各种分类方法的优缺点，最后选定了北宋的《证类本草》。

《证类本草》全称《经史证类备急本草》，共 31 卷，载药 1 748 种，参引经史等各类典籍 240 余部。该书是宋代著名医药学家唐慎微将《嘉祐本草》《本草图经》两书合而为一，加以扩充整编而成的，对后世本草书的发展影响很大。[7]《证类本草》的药物分类方法沿袭了唐代的《新修本草》，并将禽兽部再细分为人、兽、禽三部。李时珍决定，倘若日后朝廷重修本草，他就建议以纲目分之，书名则定为《本草纲目》。总标正名为纲，又附释名为目，次以集解、辨疑、正误为辅，附以气味、主治和药方，以方便查阅和使用。

后来，嘉靖皇帝招揽天下名医，楚王朱英㷿便把府里看似无所事事的李时珍推荐到了京城。嘉靖三十八年（1559 年），李时珍成为御医，任太医院院判。

虽然院判是一份闲职，但李时珍觉得这是一个很好的机会。在太医院与那些德高望重的太医共事，不但可以学习他人之长，精进自己的医术，而且可以跟他们讨论重修本草书的大事，并有机会上奏朝廷。但这一次，李时珍又失望了，养尊处优的太医们对重修本草书并没有什么兴趣。他们大多只想升官发财，为此明争暗斗。

李时珍年少时便无意于功名，成年后更是无心参与官场纷争，而是积极从事医药研究工作。现在，他可以经常出入太医院的药房及御药库，有机会认真比较、鉴别各地的药材，还能饱览太医院和皇家珍藏的各种医药典籍，比如明代官修本草《本草品汇精要》。他还在宫中获得大量来自民间的本草相关信息，并看到许多平时难以见到的珍稀药物标本，由此开阔了眼界，更加坚定了以一己之力重修本草书的决心。

任太医院院判一年之后，李时珍认为时机已成熟，便托病辞官回乡，以自己的字“东璧”为堂号，创立了东璧堂，招录了几名学徒，坐堂行医。自此，李时珍正式踏上编写《本草纲目》的漫漫长路，余生不再回头。一如年轻立志学医之时，他写给父亲的那首小诗所表明的抱负：

身如逆流船，心比铁石坚。

望父全儿志，至死不怕难。

行医难，修本草书更难，而以一己之力重修本草书则是难上加难。

虽然李时珍对历朝历代本草书中矛盾百出的乱象早有所知，但要真的一一勘误绝非易事。过去的本草书虽然资料丰富，但作者大多没有进行实地考察，只是在书本上抄来抄去，所以越解释越糊涂，导致药名混杂，让人莫衷一是。李时珍也很清楚，以一己之力，完全实地实物考证是不可能做到的。所以，他首先博览群书，参考了上千部医药学书籍，发现其中相吻合与相矛盾之处。那些《证类本草》以及各类医书中都明确没有异议的常用药物，如果也跟自己多年行医用药的经验相吻合，他便直接抄录下来，按其纲目归类入册；如果发现蓝本中的条目含糊不清，或者与其他本草书有相互矛盾之处，他便与徒弟和儿子一起，把各种本草书和医书中相关的条目收集起来，再根据自己的实践经验加以辨别，试图找出一个合理的解释。如果实在不能找到一个合乎逻辑的解释，那就先放在一边，留待将来实地考察、采集标本和寻医访友后再做定夺。

这一日，李时珍又在研究《肘后备急方》，他读到了抱朴子葛洪一千多年前写下的文字："青蒿一握，以水二升渍，绞取汁，尽服之。"

"青蒿？青蒿？……"他口中念念有词，掩卷思索，突然想起了什么，便站起身来，到书架上找出了自己经常翻阅的宋朝大学问家沈括（号梦溪丈人）的《梦溪笔谈》，找到了其中有关青蒿的文字："青蒿一类，自有两种，有黄色者，有青色者，《本草》谓之青蒿，亦恐有别也。"

"一类？两种？亦恐有别也？"李时珍自言自语，"抱朴子的书中并没有提及青蒿的颜色，以前的本草书也没有加以说明。不知道是青色的有效，还是黄色的有效？又或两者都有效？梦溪丈人注意到了两种不同的颜色，加以记录，还说'亦恐有别也'，想必有其道理。难道又是'异药同名'？此次我重修本草，应该弄清楚才是。"

于是他叫来了徒弟庞宪，让他去把各种本草书和医书中有关青蒿的条目都找出来比较，看看有什么规律。

《神农本草经》中载青蒿为草蒿的别名，列为下品。书中对草蒿的介绍是：一名青蒿，一名方溃。"味苦，寒，治疥瘙痂痒恶疮、杀虫，留热在骨节间，明目。生川泽。"

然后就有了东晋年间抱朴子葛洪《肘后备急方》中的记载，"青蒿一握，以水二升渍，绞取汁，尽服之"，可"治寒热诸疟"。

到了唐代，苏敬主编的《新修本草》中有关青蒿的记载则是："处处有之，即今青蒿，人亦取杂香菜食之……生挪敷金疮，大止血、生肉，止疼痛良。"

而北宋苏颂主编的《图经本草》有关"青蒿"的条目是这样写的："春生苗，叶极细，嫩时人亦取杂诸香菜食之，至夏高三五尺，秋后开细淡黄花……根、茎、子、叶并入药用。"

然而，也就是在北宋，有人开始注意到青蒿（或者草蒿）的不同形态，这在寇宗奭所著的《本草衍义》中就有记载："草蒿，今青蒿也，在处有之，得春最早，人剶以为蔬……亦有所别也……土人谓之香蒿。茎叶与常蒿一同，但常蒿色淡青，此蒿色深青。"

在宋代以前，青蒿便是草蒿，没有青黄之分。但李时珍根据自己多年行医的经验判断，梦溪丈人沈括的"亦恐有别也"并不是空穴来风，草蒿确有青黄两种，而且很难辨别两者的差异。李时珍翻遍了其他的本草书，却没有发现更多有关这两种蒿草的辨析。

是留待日后采集到实物标本再行定夺，还是……？李时珍一时拿不定主意。

更加令他不解的是，东晋之后的本草书竟然很少再提青蒿一握可治寒热诸疟之事，难道说抱朴子当年的记载有误？可多年行医的实践告诉李时珍，用青蒿治疗寒热诸疟在民间还是有人用的，只是用药的方法五花八门，有时灵验，有时无效，没有哪位郎中——包括他自己——知道其中原委。

莫非这跟草蒿分青黄两种有关？李时珍想，若果真如此，倒是可以解释治疗效果为何时好时坏，因为在宋代以前，青黄两种草蒿是不分的。如果它们不是同一种植物，那么药性自然也会有区别，或许只有一种有效，而另一种无效。

想到这一层，李时珍心里有底了：在新修的《本草纲目》中，我不妨先将这青黄两种草蒿分开，分列为"青蒿""黄花蒿"。如果日后采集到标本，印证两者本是一种，再修订也不迟。若两者并非一种，而且只有青蒿可治寒热诸疟，后人就不再会弄错，还能将正确的疗法发扬光大。

于是，李时珍在《本草纲目》的初校本中同时列出了"青蒿"与"黄花蒿"两个条目。

对于青蒿，他罗列了之前的本草书中的各种别称：草蒿、方溃、菣、犰蒿、香蒿等，对其性状的描述与历代本草书中相同："苦，寒，无毒。"并附上了以青蒿治虚劳寒热、骨蒸、烦热、虚劳盗汗、疟疾寒热、赤白痢下、衄血等病症的各种方子。其中一方便是"疟疾寒热（《肘后方》）：用青蒿一握，水二升，捣汁服之"。李时珍在此继承了葛洪一千多年前写下的方子，几乎一字不差。

对于新立的条目黄花蒿，李时珍当时所知不多，只是怀疑它很有可能是一种有别于青蒿的本草，所以介绍很简略："香蒿、臭蒿，通可名草蒿。此蒿与青蒿相似，但此蒿色绿带淡黄，气辛臭不可食。"

这样一来，北宋学人首先记录下来的青蒿的两种形态，在明朝李时珍的《本草纲目》里就正式独立成了两种植物、两味本草了。

　　虽然这样的分类为后世的植物学命名乱象埋下了隐患，但《本草纲目》将"青蒿""黄花蒿"分列条目对当时中国医药界用青蒿治病其实并没有实质性的影响。近年来的中药市场调查结果也显示，绝大多数药铺里备货的青蒿确实就是含有青蒿素的本草，尽管它在植物学上的学名阴差阳错地成了"黄花蒿"。那是后话了。

　　自东晋葛洪写下"青蒿一握"，中国的医药师常将青蒿用于清热解毒和拔毒治疮。虽然偶尔也有民间传说用青蒿治疗疟疾的，但医药师的关注点乃"青蒿一握"，而不是非常关键的"以水二升渍，绞取汁，尽服之"，所以在调制手法上自由发挥，大多采用更常见，而且对大多数草药来说提取效果往往也确实更好的煎汤、熬药、制丸等传统方法。这样一来，青蒿中所含的青蒿素在水或酒水中蒸煮之后已分解殆尽，最后的药汤和药丸中的有效成分所剩无几，疗效当然也就大打折扣了。

　　到了一千多年后，即李时珍重修本草书的明朝，医药界对于"青蒿一握"是否真的能治疗"疟疾寒热"仍然没有明确的说法。《本草纲目·主治第三卷》"疟"篇所载的疟疾治疗方法可以说是无奇不有（见附录二）。其中常山的应用相比《肘后备急方》明显减少，仅有"同常山、人参末酒服""同常山浸酒饮"两条，而青蒿的应用，除了"捣汁服"，还增加了"青蒿末酒服""青蒿汁丸""青蒿、桃仁煎服"等数条，时好时坏的抗疟疗效是可想而知的。[8] 如果说研习《肘后备急方》还可以让后世医者聚焦于抗疟效果十分明显的常山，那么千年之后的《本草纲目》反而因为追求大而全，收集的方剂过多而变得非常繁杂，让人很难理出头绪。

李时珍将"青蒿""黄花蒿"分列条目，应该是希望能减少些不确定因素，但效果适得其反。后世的本草学家一错再错，清代博物学家吴其濬在《植物名实图考》沿袭了李时珍的分类，列出了青蒿和黄花蒿这两种不同的植物，还附上了不同的插图。

对自然界动植物的鉴别、分类和命名是一门大学问，在现代科学方法建立之前，这样的错误其实不足为奇。

亚里士多德也许是第一个有文字记载的开始考虑动植物分类问题的哲学家。在著作中，他先是按照有血和无血的标准来划分动物，有血动物又按照脚的数目分为多足动物、四足动物和无足动物。在哲学思想上，亚里士多德信奉非此即彼的二分法。二分法有很大的局限性，而且鉴定标准的先后顺序也会影响分类结果。在亚里士多德之后的近两千年时间里，人类对于自然界物种的分类和命名并没有实质性的改变，既没有进一步系统化，也没有建立可靠的鉴定方法和统一标准。世界各地的博物学家们仍旧我行我素，莫衷一是。

直到 1753 年，瑞典动植物学分类鼻祖卡尔·冯·林奈（Carl von Linné）发表了《植物种志》，开启了动植物命名的

　　　　　　　　　　　　　　双药记

系统化和标准化时代。这本里程碑式的著作确立了二名法：每个物种的学名由拉丁化的属名和种本名两部分构成。五年后，他撰写的第十版《自然系统》将动物命名也纳入二名法体系，成为动植物分类学最重要的里程碑，因此林奈被人们誉为"第二个亚当"。[9]

林奈的命名法在拉丁或希腊语系国家很快被普遍接受和运用，在中国却姗姗来迟。语言上的障碍肯定是最主要的因素，但当时（乾隆年间）朝野对西方科学文化的排斥也有相当的影响。而更愿意接受西方文化的东瀛，率先开始了动植物和草药命名的西化。

日本江户时代的医生、植物和本草专家小野兰山倾其一生收集并整理本草在医学上的应用，并首先用林奈的命名法为亚洲的各种植物命名，因此获得了"日本林奈"的美誉。1803年，他所著的《本草纲目启蒙》一书出版，共48卷。该书鉴别和命名了李时珍《本草纲目》中所记载的各种草药。在书中，小野兰山第一次将对应汉字"青蒿"的本草的学名写成 *Artemisia apiacea*。在小野兰山之后，日本 19 世纪本草学家饭沼欲斋的《新订草木图说》，"日本植物分类学之父"牧野富太郎的《日本植物图鉴》，以及村越三千男的《大植物图鉴》等重要植物学著作中，汉字"青蒿"所代表的植物的学名均对应 *Artemisia apiacea*，无一例外。

如果只是纸面上的对应，其实并没有大问题，只要 *Artemisia apiacea* 对应的植物还是 1 500 年前葛洪笔下的

"青蒿一握"中的"青蒿"，日后也不会出现任何争议。但 *Artemisia apiacea* 并不是小野兰山发明后用于青蒿的，这个学名当时已有所指，它所对应的植物竟然就是与青蒿非常相近，李时珍在《本草纲目》中单列的黄花蒿！小野兰山为什么会做出这个错误的鉴定，我们不得而知，很可能是他对中草药的了解不够深入所致。受此影响，后来的中国学者贾祖璋等人在1955年出版的《中国植物图鉴》中直接引用了日本学者的文献，将 *Artemisia apiacea* 的中文名定为"青蒿"，而这一拉丁学名对应的植物实为不含青蒿素的黄花蒿。

那么，葛洪笔下的那个可以治疗疟疾的"青蒿"呢？它的学名又是什么呢？它的学名叫 *Artemisia annua*。这个学名到底对应什么？你大概已经猜到了，就是李时珍最先分类记载的"黄花蒿"；而"青蒿"则成了它的中文通用名，跟青蒿素一点关系都没有了。后来的权威性志书《中国植物志》里，一直被定义为菊科蒿属，学名为 *Artemisia annua* 的黄花蒿，才真的含有青蒿素。[10]

从沈括的一类两种到李时珍的青蒿与黄花蒿，再到小野兰山的张冠李戴，青蒿与黄花蒿的混淆就这样在无意识的一错再错之下被长期搁置。

当这个争议再次浮出水面的时候，青蒿素已经被中国科学家装进瓶子里了。[11]

随着修订本草书工作的深入，李时珍渐渐意识到，读万卷书固然重要，但很多问题并不能从书本里找到答案。为了尽可能地实现自己定下的目标：纠正错误的，删除重复的，补充遗缺的，他还需要行万里路，进行实地考察。于是，嘉靖四十四年（1565年），李时珍带着徒弟庞宪和次子李建元开始了第一次以修本草书为主要目的的实地考察。他们希望做到两点：采集实物标本，观察和记录它们的真实性状，以更正或增补本草书中的内容；广泛收集民间的各类药方，加以辨别后将它们发扬光大。

他们一边行医，一边寻访民间高人，同时采集各种标本进行研究。因为第一次考察收获颇丰，弄清了不少坐在书斋里不可能弄清楚的问题，所以李时珍后来又多次出门游学，足迹遍及湖广、江西、直隶等地的名山大川。他拜捕蛇者为师，跟着人家去捕捉蕲州产的白花蛇，研究其医治风痹、惊搐、癣癞的功用；当时传说吃了曼陀罗花以后人会手舞足蹈，李时珍为了掌握曼陀罗花的性状，亲自尝试，并记录道："割疮灸火，宜先服此，则不觉苦也"。

当然，李时珍也没有忘记在野外考察青蒿的生长习性，他记录下了自己的观察："青蒿二月生苗，茎粗如指而肥软，茎叶色并深青。其叶微似茵陈，而面背俱青。其根白硬。七八月开细黄花颇香。结实大如麻子，中有细子。"本草书指出青蒿"处处有之"，"在处有之"，而现代植物学上与其相对应的黄花蒿的分布极广，不仅中国所有省区都有出产，在北温带其他地区（如北非、亚洲中西部、欧洲、北美洲）也有分布，能在多种环境下生存。相比之下，植物学上的青蒿仅在中国的东北、华北至华南地区呈零星分布，且主要生长于水边。

经过27年的不懈努力，李时珍三易其稿，于明神宗万历六年（1578年）完成了《本草纲目》这部集中国古典医药学之大成的皇皇巨著。全书共52卷，分为16部、60类；总计约192万字，记载药物1 892种，收集医方11 096个，绘制精美插图1 160幅。

明万历二十一年（1593年），李时珍逝世。也正是在这一年，《本草纲目》在南京正式刊行，然后成为传世经典。

只可惜，本可以早早造福人类的"青蒿一握"，一千多年前没能走出《肘后备急方》，一千多年后仍然没能走出《本草纲目》。因为青蒿与黄花蒿的混淆，"青蒿一握"非但没被发扬光大，反而被湮没在了更加厚重的典籍之中，难见天日。

注释

1　本章的故事情节均为虚构，若有雷同，纯属巧合。有关李时珍的生平事迹，参考了《国宝档案》2016年12月28日《神医传奇——医圣李时珍》（中央电视台综合频道）和《典籍里的中国》2021年5月2日单集（中央电视台综合频道）。

2　笔者写作此书时，在百度百科"漏篮子"条目中发现这样的描述："漏篮子，别名：木鳖子、虎掌、漏篮。"

3 南北朝梁代陶弘景认为《本经》自"魏晋以来，吴普、李当之等更复损益，或五百九十五，或四百四十一，或三百一十九，或三品混糅，冷热舛错，草石不分，虫兽无辨，且所主治，互有得失，医家不能备见"等问题，于是整理、作注，又从《名医别录》中选取365种药与《本经》合编，用红、黑二色分录《本经》《别录》的内容，命名为《本草经集注》。本书原书已佚，现仅存敦煌石室所藏的残本。

4 原书在宋以后渐次亡佚，现《药图》《图经》两部分已无法考见，唯正经20卷尚有部分残存，又以法国巴黎图书馆所藏敦煌残卷较为可靠。此卷犹存朱墨杂书的古态。由于后世本草书和方剂书的转引，原书的内容基本得以保留，现有各种辑佚本刊行。

5 原书早已散失，但其内容还可在《证类本草》《本草纲目》中见到。

6 这三部著作的原书早已散失，但其内容还可在《证类本草》《本草纲目》中见到。

7 此书为集北宋以前本草学大成之作，李时珍对它的评价是"使诸家本草及各药单方垂之千古，不致沦没者，皆其功也"。后世辑佚古本草，多取材于此。今存《证类本草》主要有两个来源：一是大观二年（1108 年）初刊的《经史证类大观本草》，二是政和六年（1116 年）医官曹孝忠奉诏校正的《政和新修经史证类备用本草》。

8 新鲜的青蒿叶用酒浸泡后，应该可以提取出更多的青蒿素。但书中没有注明青蒿的用量和酒的用量，未经大量尝试，恐怕难以获得稳定的抗疟疗效。

9 《旧约》中，上帝创造万物后，让亚当一一给它们取了名字。而这种系统性的科学工作，奠定了现代生物学研究的基础。

10 另一个拉丁学名 *Artemisia carvifolia* 是 *Artemisia apiacea* 的别

名，对应同一种植物。

11　详见第13章"众里寻它千百度"。

附录一

《本草纲目·草部第十五卷》，摘自《本草纲目（金陵版排印本）》（人民卫生出版社1999年版）

青蒿《本经》下品

【释名】**草蒿**本经**方溃**本经**菣**音牵，去声。**犼蒿**蜀本**香蒿**衍义。〔保昇曰〕草蒿，江东人呼为犼蒿，为其气臭似犼也。北人呼为青蒿。尔雅云：蒿，菣也。孙炎注云：荆楚之间，谓蒿为菣。郭璞注云，今人呼青蒿香中炙啖者为菣是也。〔时珍曰〕晏子云：蒿，草之高者也。按尔雅诸蒿，独菣得单称为蒿，岂以诸蒿叶背皆白，而此蒿独青，异于诸蒿故耶。

【集解】〔别录曰〕青蒿生华阴川泽。〔弘景曰〕处处有之，即今青蒿，人亦取杂香菜食之。〔保昇曰〕嫩时醋淹为菹，自然香。叶似茵陈蒿而背不白，高四尺许。四月、五月采，日干入药。诗云：呦呦鹿鸣，食野之蒿。即此蒿也。〔颂曰〕青蒿春生苗，叶极细，可食。至夏高四五尺。秋后开细淡黄花，花下便结子，如粟米大，八九月采子阴干。根茎子叶并入药用，干者炙作饮香尤佳。〔宗奭曰〕青蒿得春最早，人剔以为蔬，根赤叶香。沈括梦溪笔谈云：青蒿一类，自有二种：一种黄色，一种青色。本草谓之青蒿，亦有所别也。陕西银绥之间，蒿丛中时有一两窠，迥然青色者，土人谓之香蒿。茎叶与常蒿一同，但常蒿色淡青，此蒿深青，如松桧之色。至深秋余蒿并黄，此蒿犹青，其气芬芳。恐古人所用，以深青者为胜。不然，诸蒿何尝不青？〔时珍曰〕青蒿二月生苗，茎粗如指而肥软，茎叶色并深青。其叶微似茵陈，而面背俱青。其根白硬。

七八月开细黄花颇香。结实大如麻子，中有细子。

【修治】〔敩曰〕凡使，惟中为妙，到膝即仰，到腰即俯。使子勿使叶，使根勿使茎，四件若同使，翻然成瘄疾。采得叶，用七岁儿七个溺，浸七日七夜，漉出晒干。

叶、茎、根、子

【气味】苦，寒，无毒。〔时珍曰〕伏硫黄。

【主治】疥瘙痂痒恶疮，杀虱，治留热在骨节间，明目。本经。鬼气尸疰伏连，妇人血气，腹内满，及冷热久痢。秋冬用子，春夏用苗，并捣汁服。亦暴干为末，小便入酒和服。藏器。补中益气，轻身补劳，驻颜色，长毛发，令黑不老，兼去蒜发，杀风毒。心痛热黄，生捣汁服，并贴之。大明。治疟疾寒热。时珍。生捣傅金疮，止血止疼良。苏恭。烧灰隔纸淋汁，和石灰煎，治恶疮瘢肉黡瘢。孟诜。

【发明】〔颂曰〕青蒿治骨蒸热劳为最，古方单用之。〔时珍曰〕青蒿得春木少阳之气最早，故所主之证，皆少阳、厥阴血分之病也。按月令通纂言伏内庚日，采青蒿悬于门庭内，可辟邪气。阴干为末，冬至、元旦各服二钱亦良。观此，则青蒿之治鬼疰伏尸，盖亦有所伏也。

【附方】旧四，新十三。**男妇劳瘦**青蒿细剉，水三升，童子小便五升，同煎取一升半。去滓入器中煎成膏，丸如梧子大。每空心及卧时，温酒吞下二十丸。斗门方。**虚劳寒热**肢体倦疼，不拘男妇。八九月青蒿成实时采之，去枝梗，以童子小便浸三日，晒干为末。每服二钱，乌梅一个，煎汤服。灵苑方。**骨蒸鬼气**童子小便五大斗澄清，青蒿五斗，八九月拣带子者最好，细剉相和，纳大釜中，以猛火煎取三大斗，去滓，溉釜令净，再以微火煎可二大斗，入猪胆一枚，同煎一大斗半，去火待冷，以瓷器盛之。每欲服时，取甘草二三两，炙熟为末，以煎和捣千杵为丸。空腹粥饮下二十丸，渐增至三十丸止。崔元亮海上方。**骨蒸烦热**青蒿一握，猪胆汁一枚，杏仁四十个去皮尖炒，以童子小便一大盏，煎五分，空心温服。十便良方。**虚劳盗汗**烦热口干。用青蒿一斤，取汁熬膏，入人参末、麦门冬末各一两，熬至可丸，丸如梧子大，每食后米饮服二十丸，名青蒿煎。圣济总录。**疟疾寒热**肘后方用青蒿一握，水二升，捣汁服之。仁存方：用五月五日天未明时采青蒿阴干四两，桂心一两，为末。未发前，酒服二钱。经验方：用端午日采青蒿叶阴干，桂心等分，为末。每服一钱，先寒用热酒，先热用冷酒，发日五更服之。切忌发物。**温疟痰甚**但热不寒。用青蒿二两，童子小便浸焙，黄丹半两，为末。每服二钱，白汤调下。仁存方。**赤白痢下**五月五日采青蒿、艾叶等分，同豆豉捣作饼，日干，名蒿豉丹。每用一饼，以水一盏半煎服。圣济总录。**鼻中衄血**青蒿捣汁服之，并塞鼻中，极验。卫生易简方。**酒痔便血**青蒿用叶不用茎，用茎不用叶，为末。粪前冷水，粪后水酒调服。永类钤方。**金疮扑损**肘后方：用青蒿捣封之，血止则愈。一方：用青蒿、麻叶、石灰等分，五月五日捣和晒干。临时为末，搽之。**牙齿肿痛**青蒿一握，煎水漱之。济急方。**毒蜂螫人**嚼青蒿封之即安。肘后方。**耳出脓汁**青蒿末，绵裹纳耳中。圣惠方。**鼻中瘜肉**青蒿灰、石灰等分，淋汁熬膏点之。圣济总录。

　　子

　　【气味】甘，冷，无毒。

　　【主治】明目开胃，炒用。治劳瘦，壮健人小便浸用之。治恶疮疥癣风疹，煎水洗之。大明。治鬼气，为末酒服方寸匕。孟诜。功同叶。时珍。

　　【附方】新一。**积热眼涩**三月三日或五月五日，采青蒿花或子，阴干为末，每井华水空心服二钱。久服明目，可夜看书，名青蒿散。十便良方。

黄花蒿《纲目》

　　【释名】臭蒿。

　　【集解】〔大明曰〕臭蒿一名草蒿。〔时珍曰〕香蒿、臭蒿，通可名草蒿。此蒿与青蒿相似，但此蒿色绿带淡黄，气辛臭不可食，人家采以罨酱黄酒曲者是也。

叶

【气味】辛、苦，凉，无毒。

【主治】小儿风寒惊热。时珍。

子

【气味】辛，凉，无毒。

【主治】治劳，下气开胃，止盗汗及邪气鬼毒。大明。

附录二

《本草纲目·主治第三卷》，摘自《本草纲目（金陵版排印本）》（人民卫生出版社1999年版）

疟

有风、寒、暑、热、湿、食、瘴、邪八种，五脏疟，六腑疟，劳疟，疟母。

【暑热】〔草部〕**柴胡**少阳本经药，通治诸疟为君，随寒热虚实，入引经佐使。**黄芩**去寒热往来，入手少阴、阳明、手足少阳、太阴六经。**甘草**五脏六腑寒热。**黄芪**太阴疟寒热，自汗虚劳。**牛膝**久疟劳疟，水煎日服。茎叶浸酒服。**苍耳子**久疟不止，酒糊丸服。叶捣汁。**马鞭草**久疟，捣汁酒服。**马兰**诸疟寒热，捣汁，发日早服。**香薷**同青蒿末，酒服。暑疟，加桂枝、麦芽。**青蒿**虚疟寒热，捣汁服，或同桂心煎酒服。温疟但热不寒，同黄丹末服。截疟，同常山、人参末酒服。**人参**虚疟食少，必同白术用。孕疟、产后疟、瘴疟，未分阴阳，一两煎冷服。**白术**同苍术、柴胡，为疟家必用之药。**升麻**邪入阴分者，同红花，入柴胡四物提之。**葛根**无汗者加之。久疟，同柴胡、二术用，一补一发。**芎䓖　知母　葳蕤　牛蒡根**并主劳疟。

当归水煎，日服。地黄 菖蒲 玄参 紫参 白及 胡黄连 女青 防己 青木香 〔谷菜〕麦苗汁。胡麻并主温疟。粳米热疟、肺疟，白虎汤用。秫米肺疟有痰，同恒山、甘草煎服。豆豉心疟、肾疟。寒食面热疟，青蒿汁丸服二钱。翻白草煎酒。冬瓜叶断疟，同青蒿、马鞭草、官桂，糊丸服。翘摇〔果木〕蜀椒并温疟。甘蔗劳疟。竹叶温疟、心疟。地骨皮虚疟、热疟。猪苓 茯苓〔水石虫部〕冬霜热疟，酒服一钱。石膏热甚口渴头痛者加之。鼠负七枚，饴糖包吞即断。同豆豉丸服。蚯蚓热疟狂乱，同薄荷、姜、蜜服。泥，同白面丸服。蝉花〔鳞介〕乌贼骨并温疟。龟壳断疟，烧研酒服。鳖甲久疟，病在血分。劳疟、老疟，醋炙末服。牡蛎虚疟寒热自汗。牝疟，同麻黄、蜀漆、甘草煎服。

【寒湿】〔草部〕附子五脏气虚，痰饮结聚发疟，同红枣、葱、姜，水煎冷服。眩仆厥逆，加陈皮、甘草、诃子。瘴疟，同生姜煎服。断疟，同人参、丹砂丸服，取吐。草乌头秋深久疟，病气入腹，腹高食少，同苍术、杏仁煎服。草豆蔻虚疟自汗，煨入平胃散。瘴疟，同熟附子煎服。山岚发疟，同常山浸酒饮。一切疟，同恒山炒焦糊丸，冷酒服，名瞻仰丸。苍术 麻黄 羌活 高良姜脾虚，同干姜炮研，猪胆丸服。〔谷菜〕火麻叶炒研服。生姜汁露一夜服，孕疟尤效。干姜炒黑，发时酒服。独蒜烧研酒服。薤白 韭白〔果木石部〕乌梅劳疟，同姜、豉、甘草、柳枝、童便服。橘皮痎疟，以姜汁浸煮，焙研，同枣煎服。青橘皮治疟疏肝，当汗而不透者，须再汗之，以此佐紫苏。止疟，烧研，发日早，酒服一钱，临发再服。桂心寒多者加之。同青蒿，看寒热多少，三七分为末，姜酒服。丁香久疟，同常山、槟榔、乌梅，浸酒服。硫黄朱砂等分，糊丸服。同茶末，冷水服。云母石牝疟，但寒不热，同龙骨、蜀漆为散服。代赭石〔鳞禽兽部〕龙骨老疟，煮服取汗。鸡子白久疟。鹧鸪煮酒饮。猪脾虚寒疟，同胡椒、高良姜、吴茱萸末，作馄饨食。牛肝醋煮食。羊肉 黄狗肉并作臛食，取汗。山羊肉久疟，作脯食。果然

双药记

肉食，去瘴疟。皮，亦辟疟。**驴脂**多年疟，和乌梅丸服。**鹿角**小儿疟，生研服。

【痰食】〔草部〕**常山**疟多痰水饮食，非此不能破癖利水。醋煮干，水煎服，不吐不泻。鸡子清丸，煮熟服。同茯苓、甘草浸酒服。同草果、知母、贝母煎酒服。同大黄、甘草煎水服。同小麦、竹叶煎水服。同黄丹丸服。瘴疟，同知母、青蒿、桃仁煎服。孕疟，同乌梅、甘草、石膏，酒、水浸服。**芫花**久疟结癖在胁，同朱砂丸服。**醉鱼花**鲫鱼酿煨服，治久疟成癖，并捣花贴之。**大黄**疟多败血痰水，当下不尽者，须再下之，必此佐常山。**阿魏**痰癖寒热，同雄黄、朱砂丸服。**半夏**痰药必用，痰多者倍加。同白豆蔻、生姜、大枣、甘草各二十五块，如皂子大，同葱根煎一碗，露一夜，分三服，热疟重者极效。**三棱　莪荗**〔谷果〕**神曲　麦蘖**并治食疟，消疟母。**槟榔**消食辟瘴。同酒蒸常山丸服，名胜金丸，或加穿山甲。**桃仁**同黄丹丸服，或加蒜。**桃花**末服，取利。**杏仁**〔木石〕**巴豆　砒霜**为劫痰截疟神剂。同硫黄、绿豆丸。同雄黄、朱砂、白面丸。同绿豆、黑豆、朱砂丸。同恒山、丹砂作饼，麻油炸熟研末，并冷水服。**黄丹**坠痰消积。诸疟，蜜水调服一钱。同青蒿丸。同百草霜丸。同独蒜丸。同桃仁丸。同建茶丸。同恒山丸。并止疟。**矾红**食疟，同蒜丸服。**绿矾**阴疟，同干姜、半夏，醋汤服。**矾石**醋糊丸服。**古石灰**同五灵脂、头垢丸服。**密陀僧**〔虫禽〕**白僵蚕**痰疟，丸服。**鲮鲤甲**痎疟、牝疟、寒热疟，同干枣烧研服。同酒蒸当归、柴胡、知母，丸服。**夜明砂**五疟不止及胎前疟，冷茶服二钱，或加朱砂、麝香，丸服。**鸡膍胵黄皮**小儿疟，烧服。**雄鸡屎**。

【邪气】〔谷果服器〕**端午粽尖**丸疟药。**桃枭**水丸服。五种疟，同巴豆、黑豆、朱砂丸服。**钟馗**烧服。**历日**烧灰丸服。**故鞋底灰**。**甑带**〔虫介禽兽〕**蜈蚣**勒鱼骨入断疟药。**疟龟**痎疟，烧服，或浴，或佩。**鸲鹆**炸食。**犬毛**烧服。**白狗屎**烧服。**白驴蹄**同砒霜丸服，治鬼疟。**猴头骨**烧水服。**黑牛尾**烧酒服。**乌猫屎**小儿病，桃仁汤下。

狸屎灰鬼病，发无期度。**灵猫阴** 〔人部〕**头垢** **天灵盖** **小儿脐带**烧灰，饮服。**人胆**装糯米，入麝香熏干。青者治久疟连年，陈皮汤下十五粒。

【吐痰】**常山** **蜀漆** **藜芦**煎。**地菘**汁。**豨莶**汁。**葎草**汁。**石胡荽**汁。**离鬲草**汁。**三白草**汁。**泽漆** **荛花** **豉汤** **瓜蒂** **相思子**擂水。**逆流水** **人尿**和蜜，取吐。

【外治】**旱莲** **毛茛草** **石龙芮** **马齿苋** **小蒜**同胡椒、百草霜杵。同阿魏、胭脂。同桃仁罨。**蜘蛛** **蛤蟆** **烧人场上黑土**并系臂。**吴葵华**挼手。**鱼腥草**擦身，取汗。**乌头末**发时，酒调涂背上。**鬼箭羽**同鲮鲤甲末，发时嗃鼻。**燕屎**泡酒，熏鼻。**野狐粪**同夜明砂，醋糊丸，把嗅。**野狐肝**糊丸，绯帛裹系中指。**虎睛** **虎骨** **虎爪皮** **麝香** **狸肝** **野猪头骨** **驴皮骨** **牛骨** **天牛** **马陆** **两头蛇**佩。**蛇蜕**塞耳。**人牙** **人胆**。

第五章　利马药剂师

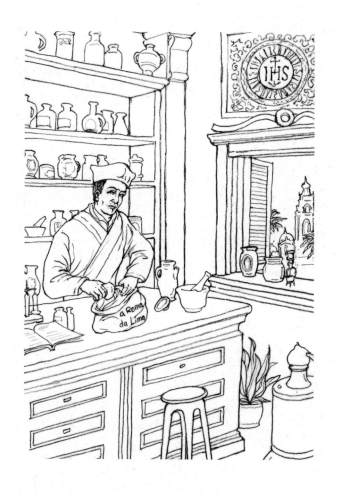

明万历十六年（1588年），古稀之年的李时珍在东璧堂的书房里，在昏暗的烛光下校对《本草纲目》的最后章节之时，地球另一边的北大西洋上火光冲天，八艘被称为"地狱燃烧者"的英国纵火船，在强劲的西风和沿岸大潮的推动下，满载着火药和点燃起来的冲天大火，扑向洋面上密集列阵的西班牙战舰，将格拉沃利讷海战推向高潮。

这是英国皇家海军与西班牙无敌舰队为争夺海上霸权的一次关键对决，是一场改变人类历史格局的大海战。[1]

1533年征服印加帝国之后，50多年的时间里，西班牙殖民者在南美洲铁蹄所到之处，无人不为之臣服。1542年，西班牙在现今秘鲁首都利马建立总督府，设立秘鲁总督区，使之成为西班牙在南美洲殖民统治的中心。秘鲁沿海的商业和贸易迅速发展起来，而西班牙商人操纵着南美洲绝大部分的进出口业务。他们把巧取豪夺来的金银财宝及其他贵重物资在秘鲁装船，源源不断地运往宗主国西班牙。据西班牙当时的官方数据，1503 年至 1660 年，西班牙从美洲劫掠的黄金有 200 多吨，白银更是多达 1.86 万吨，这成为西班牙王室和达官贵人骄奢淫逸的资本。贵族私自运输进入西班牙的金银并没有被计算在内，如果加起来，可以粗略计算出西班牙占据了当时全球金银总开采量的 80% 以上。[2]

进入 16 世纪，在大航海时代起步稍晚的大英帝国摆脱了罗马天主教的干涉，确立了自己的国教，锐意改革，国力飞速增强，直追老牌帝国。这时，英国人看着西班牙人日进斗金，有点坐不住了，但他们还不想贸然与财大气粗的西班牙硬碰硬。于是，得到政府许可和支持的英国海盗开始在西班牙南美洲殖民地偷偷干起了走私贸易。

英国海盗起先只是想分一小杯羹，渐渐地，他们的胃口变大了。他们的私掠船开始袭击和抢劫运送金银财宝的西班牙商船队，并伺机骚扰和抢掠南美洲沿海的西班牙殖民据点，一时间闹得鸡犬不宁，而英国方面则收获颇丰。赫赫有名的江洋大盗弗朗西斯·德雷克（Francis Drake）在伊丽莎白一世的支持下，继麦哲伦之后完成了环球航行。返回英国之后，女王亲自登船给德雷克封爵，并赠给德雷克一个地球形状的银杯。作为回报，德雷克给了伊丽莎白一世一顶由钻石和祖母绿宝石制成的王冠。[3] 据说，英国国王加冕时佩戴的王冠上至今还镶嵌着德雷克爵士从南美洲抢劫来的宝石。

为了保障海上交通线的安全以及其在海外殖民地的利益，

双药记

西班牙大力发展远洋海军。最强盛时，西班牙海军有千余艘舰船，总排水量竟然超过了二战时美军的单支航母编队。这支舰队横行于地中海和大西洋上，自我标榜为"无敌舰队"（Invincible Armada），强悍地维护着西班牙王国的海上霸权。[4]

但是，面对灵活机动，"打得赢就打，打不赢就走"的英国海盗，庞大的护航舰队行动迟缓，代价高昂，效果并不是很好。为了从根本上解决愈演愈烈的英国海盗问题，以报复英国女王伊丽莎白一世处决笃信天主教的苏格兰女王玛丽·斯图亚特（Mary Stuart）为借口，西班牙国王腓力二世（Felipe Ⅱ）在罗马天主教廷的支持下，决定组建一支特混舰队，远征英国。为了募资，教皇西克斯图斯五世（Sixtus V）允许腓力二世征收远征税。他还承诺，如果舰队能到达英国本土，罗马教廷将给西班牙军队提供进一步的补贴，因为教皇也非常希望这次远征能取得成功，这样他就有机会在英国重新确立天主教的地位。

这是一支史无前例的豪华特混舰队，由约130艘战舰、2 430门火炮、7 000余名船员和水手，以及23 000余名步兵组成。1588年5月，在38岁的新任舰队总司令梅迪纳·西多尼亚（Medina Sidonia）公爵的率领下，这支舰队从里斯本（今葡萄牙首都）出发，浩浩荡荡地开始了针对英格兰的第一次远征。

他们面对的第一个敌人不是英国海军，而是恶劣的气候。

葡萄牙沿岸的大西洋以风急浪高出名，如今有"冲浪天堂"之誉，是巨浪冲浪爱好者挑战吉尼斯记录的地方。那里的风向也是变化无常，一会儿刮南风，一会儿转为西风，有时又完全无风，来来回回地捉弄着行动迟缓的西班牙舰队。西班牙人的舰船在洋面上随风漂泊，根本无法形成编队，大多数还受到了损坏，桅杆和帆桁被吹断，失锚、漏水等问题屡见不鲜。从里斯本海域到伊比利亚半岛西北端的菲尼斯特雷角仅 156 海里 [5]，但西班牙舰队在大西洋汹涌的波涛中颠簸漂流，竟用了整整 13 天时间才抵达。

西班牙人就这样苦不堪言地在北大西洋上航行了两个月之后，英格兰西南部的海岸线终于进入了他们的视野。西多尼亚公爵当即命令舰队抛锚待命。密集的舰阵在洋面上绵延几千米，船桅上都升起了圣母玛利亚和耶稣受难的旗帜和十字旗，蔚为壮观。

此刻，刚刚加官进爵的德雷克正在普利茅斯港和水兵们一起打保龄球。得知西班牙无敌舰队大军压境，德雷克轻松地告诉手下的水兵们："等我们打完这局球，再去教训那些西班牙人。"次日，海盗出身、掌握先进海战理念的德雷克率英国舰队主动出击，以灵活机动的战法，充分发挥远程火炮的威力，与强大的无敌舰队在海上周旋。几次遭遇战之后，英军虽然守住了海岸线，阻止了西军的登陆，但是因为实力对比悬殊，英军根本无法重创无敌舰队，依然处于明显的劣势。

1588 年 8 月 7 日，英吉利海峡的南边，今法国格拉沃利讷港外的洋面上，一场近代版的、以弱胜强的"赤壁之战"上演了。1 800 多年前的赤壁之战，诸葛亮"借"来了东风；400 多年前的英西海战，英国海盗"借"来的则是英吉利海峡的西风和海潮。

入夜之后，西风骤起，海潮大涨，由八艘旧船改装而成的英军纵火船在夜幕的掩护下，由西向东快速驶向无敌舰队的锚地。生性机警的西多尼亚公爵猜到英国人有可能在夜间偷袭锚地，事先将一些小型舰只组成警戒编队，布置在锚地的东西两侧巡逻。

第二天破晓之前，两艘纵火船因为点火太早，被正在巡逻的警戒编队发现。警戒编队第一时间向旗舰报告，西班牙人随即实施拦截。他们用缆绳钩住了纵火船，并将它们及时拖离了舰队的锚地。

但剩下的六艘"地狱燃烧者"在接近锚地时才点火，满载着炸药分头冲进了无敌舰队的锚地，开始了"火烧连营"的进攻计划。西多尼亚公爵眼看大事不好，立刻下令疏散："砍断锚缆！升帆起航！"，并派人组织小型三桅快船在锚地中穿梭，传达和执行命令。面对恐慌之中各自逃生的无敌舰队，跟随在"地狱燃烧者"之后的英国炮船开始狂轰滥炸。由于无法形成战阵，组织有效的反击，无敌舰队基本上被动挨打，损失惨重。一边倒的海战持续了八个多小时，在远程火力上占优势的英军终于因为补充的弹药跟不上，被迫停止了进攻，溃不成军的西班牙人这才得以喘息。据后世的历史学家统计，格拉沃利讷一役，无敌舰队阵亡人数超过 6 000。

此后，以强大进攻者的姿态出现在英吉利海峡的西班牙无敌舰队不得不采取守势。在短暂的对峙之后，他们又遭遇了强劲的南风，后撤无门，只好向北绕过英伦三岛，灰溜溜地撤回了西班牙，最后进港时仅存战舰 43 艘。[6]

惊天动地的格拉沃利讷海战之后，英国与西班牙之间的战争持续了十多年，漫长且无意义的消耗战让两国都精疲力尽，最终双方于 1604 年在谈判桌上签署了《伦敦条约》。曾经国势鼎盛的西班牙帝国日薄西山，而大英帝国则一跃成为海上强权，开启了"日不落"的盛世。

俗话说："瘦死的骆驼比马大。"每况愈下的西班牙王国在失去了往日的海上霸权之后，以利马为枢纽的殖民地贸易仍旧勉强支撑着老牌帝国的威严。

就在《伦敦条约》签订一年之后的 1605 年，有一位名叫阿戈斯蒂诺·萨伦布里诺 (Agostino Salumbrino) 的意大利药剂师移民到南美洲，定居在了利马。

利马位于秘鲁北部太平洋岸边的阿普里马克河口，东接安第斯山脉的圣克里斯托瓦尔山，与西边的港口城市卡亚俄连成利马都市区，现今人口超过一千万——约占秘鲁人口的四分之一，是全国政治、经济、文化和交通中心。

利马及其周围地区有人类居住的历史可以追溯到几千年前，规模巨大的城市社区也可以追溯到印加帝国建立之前的几百年，其中最重要的是帕查卡马克（Pachacamac），其历史可以追溯到公元前 200 年至公元 600 年。这是前印加和印加时代一个很重要的宗教场所，当年印加帝国的征服者弗朗西斯科·皮萨罗向被俘的印加王索要的赎金大部分就是从那里获得的。

1535 年 1 月 18 日，皮萨罗在巩固了当地的殖民统治之后，决定弃用之前印加帝国位于安第斯山区的首都库斯科，选择在便于海上贸易的利马建都，并称之为"国王之城"（Ciudad de los Reyes）。但这个名字从未被当地居民接受，人们还是沿用古已有之的名字，称其为利马。

进入 17 世纪之后，欧洲人看着一船又一船的真金白银从远方运抵西班牙，便开始向往那片富饶而又神秘的新大陆。越来越多不安于现状的人蠢蠢欲动，开始向南美洲移民。那片新大陆不仅吸引了富于冒险精神的淘金人，而且吸引了有钱人、艺术家和各种从业人员。不少人选择定居在利马，它的人口从 17 世纪初的 2 万左右迅速增加到 1687 年的约 8 万人。[7]

阿戈斯蒂诺·萨伦布里诺就是众多欧洲新移民中的一员。

萨伦布里诺是一名药剂师，但他移民利马的目的其实是为耶稣会传教。那时，耶稣会已经在利马建立了一个医务室。萨伦布里诺在利马安家之后，除了与耶稣会的兄弟们一起在利马周边的地区传教，他还在城里开了一个小药房，给当地的患者配药治病。

那时的欧洲，人们对医药仍旧所知甚少，卫生习惯也没有养成。人们不知道很多疾病是由那些可以在泥土里大量繁殖的微生物传播的，所以他们在吃饭前不会考虑洗手，传染病因此有了迅速扩散的可能。当时的欧洲人已经很害怕疟疾，但他们并不知道这种死亡率很高的恶疾是通过蚊子传染的，而是认为疟疾来自下水道和粪坑中的一种有毒气体，他们称之为"瘴气"（miasma）。

在医学理论方面，医生们基本上都仍相信古希腊名医希波克拉底和盖伦的学说，认为身体和性情由四种体液支配，这四种体液决定了人的性格以及对各种疾病的反应，它们分别是：血液代表热，表现为热情的性格和体征；黏液代表寒，表现为沉稳的性格和体征；黄胆汁代表干，表现为暴躁的脾气和体征；黑胆汁代表湿，表现为忧郁的性格和体征。

在药物使用方面，源自动植物的药材仍占主导地位。大多数医生使用各种特制的药粉和药丸，据说这些药物是由多种奇怪的成分制成的，比如神话中的独角兽的犄角、雄鹿的阴茎和青蛙的肺。还有医生用木乃伊粉治疗哮喘，用黏土治疗瘀伤，甚至死刑犯的头骨也会变成非常抢手的制药原料，真是匪夷所思。[8]

在那之前，贯通欧亚大陆的丝绸之路上，除了丝绸、茶叶，各种药材也是中原与西域互通有无的重要物资。李时珍的《本草纲目》就收录了不少来自西方的药物，中原的许多药用植物同样被带到了欧洲。

萨伦布里诺在利马的小药房开业之后，他发现当地可用的药物很少，便通过信件向他在欧洲的药剂师朋友们采购药物，由商船带到利马。与此同时，他开始关注当地的传统医药，收集、辨别和研究各种草药。

南美洲植物种类繁多，居各大洲之首，在那里生活的人们很早就开始尝试用各种植物来治疗疾病。17世纪，安第斯山区的居民已经在使用相当数量的草药，其中包括古柯叶等多种草药。

这一天，萨伦布里诺又跟几个耶稣会的兄弟一起进山去传教。[9]

他们出城之后沿着印加古道向山里进发，来到安第斯山高原地区的一个很偏僻的克丘亚（Quechua）人的小村落。他们向村民租借了一间客房安顿下来，然后分头去拜访村里几位德高望重的长老，跟他们坐在一起讨论建立耶稣会、修建教堂的可能性。

入夜，气温骤降。萨伦布里诺一行人回到客房，围在火盆边取暖，一边讨论今天向村里的长老传教的结果，一边规划明天的事项。

"喂，阿戈斯，你的药箱里还有古柯叶吧？"一名略显消瘦的传教士脸色苍白，扭头轻声问道。

"还有一点。怎么啦？"萨伦布里诺出门总是带着他的小药箱。

"给我一点吧，我快要冻死了。"他的声音在颤抖。

"没问题。"萨伦布里诺向后侧过身子，探手把墙角里放着的小药箱拉了过来，从里面拿出一个编织精美的羊毛袋，再从袋子里抓出一小把树叶，搓了几下之后递了过去。

消瘦的传教士伸手接过，又搓了几下，然后放进嘴里嚼了起来。

萨伦布里诺又递过去一小勺贝壳粉，让他一起咀嚼。

旁边坐着烤火的兄弟们见状也都伸出手想讨一点，祛祛风寒。

"不行！这是药，不是糖。"萨伦布里诺收起袋子，捂在胸前，"这不是什么好东西，不能随随便便放进嘴里。再说了，我这里已经不多了，还要留着应急。如果你们也觉得冷，我们一起把这个火盆烧得旺一点，行吗？"

其余的人不再坚持，开始往火盆里添加羊驼粪干，火苗便蹿了起来。

人们拉了拉披在肩上的驼羊毛毯，熬过漫漫寒夜……

药箱里那个装有古柯叶的羊毛袋是萨伦布里诺几年前在另一个村子里传教时，用他托人从罗马带来的一瓶冬青树皮粉与当地的一名药师交换来的。那也是一个寒冷的夜晚，火盆前披着羊毛毯的萨伦布里诺不停地打寒战，感觉有点坚持不住了。同行的传教士见状找来了村里的药师，问他有没有办法。

药师探手摸了摸萨伦布里诺的额头，然后从怀里拿出了这个羊毛袋，说道："我们祖祖辈辈都用它来御寒，但我不知道对你们白人管不管用，你可以试试看。"

双药记

药师说着从口袋里抓出一小把树叶，用手搓成一个小团，让萨伦布里诺不要咽下去，而是放在嘴里慢慢咀嚼。他照办了。药师又递过来一些贝壳粉，让萨伦布里诺放进嘴里一起嚼，然后坐在一旁仔细观察他的反应。

萨伦布里诺起先一直皱着的眉头不一会儿就舒展开了："谢谢你！真的很神奇，感觉好多了。"

"不是'好多了'，你现在的感觉应该是'不能更好了'，不是吗？"药师一脸严肃地盯着萨伦布里诺，"这是我们印加人的神叶，是不能随便乱用的，只有印加王、神职人员、医药师和老人才有使用的特权。"

"为什么？"萨伦布里诺问。

"因为它也有很邪恶的一面。"药师顿了一下，"吃多了会扰乱人的心智，尤其是年轻人。"

"哦，真是这样吗？"萨伦布里诺兴奋地问，似乎已经感觉到自己的情绪发生了一些不可控制的变化。

药师没有说话，只是点了点头。他站起身，打算离开。

"等等！"萨伦布里诺叫住他，"能不能留一点树叶给我？"

"不行！我不能毁了你。"药师不假思索。

"不会的，我是药剂师，不会滥用的，我想研究研究这种神奇的树叶。"

见药师犹疑不决，萨伦布里诺伸手拉过自己的小药箱，向他展示里头的药物。

药师显然是对药箱里的各种玻璃瓶产生了兴趣，弯下腰仔细看了起来。

"这样吧，我跟你交换。"萨伦布里诺从药箱里拿出一个药瓶，"这是我们白人的退热止痛药，我托人从罗马带来的，跟你交换，行吗？"

药师接过去，打开瓶盖放在鼻尖下闻了闻："这种药可以退热和止痛？"

"是的，这是用冬青树皮炮制的，对我们白人有用。你拿回去试试，看看对你们本地人有没有用。"

"那就这样吧。"药师放下装着古柯叶的羊毛袋，把装有冬青树皮粉的瓶子揣进怀里，出门回家了。

从那时起，萨伦布里诺的药箱里就多了这个装着古柯叶的羊毛袋。至于冬青树皮粉，他又托人从罗马带了些过来。现在我们知道，冬青含有水杨苷，而水杨苷是止痛药阿司匹林的前体物质——水杨苷需经过特定的化学反应才能转化为阿司匹林。欧洲人很早就发现了冬青树皮粉的功效，一直用它来退热止痛。[10]

第二天，萨伦布里诺一行人跟村里的长老们又谈了大半天，然后在村里及周边做了实地考察，了解当地诞辰、祭奠、丧葬等习俗，同时向他们宣传天主教教义。

太阳下山之后，高原的寒冷再一次笼罩了小村庄，比前一夜更加难熬。客房里的萨伦布里诺把羊毛袋子里剩下的一点古柯叶分给了不停颤抖的两名同伴，他自己和其余的同伴只能紧靠着火盆取暖。

　　　　　　　　　　　　　　　　　　　　双药记

气温还在不断下降，萨伦布里诺意识到他们碰上了异常的冷空气，于是他敲开了房东的门，让房东把村里的药师请来。

少顷，一位身上裹着厚毛毯的长须老者走进客房，审视着他们一行人。还没有等他开口，萨伦布里诺抢着说道："我们的古柯叶用完了，冷得发抖，实在挺不下去了。您能不能给我们一些古柯叶来御寒？"

"古柯叶？"老药师有些诧异，"我们村子里早就不用古柯叶了，那东西邪性得很嘞。"

"这我知道，但少用一点没事的。您真的没有古柯叶吗？"萨伦布里诺有些失望了，"看来我们只好向村里人借几条毯子了。"

"我没有古柯叶。"老药师很肯定，"但是我有更好的御寒草药啊，你们想不想试试？"说着，他从药箱里拿出了一包浅棕色粉末。

"这是什么？真的也有用吗？"一名传教士问。

"这是我们用山上一种树的树皮磨成的粉。相信我，用水调匀了喝下去，你们就不会发抖了。"

老药师接过三只碗，在地上一字排开。他解开口袋，把里头的药粉等量放进三只碗里，分别倒上半碗水，然后逐一递给萨伦布里诺和另外两个没有咀嚼古柯叶的同伴，让他们自己把药粉调匀再喝下去。

两名同伴用手指慢慢地调着碗里的粉末，却没有动嘴，而是直勾勾地看着萨伦布里诺，显然还有点犹豫。萨伦布里诺调完之后，先尝了一小口，顿感苦涩难当，他表情扭曲，差点没吐出来。

老药师见状忙说："我忘了提醒你们，这药很苦，最好大口喝下去，没事的。"

听了老药师的话，萨伦布里诺端起碗一股脑儿喝了下去，再马上用清水漱了漱口，两名同伴也照着做了。

老药师不再说话，静静地坐在火盆边上观察他们的反应。看到三人都已不再颤抖，他便露出了满意的神色。

老药师整理好药箱，准备回家。

"等等！"萨伦布里诺叫住他，"能不能留一点药粉给我？"

"嗯？"老人有点诧异。

"哦，我是药剂师，我想研究研究这种神奇的树皮粉。"

见老人还有疑虑，萨伦布里诺又一次拉过自己的小药箱，向他展示里头的药物。

老人显然是对萨伦布里诺药箱里的各种玻璃瓶产生了兴趣，他弯下腰，仔细看了起来……

几天之后，当他们一行人回到利马时，萨伦布里诺的药箱里又少了一瓶冬青树皮粉，却多了一小包神秘的浅棕色粉末。

有了那次经历之后，萨伦布里诺开始认真研究克丘亚人的树皮粉。他向利马的同行们打听，没获得什么有用的信息；他向前来就诊买药的患者和家属打听，也一无所获；只有在跟一些村庄里的克丘亚老药师打听的时候，萨伦布里诺才会得到一些有意思的信息。

这种浅棕色的树皮粉来自一种被当地人叫作"奎纳-奎纳"（Quina-quina）的常绿阔叶树，树高 2.5～6 米，在安第斯山区颇为常见。出乎萨伦布里诺意料的是，当地的药师主要用这种棕色的树皮粉来御寒，它可以有效控制颤抖，但有时它也被用来退热，似乎功效也不错。这让他想起了在罗马接受药剂师培训时见过的疟疾患者的典型症状：时而颤抖，时而高热。于是，萨伦布里诺突发奇想：这种树皮粉既能控制颤抖也能退热，不知道能不能治疗疟疾？

但问题在于，疟疾在这片新大陆上原本并不存在。直到1572 年西班牙人彻底灭亡印加帝国，对该地区实施殖民统治，开始大规模移民之后，才逐渐将这种旧世界的疾病带到了新大陆上。因此，当时在利马一时间还不容易找到疟疾患者。

在 17 世纪的欧洲，疟疾已经流行，而罗马又是高发地区之一。在历史上，疟疾曾导致几位教皇和不少红衣主教死亡，因疟疾而亡的罗马普通居民更是不计其数。2001 年，英美考古学家在从一处古罗马坟墓中发掘出来的小童骸骨中发现了其曾感染疟疾的基因证据。该古墓位于罗马以北 112 千米处的鲁那诺镇附近，年代约为 450 年。英国曼彻斯特理工大学的研究人员首次利用新科技研究这一古代疟疾个案，他们从这具三岁幼儿骸骨的腿骨中仔细分离出基因样本，发现它和另外一个感染疟原虫的样本有 98% 的相似度。研究人员表示，两次独立分析的结果完全一致，因此他们认为，该名幼儿是因感染疟原虫而丧命的，可见疟疾在罗马帝国时代就已经存在了。

1632 年，萨伦布里诺托人将一包树皮粉从利马带到了罗马，让罗马的药剂师尝试用它来治疗疟疾，这是第一个有记录的用南美的树皮粉来治疗疟疾的案例。[11] 在疟疾流行的罗马，来自新大陆的神秘浅棕色粉末果然获得了意想不到的好效果，药师们把它称为"秘鲁树皮"或"耶稣会树皮"（因为那包粉末来自耶稣会）。现在我们知道，这种树皮粉可以治疗疟疾引起的颤抖，也可以控制严寒引起的颤抖，但二者一丁点关系都没有。萨伦布里诺完全是误打误撞地发现了一种当时最成功的抗疟疾药物。

就这样，一名利马药剂师让欧洲人得知了这种树皮的秘密，在接下来的时日里，秘鲁树皮或耶稣会树皮成了从秘鲁运往欧洲的最有价值的商品之一。同时，有关这种来自新大陆的神秘树皮的各种传说也在欧洲流传开来，其中最美丽的一个是关于钦琼纳（Chinchona）夫人安妮·德·奥索里奥（Ana de Osorio）的。

1629 年至 1639 年，西班牙驻利马的总督是钦琼（Chinchon）伯爵四世费尔南德斯·德·卡布雷拉·波巴迪拉（Fernández de Cabrera Bobadilla），按照西班牙语的习惯，他的夫人被称为钦琼纳夫人。相传，钦琼纳夫人来到利马后不久，患上了一种严重的冷热病，什么药也治不好，于是家人请来克丘亚姑娘卓玛照料。眼看着夫人的病一天重似一天，生命垂危，卓玛姑娘在请教老家的药师之后，找来奎纳-奎纳树皮粉让夫人调服，治愈了总

双药记

督夫人的病。为此，钦琼伯爵和夫人对卓玛姑娘感恩戴德，彼此建立了深厚感情。伯爵夫人随后订购了大量树皮并将其带回欧洲，用于疟疾的治疗，因而这些树皮被人们称为"钦琼纳树皮"（Chinchona Bark）。1663 年，意大利医生塞巴斯蒂亚诺·巴多（Sebastiano Bado）声称从一个在秘鲁经商的意大利人那里听到了这个在当地流传的故事，便把它书面记录了下来。[12]

1677 年，这种树皮被收入伦敦药典，名为"秘鲁树皮"（Peruvian Bark）。1742 年，著名植物学家、现代植物命名法的创立人卡尔·林奈将这种树命名为金鸡纳（Cinchona），并设立了金鸡纳属，沿用至今。据说，这也是沿用了钦琼纳夫人的名字，至于林奈为何遗漏了字母"h"，至今仍是一个谜。

后人考证后指出，有关钦琼纳夫人的美丽传说并没有事实根据。但它在欧洲广为流传，有鼻子有眼，以至于后人几乎忘记了那位名为萨伦布里诺的利马药剂师。

大航海把旧世界的疟疾带到了新大陆，然后又把疟疾的克星金鸡纳树皮从新大陆带到了欧洲以及全世界。

1821 年，秘鲁共和国宣布独立，改变了人类历史和世界版图的金鸡纳树被指定为秘鲁的国树。

注释

1　Colin Martin and Geoffrey Parker, *Armada: The Spanish Enterprise and England's Deliverance in 1588*, New Haven: Yale University Press, 2023.

2 Hugh Thomas, *Rivers of Gold: The Rise of the Spanish Empire, from Columbus to Magellan*, New York: Random House, 2004.

3 见 Hans P. Kraus, *Sir Francis Drake: A Pictorial Biography*, Library of Congress 一书以及其中的参考文献。

4 Robert Hutchinson, *The Spanish Armada: A History*, New York: Thomas Dunne Books, 2014.

5 1 海里约等于 1.852 千米。

6 同注 1。

7 Christine Hunefeldt, *A Brief History of Peru*, New York: Facts on File, 2010.

8 Elaine Leong and Alisha Rankin (eds), *Secrets and Knowledge in Medicine and Science, 1500–1800*, New York: Routledge, 2016.

9 萨伦布里诺将金鸡纳树皮粉送到罗马之事是有据可考的，见 Francisco Medina Rodríguez, "Precisions on the History of Quinine", *Reumatología Clínica (English Edition)*, Volume 3, Issue 4, 2007。但他与当地药师交换草药的故事为虚构，若有雷同，纯属巧合。

10 Richard L. Mueller & Stephen Scheidt, "History of drugs for thrombotic disease. Discovery, development, and directions for the future", *Circulation*, 1994, 89(1), 432–449.

11 Richard Zacks, *An Underground Education: The Unauthorized and Outrageous Supplement to Everything You Thought You Knew About Art, Sex, Business, Crime, Science, Medicine, and Other Fields of Human Knowledge*, New York: Anchor, 1999.

12 Fernando I. Ortiz Crespo, "Fragoso, Monardes and pre-Chinchonian Knowledge of Cinchona", *Archives of Natural Hsitory*, 1995, 22(2), 169–181.

第六章　御医的秘方

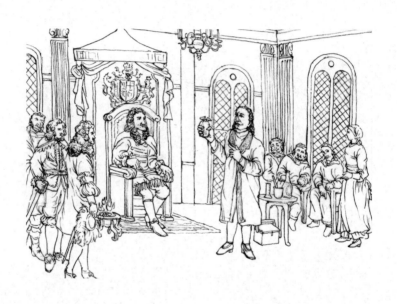

1632 年，即药剂师萨伦布里诺那个装着神秘的金鸡纳树皮粉的邮包从南美洲利马被送到欧洲罗马的同一年，一本即将轰动整个欧洲，并且对人类科学产生巨大影响的小册子，也被人从佛罗伦萨送到了罗马，放到了天主教的宗教法庭的案桌上。

　　这是一本有关天体运行的通俗著作，是现代物理学奠基人之一伽利略撰写的《关于托勒密和哥白尼两大世界体系的对话》。[1] 时任教皇乌尔班八世（Urban Ⅷ）得知伽利略没有把教廷事先给他的警告放在心上，依然阳奉阴违地通过这本小册子公开支持哥白尼的"日心说"，十分震怒，决意让伽利略付出代价。

　　1633 年 1 月，伽利略被宗教法庭传唤到罗马，一场世纪审判开始了。[2]

　　那时，距哥白尼发表《天体运行论》已过去 90 年。在哥白尼之前，古希腊学者、天体物理学鼻祖托勒密的"地心说"

在西方社会中的权威地位已经延续了 1 400 多年。托勒密在 2世纪发表的《天文学大成》是一部了不起的天文学著作，系统描述了众多天体的运行规律。他把人类居住的地球描述成宇宙的中心，其他的天体，包括太阳在内，都是围绕地球运行的。哥白尼的研究结果彻底颠覆了托勒密的"地心说"，他提出了"日心说"，指出太阳才是宇宙的中心，地球和其他的行星都是围绕着太阳运行的。《天体运行论》的发表在整个西方社会掀起了轩然大波，尤其是那些视地球为上帝所创造之宇宙中心的宗教组织，更是把"日心说"打成异端邪说，试图全面诋毁和禁止其传播。1600 年，哥白尼理论的支持者、意大利科学家乔尔丹诺·布鲁诺（Giordano Bruno）被宗教法庭定罪，在罗马的鲜花广场被处以火刑。

其实，用现代科学的观点看，运动都是相对于观察者而言的，"地动"还是"日动"不过是一个如何选择参照系的问题，并没有对错之分。在地球上生活的人类观察者以地球为参照系是最自然的选择，托勒密就是这样做的。谁又会想到要以太阳作为参照系呢？但是，当以地球作为参照点来观测太阳系时，东升西降的太阳便是在围绕地球做圆周运动，但太阳系行星的运动轨迹就显得杂乱无章，无法建立统一、简单明了的数学模型。哥白尼第一个指出，如果我们以太阳作为参照点，那么地球和太阳系各行星的运行就显得很有规律，就可以用一个统一且非常简洁的数学模型来描述了。当然，后来我们知道，太阳并不是宇宙的中心，太阳系只是银河系中一个很不起眼的小星系，人类居住的地球只是一颗更加微不足道的行星。但在当时，哥白尼的这个脑洞开得确实有点大了，过了近100年还不能被大多数人接受，也不足为奇。

想推翻一个被绝大多数人坚信不疑1400多年的正统理论，不但需要深入的科学研究和严谨的逻辑推理，而且需要舍我其谁的勇气。即便是哥白尼，他也是在生命垂危时才决定将他的新理论公之于众。1543年5月24日，在去世的那一天，哥白尼才收到出版商寄来的书。相对而言，验证一个理论就容易多了，况且是由伽利略这样的天才科学家来验证。

17世纪初叶，荷兰人汉斯·利伯希（Hans Lippershey）发明了望远镜。伽利略对它进行了改造，于1609年研制成了真正意义上的望远镜，并用其发现了不少新的天象，比如，他于1610年发现了木星的四颗卫星，这四颗卫星便被后人命名为"伽利略卫星"。太阳系的运动规律也是伽利略天文学研究的重点。虽然几经反复，但在对比两大学说之后，伽利略认定哥白尼的学说更接近太阳系的运行规律，在公开场合对其表示支持，但随即就收到了罗马教廷的严厉警告。1616年的历史文件显示，该警告要求伽利略"完全放弃上述观点，即太阳是世界的中心，不可移动，地球是运动的。今后也不可以任何口头或书面方式持有、讲授或捍卫这个观点，否则宗教法庭将对他提起诉讼。伽利略对此表示默认并承诺服从"。[3]虽然从表面上看，伽利略在《对话》中以公平的姿态评判了两大学说，进行了科学的比较，而且在序言和结论中都加进了一些含糊其辞的语句，算是给足了"地心说"面子，但明眼人还是一眼就可以看出，整本书实际上都在指出它的荒谬之处。

1633 年 6 月 22 日，这场长达两个多月的审判终于结束了。宗教法庭宣布伽利略"有重大异端嫌疑"，因为他认为太阳静止在宇宙中心，地球不在中心并且是移动的；决定对他处以正式监禁，并全面查禁他的所有著作，甚至包括他将来可能会撰写的著作。[4]

据说，当时已经年迈的伽利略在法庭上双膝跪地接受判决，无奈地当庭宣布放弃有关地球围绕太阳运行的理论，末了还是小声说了一句"但它仍旧在动的"。次年，伽利略被押送回佛罗伦萨，在居家软禁中度过了余生。1642 年，伽利略与世长辞，享年 78 岁。同年晚些时候，英国林肯郡，一名男婴早产，他迫不及待地来到这个世界，好像在冥冥之中要完成伽利略未尽的使命。这个被取名为"艾萨克·牛顿"的男婴此生注定要站在科学巨人伽利略的肩膀上，把现代科学，尤其是天体物理学提升到一个前所未有的新高度。

如果说科学的进步是以自由和生命为代价的，那么政治和宗教体制的改革往往伴随着残酷的战争和死亡。也是在 1642 年，在与欧洲大陆隔海相望的英伦三岛，一场围绕着宗教体制改革的内战爆发了，而且持续了十年之久。死亡人数高达 20 万，不少在内战期间被毁坏的城堡和建筑在今天的英格兰各地仍旧可以看到。

早在 1215 年（南宋嘉定八年），英国国王约翰向贵族们妥协，在伦敦郊外温莎附近的伦尼米德签署了划时代的《大宪章》。之后，国王与议会在君主立宪道路上的争执就一直没有停过，而且不止一次兵戎相见。

1642 年，查理一世的一意孤行和英国议会的不妥协终于导致了又一场惨烈的内战。经过几年的拉锯，保王党军彻底失败，支持议会的新模范军大获全胜。1649 年 1 月 30 日，查理一世被送上了断头台，成为英国历史上唯一一名被判处死刑的君王。然而，这场内战并没有因此而终结。苏格兰议会以在英格兰和爱尔兰建立长老会制度为条件与查理一世的长子查理王子签署了盟约，新一轮武装冲突开始了。这一次，英格兰议会的新模范军又取得了决定性的胜利，英国进入了历史上唯一的短暂共和时期。[5]

可惜好景不长。英格兰临时议会乱哄哄地搞了几年，最终一事无成。新模范军的统领奥利弗·克伦威尔强行解散议会，成立了军政府，但英国的民意很快倒向了复辟势力。1658 年，克伦威尔染上了疟疾，但他拒绝接受"秘鲁树皮"的治疗，因为当时英国的新教与欧洲大陆的天主教不合，他们怀疑那是"耶稣会的阴谋"，把它称为"教皇的粉末"。那时金鸡纳树皮在罗马及其周边地区已经使用了十多年，而且被正式编入了罗马名录。

克伦威尔死后，查理王子在各方复辟势力的支持下结束了在欧洲大陆的流亡生涯，重返伦敦。1661 年在威斯敏斯特教堂举行隆重的加冕仪式后，他正式成为查理二世，结束了英国短暂的共和时期。虽然这条始于《大宪章》的君主立宪之路要到 1688 年的"光荣革命"和 1689 年《权利法案》的签署才告一段落，但当时的民众迎来了英国历史上最受欢迎的国王之一。

查理二世确实是一位很有魅力的国王。他在位期间，虽然也有议会和教派的制约，但王室的权力依旧很大。查理二世试图凌驾于议会之上，打压不同的教派。然而，他给民众留下了相当不错的印象，被视为儒雅的统治者。

查理二世生性风流，在复辟之前的流亡岁月里就不停地周旋于数位情妇之间，登基之后更是无所忌惮，他自己承认的就有 7 名情妇和 12 名私生子。在他身体力行的推动下，清教徒精神不再流行，宫廷里盛行享乐主义，歌舞升平。内战时期伦敦关门歇业的剧院重新营业，查理二世还特许剧院启用女演员来扮演女性角色，而不是像以前那样都是由男演员扮演。关注世俗生活，不宣扬道德，充满了巧辩与玩笑的风俗喜剧开始被大众接受，后世称之为"复辟喜剧"（Restoration Comedy）。

宫廷里大名鼎鼎的花花公子约翰·威尔莫特（John Wilmot）曾这样调侃查理二世："我们有一位帅气、诙谐的国王，但他的言辞无人相信；他从来不说一句傻话，但也从来没有做过一件明智的事"。对此，查理二世本人回应说："这很容易解释啊。因为他（查理二世）的言论代表他自己，但他的行为代表政府。"[5]

在生性风流之外，查理二世的另一个爱好是科学。

在查理王子尚未出世的时候，威廉·哈维（William Harvey）就已经是他父亲查理一世的御医。哈维医生是现代实验生理学的创始人之一，因发现血液循环而闻名于世。他在1628年发表了现代医学最重要的著作之一——《关于动物心脏与血液运动的解剖研究》。在查理一世的宫廷里做首席御医期间，哈维医生一边继续进行实验生理学研究，一边担任查理王子的家庭教师。他的研究和教学对查理王子的科学观起到了决定性的影响。

在欧洲大陆流亡期间，查理王子除了在王公贵族的圈子里社交，还继续接受着良好的私人教育，学习内容包括物理、化学和航海测绘。他对当时的各种科学新发现和新理论都非常着迷。结束流亡回到英国时，查理王子已经掌握了航海测绘方面的许多知识，在化学方面也颇有心得。复辟后不久，他就命人在王宫里建立了私人实验室，继续探索炼金术和化学，还请人在自己的枢密院花园中安装了一座日晷和一台当时最先进的天文望远镜。

内战爆发之前，伦敦的格雷沙姆学院（Gresham College）每周都举行面向公众的免费学术讲座，主题多样且新颖。组织这个系列讲座的小组成员都是当时顶尖的科学家，包括前面提到的哈维医生，还有历史上最受赞誉的英国建筑学家之一，同时也是解剖学家、天文学家、数学家及物理学家的克里斯托弗·雷恩（Christopher Wren），提出力学弹性理论基本定律胡克定律的物理学家罗伯特·胡克（Robert Hooke），提出玻意耳定律的化学家罗伯特·玻意耳（Robert Boyle）等著名科学家。他们希望通过学术交流来促进科学（当时名为"自然哲学"）的发展，发现更有效的研究方法，设计并进行新的科学实验，希望用严谨的实验验证新的想法。他们的座右铭是"不要相信任何人的说辞"。

内战全面爆发后，这项学术活动不得不停止，直到查理二世复辟才恢复。1662 年，查理二世同意给这项活动提供皇家赞助，并签署特许状成立伦敦皇家学会（Royal Society），现代科学终于登堂入室。[7]

1672 年夏天，一名到宫廷里来当差的法国年轻军官告诉查理二世，在离伦敦不远的埃塞克斯郡，有一名年轻的穷医生用独家秘方治好了自己的疟疾，查理二世立刻派人找到了那名叫作罗伯特·塔尔博（Robert Talbor）的医生。在核实了法国军官所讲的故事之后，查理二世打算把塔尔博召进宫中，聘为御医。消息传开，宫廷里的大臣们纷纷反对，御医们更是炸了锅。他们一致认为塔尔博没有受过正式的医学训练，不过是一名江湖郎中，他掌握的无非是一些骗人的把戏而已。[8]

事实上，塔尔博确实没有接受过正式的医学培训。但当时的学生在医学院所接受的培训不过就是放血解毒等少数几种非常原始的医术，医学理论基本上仍止步于希波克拉底和盖伦所倡导的体液理论，即认为疾病是四种体液的失衡造成的。查理二世曾跟随哈维医生学习，他当然很清楚，这些古代的疾病理论并没有多少指导意义，这些原始的治疗方法也不能带来多少实际的效果。他更相信当时已经萌芽并被皇家学会的会员们大力推崇的经验主义，即通过严格的实验来验证任何人宣称的结果。所以，他根本听不进大臣和御医的劝阻，执意要把塔尔博请到伦敦，当场验药。

刚满 30 岁的塔尔博崭露头角的机会来了。

罗伯特·塔尔博出生于一个相当有地位的知识分子家庭。他的祖父曾任剑桥大学注册官，父亲则是一位主教。但塔尔博不愿意追随他们的脚步，他从剑桥大学辍学，选择了不同的生活。塔尔博先是在剑桥大学当了一段时间的研究助理，然后在一家药房打过工，积累了一些用药方面的经验，也发现了一个能发财晋爵的绝好机遇。1668 年，他辞去了药房的工作，搬到了疟疾发病率较高的埃塞克斯郡，决定研制一个能治疗疟疾的秘方。经过几年的研究，他终于成功了，而且意外地获得了在国王面前展示的机会。[9]

到伦敦之后，塔尔博在查理二世和他的大臣及御医面前，自信地吹嘘自己的药方有多么灵验，三剂喝下去便可药到病除。大臣们将信将疑，御医们更是不以为然，都认为他是在说大话。他们知道，崇尚经验主义的查理二世不会轻易相信，一定会验证他的治疗结果，便都等着看好戏。

果然，查理二世听完之后就问能不能找几名病人来，让人们一起看看这个秘方的效果。塔尔博笑着说当然可以，但受试者不能是老人和孩子，而且要经过他的确诊。查理二世当即叫来侍卫，让御医带着他们去找几名染上疟疾的平民。当时伦敦的疟疾发病率虽然比埃塞克斯郡要低一些，但疟疾患者并不难找。两天后，宫廷侍卫就把五名男性患者带进了宫中，查理二世叫侍卫把这些疟疾患者带到他的实验室里等候，然后让人去通知塔尔博前来诊疗。

　　塔尔博背着药箱走进实验室时，查理二世和那些来看热闹的大臣与御医已经到了。塔尔博放下药箱，向国王鞠躬行礼，欠身问道："陛下，我可以开始了吗？"查理二世点头许可之后，塔尔博转身走到在实验室另一边坐着的五名患者面前，不紧不慢地开始问诊。他挨个询问了他们的病史：几天前开始发热？中间有没有间歇？吃过什么药？有没有被放过血？等等。[10]

　　问诊完毕之后，他回到查理二世的座椅前又鞠了一躬："陛下，其中一人患病已久，恐怕难以治愈；另外还有一人的发热症状不典型，很有可能还患有其他疾病，估计我的药方也不会起作用；但其余三名患者只要在 24 小时内三次服用我配好的药酒，应该很快就能痊愈。"

　　众目睽睽之下，塔尔博先是叫人拿来一瓶白葡萄酒，然后打开他的药箱，拿出一大包事先调制好的粉末，用一个量勺取出两勺放入杯中，再倒入白葡萄酒调匀。他端起酒杯放在鼻

双药记

子下嗅了嗅，露出满意的表情，随后扭头往两边看了看，问哪位御医也想闻一闻。大多数御医都摇摇头，有几个人还露出鄙夷的神情，只有一个人好奇地把鼻子凑过去嗅了一下——除了葡萄酒和玫瑰花的香味，还有一点苦，其他的什么都辨别不出来。

塔尔博又如法炮制了四杯药酒，让五名患者大口喝下去，然后叫他们每人再喝一小杯水，清清嗓子。塔尔博一边把药粉重新包好，放回药箱盖起来，一边告诉其中三名患者："我过六小时再给你们服第二剂，明天一大早再服第三剂。相信我，之后你们三人应该就没事了。另外两位嘛，就要看你们的运气了。"然后他嘱咐旁边的侍卫带患者去休息："请你们就在宫中给他们安排住处，方便我明天一早用药。错过了时间，药效就不好说了。"

查理二世听后笑道："这个你放心，我不会让你错过的。如果你不介意的话，能不能告诉我们你的药粉里有哪几味药？"

"这个嘛……"塔尔博踱步到查理二世的面前，托着下巴做沉思状，显然是在故弄玄虚，"现在还不便透露。但我可以告诉你们，这里头主要有四种成分，其中的两种在英国就能弄到，另外两种目前还只能从新大陆进口。"

"来自新大陆的进口成分？你说的不会就是秘鲁树皮粉吧？"右手边的一名御医不怀好意地问。这名御医说的"秘鲁树皮粉"当然就是 40 年前利马药剂师阿戈斯蒂诺·萨伦布里诺用邮包送到罗马的金鸡纳树皮粉。

5 世纪，罗马帝国衰亡。历史学家在回顾这个千年帝国的兴衰时，有不少人认为罗马热（Rome Fever）的流行是相当重要的原因之一。

所谓罗马热其实就是疟疾。罗马地势不高，有着典型的地中海气候，夏季炎热，冬季不冷且湿润，四周有多处沼泽地，容易滋长蚊蝇，所以一直在疟疾的困扰之下，而且时有疫情暴发，这严重影响了罗马，乃至整个欧洲的历史。

进入 17 世纪，疟疾依然是罗马市民的主要健康威胁之一。1623 年，选举新教皇的秘密会议结束后的两周内，就有八名参会的红衣主教死于疟疾。新当选的教皇乌尔班八世也感染了疟疾，给他履行职责带来了极大的困难，但他幸免于难，还在1633 年主持了对伽利略的宗教审判。

恰好，神秘的金鸡纳树皮粉在这时从南美洲来到了罗马，情况开始慢慢地改变。

17 世纪 40 年代末 50 年代初，耶稣会在罗马举行了三次理事会，对金鸡纳树皮粉在欧洲的推广起到了重要作用。当时欧洲大陆许多不同地区的耶稣会都有代表和理事到罗马出席会议，他们听说了这种神奇的树皮粉。会议结束之后，许多人把少量树皮粉带回各自的教会，尝试用它来治疗染上罗马热的教友。但是，受制于当时对疟疾的认知和诊断水平，再加上没有标准化的治疗方法（如剂量、服药时间和间隔），人们难以把握发病周期和有效治疗的窗口期，金鸡纳树皮粉治疗疟疾的成功率并不是很高，在欧洲的推广也并非一帆风顺。

　　　　　　　　　　　　　　　　　　　　双药记

不少人对这种来路不明的树皮粉表示怀疑，不愿接受治疗。有史料显示，当时奥地利的利奥波德·威廉（Leopold Wilhelm）大公身患疟疾，尽管他一开始服用了金鸡纳树皮粉，但当疟疾症状再次出现时，他不再相信树皮粉的疗效，并拒绝继续服用。他的医生也没有坚持。最后，威廉大公于 1662 年不幸死于疟疾并发症。[11]

1643 年，当时最重要的欧洲神学家之一，西班牙马德里红衣主教胡安·德·卢戈（Juan de Lugo）从罗马的耶稣会兄弟那里听说了金鸡纳树皮粉。彼时他正患有疟疾，便立刻以身试药，亲身体验到了金鸡纳树皮粉的神奇疗效，立刻成了它的狂热推动者和热心捍卫者。

卢戈将它推荐给教皇的医生，并负责在 1649 年将金鸡纳树皮粉的条目添加到了罗马官方处方集《罗马药典》（*Schedula Romana*）中，该条目对如何服用"发热树皮"（Fever Bark）做了详细的说明：将 2 德拉克姆（约合 8 克）细磨后的粉末加入一杯白葡萄烈酒中，在发热前三小时或在症状刚刚出现时服用。[12]

卢戈自己还购买了大量的金鸡纳树皮粉，分发给有需要的人，以至于有人把它称为"卢戈粉"（Pulvis Lugonis）。在他的大力推动下，金鸡纳树皮粉——先是被称作"耶稣会粉"或"耶稣会树皮粉"，后来又被称作"秘鲁树皮粉"——逐渐传遍整个欧洲。意大利医生塞巴斯蒂亚诺宣称："这种树皮对人类来说比西班牙人从南美洲获得的所有黄金和白银都更珍贵。"[13]

1655 年，可怕的黑死病（即鼠疫）开始在欧洲蔓延。当时对这种疾病所知甚少的医生把能退热的金鸡纳树皮粉用到了发高热的黑死病患者身上。但由鼠疫菌引起的黑死病和由疟原虫引起的疟疾是两种完全不同的疾病，对疟原虫有特效的金鸡纳树皮粉没有对鼠疫菌发挥任何作用。原本颇有口碑的"秘鲁树皮粉"便不再被医学界认可。

在英伦三岛，因为新教一直在努力摆脱天主教的影响，所以正统的医生和许多知名人士本来就拒绝使用被耶稣会把控着进出口的金鸡纳树皮粉，后来更是不屑一顾。难怪那名御医一听说这个药方中有进口成分就立刻想到了秘鲁树皮粉，要当众给塔尔博一点难堪。

听到有人提及秘鲁树皮粉，塔尔博脸上露出一丝不快："'秘鲁树皮粉'？你说的是'耶稣会树皮粉'吧。你觉得我会用耶稣会的东西吗？我听说那玩意儿有的时候也有点效果，可是必须非常小心才是。前些年奥地利大公利奥波德·威廉之死，想必你们都听说了吧。"

塔尔博停顿了一下，看众人都不再言语，就转向查理二世："陛下，治疗结果应该不会骗人。我们等着看明天的结果，好吗？"

到了第三天上午，果然就像塔尔博预言的那样，那名重症患者仍不见好转，眼看是不行了；另外四名患者都明显好转，基本无事了，包括那名可能得的并不是疟疾的患者。

就这样，塔尔博出了名，正式成为查理二世的私人医生。皇家医学院的元老们却还是耿耿于怀，他们对塔尔博的行医资格表示质疑，甚至威胁说要起诉他无证行医。但眼见为实，查理二世懒得跟这些迂腐的元老啰唆，直接写信警告皇家医学院的成员：任何对此事的干涉都将会引起王室的不满。

从此，行走宫廷的塔尔博踌躇满志，不久后就出版了一本名为《退热学：疟疾病因与治疗的理性阐述》的小册子，宣传他的有效秘方，同时提醒公众要提防所有姑息疗法，尤其是那些使用耶稣会粉的疗法："如果使用不当，会产生非常危险的后果……"但他在接下来的文字里又给金鸡纳树皮粉留下了一定的余地，"它（耶稣会粉）仍不失为一种体面且安全的药物，但必须有人能够熟练地制备、校量和正确使用……"[14] 这样的论述即使放在今天也没有什么问题。

1679 年，当查理二世得知他的侄女玛丽亚·路易莎（Marie Louise）公主与西班牙国王的婚礼有可能因为公主患上了疟疾而不得不取消时，他立刻派遣前不久刚刚受封爵士的塔尔博前往西班牙救治。

路易莎公主是英国国王查理二世的小妹跟法国国王路易十四的弟弟菲利普一世公爵的大女儿，17 岁时被父亲许配给了西班牙国王查理二世。一个庞大的陪嫁团从巴黎来到了马德里，两个欧洲大国——法国和西班牙——的联盟将通过联姻进一步加强。不幸的是，在婚礼临近之时，公主染上了在当时的法国和西班牙都很常见的疟疾，一时性命难保。圣衣会的修女给她使用了强烈的催吐剂，清空了肠胃，但公主的病情仍没有好转。西班牙王室上下不知所措，眼看婚礼就要取消，幸好塔尔博爵士及时赶到。

他诊断了公主的病情之后，又一次从药箱里拿出了那包神秘的药粉，取出一定量并用白葡萄酒调制后，让公主服下，然后叫她卧床休息。跟上次一样，三剂药酒下肚，公主的病情果然大有好转，烧退了，胃口也好了，像是换了个人。更重要的是，计划中的婚礼终于可以如期举行，两国王室成员都吐出了长长的一口气。

身在伦敦的英王查理二世却犯愁了，因为就在塔尔博前往马德里的节骨眼上，他自己不巧也染上了疟疾。要知道，在没有电报、手机等现代通信手段的时代，送封邮件可是要好几天呢，若等塔尔博从马德里赶回来，查理二世恐怕会凶多吉少。喜欢做化学实验的查理二世决定自己解决问题，他先是派人找到了塔尔博留存的药粉包，根据塔尔博发表的小册子，自己动手用实验室里的量具调制药酒，分三次按时服用。直到疟疾症状开始消失，他一颗悬着的心才放了下来。查理二世回想起来，觉得自己当年聘用塔尔博为私人医生并给他加官进爵真是太英明了。

塔尔博的好运并没有到此为止。

婚礼之后，路易莎公主成为西班牙王后，她带到马德里的大部分随行人员都返回了，塔尔博也跟着来到了巴黎。王后的叔叔是当时巴黎凡尔赛宫的主人，即自号"太阳王"的国王路易十四。仿佛老天爷又特意给了塔尔博一个施展身手的机会，他逗留巴黎期间，路易十四的长子、法兰西王国的王太子不早不晚地染上了疟疾，症状典型，可见疟疾在当时的欧洲是很常见的。这时的塔尔博信心满满，轻而易举地治愈了患病的王太子。

路易十四见状，惊为天人。为了表彰塔尔博对王太子的救命之功，路易十四授予塔尔博骑士头衔，同时愿意出 2 000 枚金币和一大笔年金买下他的秘方。这在当时绝对是一个无法拒绝的开价，塔尔博当然也不能。但他提出了一个条件：这个秘方的成分必须在他本人死后才能公开。

路易十四很不情愿地同意了。出人意料的是，两年之后的 1681 年，还没有充分享受荣华富贵的塔尔博去世了，年仅 39 岁。他被安葬在英国剑桥的圣三一教堂，他的墓碑上刻着："最尊贵的罗伯特·塔尔博，骑士和神奇的医生，在治疗疟疾方面独一无二，他曾救治英国国王查理二世、法国国王路易十四的王太子，以及多位王子、公爵和许多小人物。"

塔尔博离世之后，路易十四便让他的私人医生研读塔尔博留下的文字，然后出版书籍，将有效治疗疟疾的秘方公之于众：金鸡纳树皮粉、玫瑰叶、柠檬汁和葡萄酒。[15]

获悉真相后，医药界一片哗然，人们几乎无一例外地大骂塔尔博是欺世盗名的无耻之徒。他明明一直在使用金鸡纳树皮粉，却屡屡撒谎说没有用，同时不断提醒别人不要用，说什么有可能出现严重的副作用。

其实用现代的眼光去审视，塔尔博无非是在用转移视线的方法保护他自己的"知识产权"，从而获得巨额的回报而已。虽然在塔尔博成名前的 40 年里，欧洲大陆已经在断断续续地使用金鸡纳树皮粉，但他通过自己的研究和探索，把药方进行了量化处理，还调制出了稳定的配方，确立了相应的疗程。另外，他应该已发现这种树皮粉并不能治疗所有的发热，只能用于治疗发病症状典型的疟疾，因此大大提高了他所治疗的患者的治愈率。

最重要的是，塔尔博的秘方一经公开，也就没有人再怀疑金鸡纳树皮粉对疟疾的疗效。

一个崭新的医药学时代开始了。

注释

1 伽利略的原著用意大利语撰写，书名原文为 *Dialogo sopra i due massimi sistemi del mondo, tolemaico e copernicano*，出版于 1632 年。

2 Doug Linder, "The Trial of Galileo", *Famous Trials*, University of Missouri-Kansas City School of Law, 见密苏里大学堪萨斯城分校法学院官网。

3 同上。

4 同注 2。

5 Penn William and Mead William, *The Tryal of William Penn & William Mead for Causing a Tumult*, At the Sessions Held at the Old Bailey in London the 1st, 3d, 4th, and 5th of September 1670,

Boston: Marshall Jones Company, 1919.

6   David L. Smith, "1649: The Year England Became a Republic", *The Property Chronicle*, November 16, 2020.

7   Mark Cartwright, "The Foundation of the Royal Society", *World History Encyclopedia*, 2023, September 25.

8   T. W. Keeble, "A Cure for the Ague: the Contribution of Robert Talbor (1642-81)", *Journal of the Royal Society of Medicine*, 1997, 90, 285-290.

9   同上。

10 查理二世在宫中与塔尔博验药之事是有据可考的，但具体的场景和对话则完全出于笔者的想象，若有雷同，纯属巧合。

11 同注 8。

12 G. Gachelin, P. Garner, E. Ferroni, U. Trohler and I. Chalmers, "Evaluating Cinchona Bark and Quinine for Treating and Preventing Malaria", *Journal of the Royal Society of Medicine*, 2017, 110, 31-40.

13 Sati Heer-Stavert, "The Story of Cinchona from Myth to Medicine", Blog at Worldpress.com, January 28, 2023.

14 同注 7。

15 同注 5。

第七章　西洋不速客

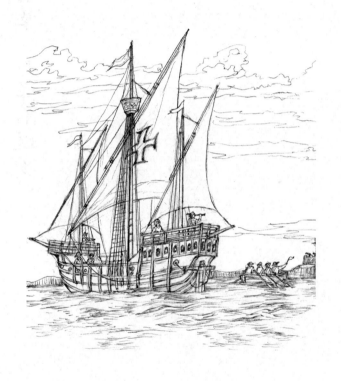

明武宗正德八年（1513年）五月的一天，广州湾外的水域里出现了六艘三桅木帆船，它们排成两行纵队，小心翼翼地向珠江口驶来。[1]

　　执勤的海防兵依据那些形状有点古怪的帆船和从来没有见过的三角形风帆判定，这些船不是经常在这一带出没的海盗走私船；从数量上看，这几艘船不足以对海防构成威胁。但他们还是及时向海防总兵禀报，得到的回话是：严密监视，及时禀报，不可轻举妄动。

　　这支帆船编队抵达珠江口后，非常谨慎地在海防大炮的射程之外抛锚停泊，然后放下两只小舢板。十来名水手挥动小旗划着桨，摇摇晃晃地向海防炮台靠了上来。

　　执勤的海防兵这才看清了船上的水手。这些不速之客竟是红头发的西洋人，嘴里叽里呱啦地说着没人能听懂的洋文。小舢板靠岸之后，下来的水手立即被手持兵刃的海防兵团团围住。查明这些西洋人并没有携带武器后，紧张的气氛也就慢慢地松弛了下来。因为语言不通，海防兵费了不少周折，一通比画之后才搞清楚了这些人的来历和目的：他们是从西洋来做买卖的，希望能买到大明的丝绸和瓷器；另外，眼下需要一些淡水和食物作为补给。

当班的海防官弄清了缘由之后，挺了挺身子，一边比画，一边朗声说道："你们先回大船上歇息，今晚不得靠岸。待我禀报上去，由府台大人定夺，你们明日再来听信。你们需要补给的淡水和食物我会命人安排，你们明日带着银两一并来取就是了。"

也不知道听懂了多少，西洋水手们悻悻地回到舢板上，摇摇晃晃地划走了。海防官一边命人去给他们准备淡水和食物，一边向海防总兵修书一封：西洋商人意欲进入广州城，开通贸易。

很快，"红夷要到广州来做买卖啦！"的消息不胫而走，传遍了广州城的大街小巷。

这些被广州老百姓称作"红夷"的西洋人来自葡萄牙，是较早一批经水路抵达中国的欧洲人。在明朝人眼里，这些从海上驾船过来的红头发西洋商人，好像跟之前几个世纪里那些骑着马和骆驼从西域大漠里冒险进入中原来做买卖的异族没什么两样，就像当年的波斯商人。

但这一次，他们完全错了。

很多年以后，历史学家们才意识到：大航海时期这一次看似波澜不惊的偶遇，竟然是与哥伦布发现美洲、达伽马进入印度洋有着同等重要性的历史时刻。两个原本基本独立的历史叙事就这样突兀地碰撞、纠结在一起，再也分不开了。葡萄牙的"红夷船"在珠江口激起的涟漪至今仍未完全平息。

葡萄牙共和国是欧洲大陆最西端的国家，首都里斯本是一座美丽的海滨城市，位于塔古斯河汇入大西洋的入海口。

在里斯本贝伦区的塔古斯河岸边，有一座高大醒目的纪念碑——发现者纪念碑。这是一座高 52 米，船首形状的混凝土板层建筑物，中间的立柱上雕刻了卡拉维尔帆船标志性的三桅风帆；临河一面翘起的船头上，矗立着有"航海家"美誉的亨利王子的塑像。他一只手托着卡拉维尔帆船模型，另一只手握着海图，目送着从这里出海的舰船。纪念碑主体两侧的船舷上，分列着 33 位在葡萄牙大航海时期做出重要贡献的航海家、工程师、测绘员和传教士。从 15 世纪开始，一支又一支远洋探险的舰队就是从这里出发去探索未知的水域，试图打通与东方开展贸易的航线，去寻找新大陆、财富和宝藏……

作为大航海领军人物的亨利王子出生于 1394 年。对当时的欧洲人来说，西非的博哈多尔角就是海天的尽头了。敢于冒险的航海家不断试图驾船进入博哈多尔角以南的海域，但都有去无回。民间流传着各种关于博哈多尔角的恐怖故事。有人说那儿附近有海怪出没，也有人说那儿的海水是沸腾的，会起火燃烧。葡萄牙诗人费尔南多·佩索阿（Fernando Pessoa）在他 20 世纪早期的诗集《音讯》（*Mensagem*）中，对葡萄牙航海先驱试图走出博哈多尔角的努力以及付出的巨大代价做了史诗般的描述。在这首著名的长诗中，佩索阿叹道："谁想超越博哈多尔角／就必须超越痛苦。"[2]

水手们的恐惧并不是空穴来风。首先，从北向南过了博哈多尔角之后，所有的风几乎都从东北方吹来，给当时还不懂如何逆风航行的帆船队返航造成了极大的困难。另外，博哈多尔角周围的海域里暗礁密布，即使在距离海岸五千米远的地方，也还是有不少水域的深度只有不到两米。这对当时习惯于沿海岸航行的水手们来说是非常危险的。涌动的洋流遇到这些暗礁与沟壑时会翻起巨大的白浪，即使在风力和缓的日子里，水面上也会"无端"地喷射出高高的泡沫云，远远望去就像是蒸汽。博哈多尔角一带的海域还盛产沙丁鱼，鱼群在逃避大鱼扑食的时候，会成群结队地连续跃出水面，激起大面积细碎的水花，再加上沙丁鱼在水面上甩尾时发出的嘶嘶声，海水看上去更像是在沸腾了。更糟糕的是，那一带的礁石还有不少含磁性的铁矿石，靠近时会使指南针不规律地偏转，舰船会因此"鬼使神差"地偏离航线，最终触礁沉没，葬身"水怪"之腹。

年轻的亨利王子不信邪，立志要征服博哈多尔角，进入更辽阔的大洋。他先是在葡萄牙南部阿尔加维地区建立了航海基地，投资改进当时的渔船，使其更加灵活且易于导航。他的团队改进了三角帆，解决了帆船逆风航行的难题；他们把船只小型化，使用体积较小且吃水浅的龙骨，这虽然限制了货物和船员的载量，但更适合在多有暗礁的沿海浅水区航行；他们不断地提高船只的远洋续航能力，希望有朝一日能进入更加遥远的海域。在亨利王子的推动和带领下，伊比利亚半岛的船舶业迅速发展，最终造出了能航行于大洋之上的卡拉维尔帆船。[3] 此后，1492 年哥伦布登陆美洲时驾的正是这种三桅的卡拉维尔帆船，1513 年到访珠江口的"红夷船"也是卡拉维尔帆船。

随着葡萄牙造船业与航海技术的不断发展，征服博哈多尔角的探险也在一点一点地取得进展。1434 年，葡萄牙航海家吉尔·埃阿尼什（Gil Eanes）吸取了前一年失败的教训，在亨利王子的赞助和敦促下，再次率队远征。他带领着水手们驾着最新的卡拉维尔帆船，挑战博哈多尔角，终于发现了安全穿越这片危险海域的航线，并且在强劲的东北风下顺利返航，回到了葡萄牙。[4]

这一年，在非洲大陆西岸，欧洲通往南大西洋的门户终于被葡萄牙人打开了。

同一年，在非洲大陆东边的印度洋上，一支由 200 余艘舰船组成的庞大舰队正在浩渺的洋面上缓缓地由西向东，朝着满剌加（今马六甲）的方向航行。这是东土大明帝国的"宝船"舰队最后一次"下西洋"的返航之途。[5]

宝船舰队的旗舰天元号前甲板的中央安放着一具做工精致的灵柩，灵柩的两侧肃立着两排身着正装的水手。天元号的舰桥上，端坐着身穿朝服的钦差总兵、西洋副使王景弘，他一脸肃穆。一名司仪轻步上前耳语道："王大人，时辰已到。"王大人站起身来，举双手正了正头上的官帽，又看了看分立于左右两边的一众官员，然后转身向已经退在一旁的司仪打了个手势。

司仪高声宣布："升令旗，击鼓三通。"

随着"咚！咚！咚！"的鼓点，主桅杆下的两名令旗兵一起拉动绳索，将一组令旗迅速升到主桅顶端的帅旗之下。看见了令旗，所有舰船都在同一时间放下锚链，停止了航行。

三通鼓罢，舰桥上一左一右两名号兵缓缓吹响了海螺。螺号声传开，其他船的号兵们也都吹响了海螺。一时间呜呜的螺号声连成一片，在大洋上空回荡着。

听着呜咽的螺号，王大人的双眼湿润了，两行热泪滴落在胸襟上。

　　28年了！自先帝永乐三年起，我已跟随郑大人六下西洋。船队扬帆万里，打通航路，绘制海图，发现未知远地，到访无数异地番邦，互通贸易，同享太平。以我大明之精美丝绸、瓷器和茶叶等中华器物，换取西洋之象牙、檀香和胡椒等诸多珍品。我等持王道以巡天下，安四海而共享繁荣，乃恩泽万世之举。

　　郑大人早已过了耳顺之年，本应颐养天年，却依然接旨挂帅，以老迈之躯重披战袍，率我等七下西洋。中途不幸染疫，久病不起。无奈宝船队在西洋上漂泊日久，淡水和食物都亟待补给，更不用说药了。

　　　　　　　　　　　　　　　　　　　　　　　　　双药记

唉……看来您老人家是命中注定要魂归大洋。

我王景弘今择良辰吉日，根据您的遗愿在西洋之上操
办海葬，将您的遗体留在大洋之中，愿郑大人英魂与大洋
万世永存。我已命人收藏您的衣冠，带回中土，禀明皇上
后再建衣冠冢，供后世祭奠。……[6]

想到这里，王大人已是老泪纵横。他低头以帕拭面，然
后站直了身子，头也不回地向后摆了摆手。令旗兵降下一面令
旗，整个舰队的螺号声戛然而止。旗舰上的两名号兵放下手里
的海螺，拿过架在身旁的数尺长的铜号。一声更为低沉的号音
响起，缓缓回荡在洋面上。

前甲板上，16名仪仗兵用木架将郑和的灵柩稳稳地抬起，
低声哼唱着水手的号子，随着节奏缓步移动到东面的船舷，然
后用粗大的缆绳固定好木架，绞动滑车，将灵柩稳稳地往下放
到洋面上。这一天的洋面出奇地平静，像是不愿惊动熟睡的郑
和。起伏的波浪一次又一次轻抚着灵柩，一点一点地将它推出
木架，送进大洋。

灵柩漂浮着，在低沉的铜号声中随着洋流渐渐远去，消失
在印度洋的波涛之中。

在满剌加补给、休养数十日之后，没有了郑和的宝船队最
后一次通过马六甲海峡，回到了南海。又一次站在舰桥上回望
的王景弘感慨万千，他内心十分清楚，大明时局已变，此次返
航之后，西洋之上不会再有大明的宝船了。

夕阳在他身后缓缓坠入了印度洋，一段波澜壮阔的航海史就这样落下了帷幕。

60多年之后的1497年，一位名为达伽马的葡萄牙航海探险家，率领远洋舰队从里斯本贝伦区的港口出发，穿过博哈多尔角，沿着非洲西海岸一路南下，最终成功绕过了非洲大陆最南端的风暴角[7]，第一次在印度洋上看到了冉冉升起的朝阳。

这是继哥伦布在1492年横渡大西洋，进入加勒比海，成功登陆西印度群岛之后，欧洲人远洋航海的又一个里程碑：逐浪印度洋的大幕拉开了。

达伽马的卡拉维尔舰队进入印度洋后沿着东非海岸一路北上，于1498年5月20日成功抵达印度南部的卡利卡特（Calicut），[8]成功开辟了西欧与印度次大陆以香料为主的水路贸易，在其后的一百多年里给葡萄牙王国带来了巨大的财富。为此，王室拨出了葡萄牙与东印度香料贸易税收的5%，把贝伦区塔古斯河边上的小修道院拆了重建，花了50年时间，建成了华丽宏伟的杰罗尼莫斯修道院。

这座极具规模的修道院坐落于发现者纪念碑广场的对面，占据了整整一个大街区。每天来这里参观访问的游客络绎不绝，总是排着长长的队伍。伟大的航海探险家达伽马的灵柩就安放在修道院大厅的一角。

继葡萄牙之后，西班牙、荷兰和英国等欧洲列强争先恐后地进入了印度洋。他们寻找渔场和香料，传播基督教文化。与此同时，他们用武力占领和控制了沿途几乎所有重要的港口作为补给基地，以保证贸易和海运畅通无阻。

在与当地人接触的过程中，欧洲人又一次看到了原本只能从大漠中远道而来的精美丝绸和瓷器。他们从一些老人那里了解到，东方的"宝船"以前每隔几年就会来到这里，中国人用丝绸、瓷器和茶叶来交换白银、檀香和胡椒，以及其他一些感兴趣的东西。但不知为什么，中国人已经有很多年没有在印度洋上出现了。获得这些重要信息后，葡萄牙人喜出望外：一定有一条海路可以通往马可·波罗笔下那个神秘的东方大国。

1510 年，葡萄牙人巩固了在印度果阿邦的殖民地之后，继续向东，开始了向南太平洋的探险航行。他们仅用了一年时间就成功登陆并动用武力占领了马六甲城，打开了进入南海的门户。⁹

早先郑和的宝船队七下西洋，马六甲海峡是必经之地，船队进入印度洋之前都会先在马六甲城停泊补给。在郑和船队的努力下，当地的马六甲王朝与大明王朝建立了非常友善的贸易关系，成为大明的朝贡国。郑和的人马也先后帮助他们修建了城墙、排栅和角楼等城防设施，并在当地建设仓库，储存钱粮百货。返航之时，宝船队也会在马六甲城停留休整、补给物资，同时等候西南信风，返回南海。郑和的时代过去之后，大明王朝走上了闭关锁国的道路，原本与众多南洋小国频繁的贸易往来盛况不再，取而代之的是海盗和走私船的灰色生意。马六甲王朝失去了大明这个靠山，自然不是有备而来的葡萄牙人的对手。

葡萄牙人打通了马六甲海峡之后并没有贸然东进，因为他们不清楚自己将要面对的是一个怎样的东方大国。他们开始打探南海的贸易状况和各种有关中国的消息，同时将一些在当地收集到的零星精美丝绸和瓷器运回里斯本，在欧洲以高价出售。他们从这些丝绸和瓷器判断，中国人似乎拥有世界上最多的财富，应该能成为一个理想的贸易伙伴；同时，中国人显然掌握了与己方不相上下的航海技术，一旦发生冲突，己方是否能全身而退呢？

经过几年的打探和准备，带着各种揣测和疑问，在敢于冒险的葡萄牙船长豪尔赫·阿尔瓦雷斯（Jorge Álvares）的带领下，卡拉维尔帆船队终于出现在了珠江口，第一次敲响了大明王朝的南大门。

葡萄牙人与广州守军进行了好几轮耐心的交涉之后，阿尔瓦雷斯的船队终于被允许在珠江口的澳门停靠，他们踏上了这片神秘的东土。第一次进入广州城的葡萄牙人被大明王朝的繁荣景象惊呆了。他们目睹了知府大人返回广州城时的盛大欢迎仪式，有人记录道："城墙上挂满了丝绸制成的横幅，塔楼的旗杆上也飘扬着巨大的丝绸旗帜，大到可以用作船帆。……这个国家的财富极为巨大，丝绸供应也是不可估量，以至于他们把金箔和丝绸浪费在这些巨大的旗帜上。而我们自己还使用着廉价的染料和粗麻布。"[10]

葡萄牙人看到了与中国开展贸易的巨大潜力。他们希望像东南亚的朝贡国一样参与进贡和贸易，以获取利润丰厚的中国商品。1517年，葡萄牙国王委派官方特使前往紫禁城进行贸易谈判，然而后来谈判失败，广州一带的葡萄牙商人也遭限制。葡萄牙人并没有就此罢手，继续尝试在珠江口开展贸易，设立定居点。在其后的50年里，他们与大明王朝打打谈谈，先后在广州湾的澳门等地与大明的海防军发生了数次武装冲突。虽然卡拉维尔帆船上装备的"红夷火炮"让大明海防兵吃尽了苦头，但葡萄牙人终究势单力薄，也没有充足和及时的后援，无法撼动大明的海防，多数时候都以损兵折将告终。然而，在此期间，葡萄牙人快速灵活的卡拉维尔帆船舰队用他们的"红夷火炮"基本上荡平了原先在南洋猖獗的海盗，也算是消除了大明海防的心头之患。一方面是作为感谢，另一方面也领教了"红夷火炮"的威力，大明王朝不想再继续跟葡萄牙人纠缠，在嘉靖三十六年（1557年）决定息事宁人，与葡萄牙王国签订租约，向葡萄牙人收取每年500两白银的租金，同意他们在澳门设立定居点。

珠江口的这个半岛当时还只是一个居民稀少的小渔村，被葡萄牙人租用之后，大批葡萄牙商人和西方传教士不断地拥入，使澳门最终成为东南亚所有葡萄牙港口中人口最多、最成功的港口。后来，清光绪十三年（1887年），葡萄牙政府又胁迫大清王朝签署了《中葡和好通商条约》，其中规定"葡国永驻管理澳门以及属澳之地与葡国治理他处无异"，由此获得了澳门的永久租借权。百年之后的1987年，葡萄牙与中华人民共和国签署了《关于澳门问题的联合声明》，确认中国政府于 1999 年 12 月 20 日恢复对澳门行使主权；设立直辖于中央人民政府的澳门特别行政区；澳门特别行政区除外交和国防事务外，享有高度的自治权；现行的社会、经济制度不变，生活方式不变。1999 年 12 月 20 日，被葡萄牙人殖民 442 年之后，澳门回归中国。今天的澳门是中华人民共和国的特别行政区，总人口接近 70 万。

明万历十年（1582 年），在众多移民澳门的西洋人中，有一位名叫利玛窦的意大利耶稣会传教士不请自来，开启了他颇具传奇色彩的中国之旅。[11]

在澳门学习了一些基础的汉语知识之后，利玛窦脱下洋装，换上佛教僧侣的服饰，先是从澳门搬到了广州，然后又在肇庆定居，开始了传教工作。他在肇庆建立了一座名为仙花寺的教堂，但主要精力仍旧放在学习汉语和中国的礼节习俗上，以获得中国人，尤其是各级官员的信任。对中国文化和当时的社会状况有所了解之后，他发现：中国人认为自己的文化优于其他任何国家的文化；大多数人对外来的东西不屑一顾，认为只需要保持自己的传统就可以了。与此同时，跟欧洲相比，大明王朝的科技水平显然已经落后很多年了，某些方面甚至还处于相当蒙昧的状态，人们完全不了解正在发生巨大变化的外部世界。面对这样的社会环境，利玛窦认为必须先了解中国人的思考方式和行动规范，然后在不否定中国文化之美好的基础上，用中国人可以接受的方式来传播西方的宗教理念。他与随行的传教士一起编写了《葡汉辞典》，这是世界上第一部欧洲语言与汉语的双语辞典。他还组织人力将多种宗教著作翻译成中文，并引用中国人熟悉的四书五经向感兴趣的中国人解释教义。

利玛窦神父聪慧博学，对建筑、语言、天文、地理和数学等当时在欧洲发展迅速的学科都有所涉猎。利玛窦在学习中文期间，尝试用罗马字给汉字注音，并设法标注不同的声调，对现代汉语拼音的形成有一定影响；他亲手制作地球仪，通过演示告诉人们地球是圆的，这对于两千年来一直认定"天圆地方"的中国人来说绝对是颠覆性的；他多次绘制世界地图，其中1602年北京版的《坤舆万国全图》是中国现存最早有完整经纬线的世界地图。从利玛窦绘制的地图上，中国人第一次知道，原来郑和出使的西洋在西方人那里名为"印度洋"，而印度洋之外还有一个更大的洋，于是就把它称为"大西洋"。而利玛窦这些"红夷"就是乘船从大西洋南边，绕过了一个叫作风暴角的地方才进入印度洋，再到南洋，然后才抵达澳门的。……利玛窦广博的学问、出众的记忆力和善辩的口才为他赢得了周围许多中国士大夫的称道。

但他肯定不会被所有人认可。据利玛窦的说法，万历十七年（1589年）夏天，新上任的广东总督刘继文就对西洋人的"奇技淫巧"看不顺眼，认为他们的宗教理论都是无稽之谈。他宣布耶稣会为邪教，粗暴地把利玛窦一行驱逐出了肇庆地界，并将利玛窦的西式寓所占为己有。被迫离开肇庆的利玛窦一行先是移居韶州，然后搬到了南昌。

这次经历之后，利玛窦认识到僧侣阶层在中国的社会地位十分卑微，常常会受到官府的欺压。于是他决定改变策略，把官员和士大夫阶层作为传教的主要对象。这期间他被耶稣会任命为耶稣会中国传教会会长，全权负责在中国的传教活动。为了方便与中国官员交往，利玛窦换掉了佛教僧侣的袈裟，穿上了文人雅士的儒服，同时蓄发留须，开始与中国上流社会的士大夫来往。

在向这些人传教的同时，利玛窦还花了很大精力向他们展示：中原并不是世界上唯一的文明之地，而且西方国家的科技发展水平已超出了中国人的认知范畴。利玛窦发现，中国人痴迷于预测日食、月食等各种天象，因为这些天象被认为能预知皇帝的健康、国运的兴衰、庄稼的收成等。在京城，再大的佛寺、道观和文庙都比不上祭天的天坛。在每年于此举行的祭天仪式上，连皇帝都要对天下跪十余次，祈求五谷丰登。但当时中国人对于天体运行的规律所知甚少，用于测量和计算天体运动的方法也不准确，许多概念还是完全错误的，当然也就无法准确预测日食和月食发生的时辰。

万历二十四年（1596 年），利玛窦的机会来了。他根据西洋天文历法的计算结果，预测几个月后的 9 月 22 日将发生日全食。那一天，日全食果真发生了，跟利玛窦预测的完全一样，连时辰都不差。这引起了很大的轰动，消息传开后，不少有识之士希望向利玛窦学习，弄清缘由，其中就有对天文历法有着特殊兴趣的大学士徐光启。尤其是利玛窦绘制的《坤舆万国全图》，在徐光启心中引起了巨大的震动。这张地图展示了欧洲大航海的地理大发现和精妙的绘图技巧，标明了经纬度、赤道、五带，以及世界五大洲的地文、物产，彻底颠覆了他的许多传统观念。

徐光启是上海人，嘉靖四十一年（1562年）出生于南直隶松江府上海县太卿坊（今上海市黄浦区乔家路）。少年时代的徐光启在龙华寺读书，万历九年（1581年）在金山卫考中秀才后开始在家乡教书。万历二十一年（1593年），徐光启转赴广东韶州任教，开始接触南方的耶稣会传教士。

万历二十八年（1600年），已考中举人的徐光启由恩师焦竑引荐，在南京拜会利玛窦，当面向利玛窦请教西洋天文历法，以及各类天象的测算。利玛窦很欣赏徐的好学与务实，二人相谈甚欢，交流渐渐深入。

利玛窦饶有兴趣地问道："徐大人对天文历法的兴趣源自何处啊？"

徐光启开诚布公："民以食为天。中原文化以农为本，靠天吃饭。欲求风调雨顺，必先熟知天文历法。神父不以为然吗？"

利玛窦不无调侃："徐大人所言不无道理。听说你们的圣上每年要带领文武百官去天坛祭天，祈求五谷丰登，不是吗？有上苍的保佑，应该每年都风调雨顺才对呀。"

徐光启有点无奈:"天子携百官祭天,祈求上苍的护佑,是为了江山社稷。然农政要务,仍需天文历法之引导,方可实施。二者缺一不可。"

利玛窦拱了拱手:"徐大人果然是务实之人。圣上祭拜天地固然重要,但徐大人以为天地是如何保佑我们的呢?"

徐光启竟一时语塞:"这……应该是上天自有安排吧。"

善辩的利玛窦乘虚而入:"那我就斗胆说一句:'天'并不能保佑我们,只有天的'主人'才能保佑我们,不对吗?"

徐光启露出不解的神情:"天的主人?……愿闻其详。"

利玛窦早有准备,起身说道:"你们祭天,却不祭天的主人,就好比臣民在京城的皇宫之外,对着宫墙顶礼膜拜,却不知宫中的主事之人乃当今圣上。若非面呈奏折,皇上又如何能知晓臣民的祈求呢?"

徐光启若有所思地点点头:"嗯,神父所言有理。"

利玛窦进一步说道:"我等西洋人祭拜天主千年有余,奉神谕研习天文历法而略知一二。反观历朝历代的中国学者,聪慧机敏者有之,刻苦勤勉者有之,绝不在西人之下,却依然不得天文历法之精要。大人应反思否?"

这下徐光启真的无言以对了。

利玛窦转身从书案上拿起一叠文稿递了过去:"我这里有一份《天主实录》的书稿,是我用汉语撰写的,徐大人如有兴趣可以带回去研读。我这里也有不少西洋天文历法著作,待我日后译成汉语,再跟徐大人切磋。以徐大人之才学,测算下一个天象理应不是什么难事。"

徐光启起身双手接过文稿，心底泛起一丝悲凉：莫非西洋人真有神的指引？若非如此，为何我华夏竟无一人通晓天体运行之规律？

徐光启开始跟利玛窦频繁往来，学习天文、历法、几何、测绘等方面的知识之后，他愈发对中国传统学术的落后感到震惊，同时对利玛窦在中国传播的宗教信仰、逻辑思维越来越感兴趣。他决定跟随利玛窦研习西学，努力将西洋科技引入中国。

万历三十一年（1603 年），徐光启受洗皈依天主教，取教名"保禄"，次年考中进士，考选翰林院庶吉士。三年后，徐光启开始与利玛窦合作翻译欧几里得的经典《几何原本》的前六卷（平面几何部分），次年春翻译完毕并刻印刊行。其中出现的大量几何术语，例如点、线、面，平面、曲线、曲面，直角、钝角、锐角，垂线、平行线、对角线，三角形、四边形、多边形，圆心、切线，都是他们在翻译过程中共同创造的，沿用至今。

徐光启以他从利玛窦那里学到的西洋科技为基础，进行了天文、测绘、水利、灌溉等领域的长期科学实验，先后发表了《测量异同》《泰西水法》《考工记解》《农政全书》等大量学术著作，成为中西科技文化交流的先驱，为中国近代科学技术的发展做出了非常重要的贡献。

万历三十八年（1610 年），利玛窦神父病逝于北京，终年
58 岁。依照惯例，客死中国的传教士必须迁回澳门神学院的
墓地下葬，但耶稣会士向明神宗朱翊钧呈上奏疏，希望能破例
在北京安葬利玛窦，获得恩准。次年，由徐光启主持，利玛窦
安葬于阜成门外的仁恩寺。

然而，利玛窦的传奇并没有就此结束。

明朝的历法《大统历》基本上沿用了元朝的《授时历》，
到了明朝中后期，这部历法已经累积了约两百年的误差，亟待
重新修订。崇祯元年（1628 年），在已升任礼部左侍郎的徐光
启等人的奏荐之下，即位不久的明思宗朱由检决定推行历法改
革，并昭示天下：谁能准确预测下一次日食的时辰，就请他主
持新历法修订。

居主导地位的中国传统历法学派的大师们当仁不让，根
据"天圆地方"的传统说法提出了他们的预测；伊斯兰历法
学派也想借此机会重振雄风，提出了根据伊斯兰天文历法测
算的结果。伊斯兰天文学有过灿烂辉煌的时期，以至于有超
过一半的星星都是由阿拉伯人命名的。

力主修历的徐光启胸有成竹，指派了几名学生，教他们
运用从利玛窦那里获得的天文仪器观测天象，并做了准确的记
录，然后用利玛窦传授的西洋历法进行计算，得出了与另外两
派不同的结果。徐光启很自信地将其测算结果禀报圣上：次年
（1629 年）西洋历法的 6 月 21 日将发生日食，紫禁城里就可
以看到。[12]

到了那一天，徐光启的预测成真，整个京城都轰动了："西洋人的天文历法果然厉害！"崇祯帝见状大喜，当即委任徐光启推动历法改革。徐光启不敢怠慢，马上邀请京城的几名欧洲耶稣会会士（包括出生于德国的著名传教士汤若望）前来协助，与他一起改革中国的传统历法，共同督修《崇祯历书》。无奈政局骤变，皇太极率兵十余万闯入关内，直逼京城。从此大明内忧外患，战乱不断，刚刚起步的历法改革进展缓慢，直到崇祯七年（1634 年）才告完成，但是《崇祯历书》一直到明朝灭亡也没有正式颁布和推行。这部以西方阳历为基础、结合中国传统节气的新历法，便是后来中国农历的参考之一。

崇祯六年（1633 年），徐光启加太子太保，兼文渊阁大学士；同年十月初七病逝于北京，并于崇祯十四年（1641 年）归葬于松江府上海县高昌乡二十八保六图西南隅。徐光启墓位于今上海市徐汇区南丹路 17 号光启公园内，占地 300 平方米，高 2.2 米，为椭圆形大墓。墓地共十个墓穴，葬有徐光启、夫人吴氏和他们的四对孙辈夫妇。其他建筑还有石碑、十字架、石人、石马、华表、石牌坊。墓碑上有著名数学家苏步青先生手书的文字"明徐光启之墓"。石牌坊刻有一副对联，"治历明农百世师经天纬地，出将入相一个臣奋武揆文"。

王朝更迭，江山易主。转眼到了康熙二十六年（1687 年），法国耶稣会神父洪若翰不请自来，他从浙江宁波登陆，次年进京朝见了康熙皇帝，然后辗转前往广州传教。[13]

　　和利玛窦一样，洪若翰精通数学和天文学，想以传播科学知识为手段，在中国扩大法国和天主教的影响。和利玛窦不一样的是，洪若翰自己做梦也没有想到，他为了预防疟疾而从印度带来的金鸡纳树皮粉，竟然救了康熙的命。

注释

1　1513 年葡萄牙舰队到访广州之事是有据可考的，但具体的场景和对话则完全出于笔者的想象，若有雷同，纯属巧合。Serge Gruzinski, *The Eagle and The Dragon: Globalization and European Dreams of Conquest in China and America in the Sixteenth Century*, Cambridge: Polity, 2014.

2　Fernando Pessoa, *Mensagem*, Best Seller, 2016.

3　George Schwarz, *The History and Development of Caravels*, Anthropology Departement, Diss. Texas A&M University, 2008.

4　Patricia Seed, "Navigating the Mid-Atlantic; or, What Gil Eanes Achieved", in *The Atlantic in Global History*, Edited By Jorge Canizares-Esguerra and Erik R. Seeman, New York: Routledge, 2017.

5　有关郑和七下西洋的史料大部分已经被人为销毁。根据残存的少量文献以及同时期相关文献的记载，可以勾勒出大致的轮廓，但具体的场景和对话则完全出于笔者的想象，若有雷同，纯属巧合。Jean Johnson, "Chinese Trade in the Indian Ocean", Asia Society, 见亚洲协会官网。

6　清康熙《江宁县志》载："三宝太监郑和墓，在牛首山之西麓。

永乐中命下西洋，有奇功。密知建文踪迹，回朝皆奏不闻，史称其有隐忠云。宣德初，复命入西洋，卒于古里国，此则赐葬衣冠处也。阴兄之子义，世袭锦衣千户，后遂祔焉。"

7　葡萄牙航海家巴托罗缪·迪亚士（Bartolomeu Dias）率领的舰队约于 1488 年 3 月前后首次抵达非洲大陆的最南端，将其命名为"风暴角"，后来此地改名为"好望角"。对此有多种不同的传说，但无确切的记录。近年来，有学者提出是中国的郑和船队首次远航好望角，他们推断郑和船队也许在 1421 年已经抵达非洲大陆的最南端，但目前没有发现相关的文字记录。

8　卡利卡特在中国古籍中名为古里，是印度南部喀拉拉邦第三大城市。

9　Dolors Folch, *The European Discovery of China* [online course], FutureLearn, Pompeu Fabra University.

10　同注 4。

11　利玛窦在中国传教时留下了很多文字记录，但本章中的具体场景和对话则完全出于笔者的想象，若有雷同，纯属巧合。Ronnie Po-Chia Hsia, *Matteo Ricci and the Catholic Mission to China, 1583‒1610: A Short History with Documents*, Indianapolis: Hackett Publishing Company, 2016.

12　"Xu Guangqi", *New World Encyclopedia*, Retrieved May 23, 2023.

13　L. V. Ying, "An Examination of a Jesuit Mathematician in the Qing Dynasty-Jean de Fontaney," *Studies in Qing History*, 3 (2012): 90.

第八章　皇宫里的临床试验

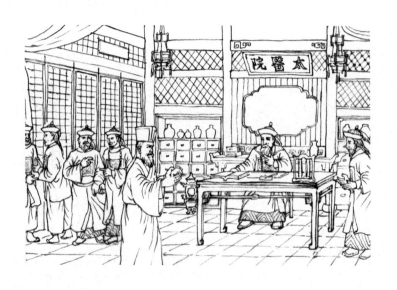

康熙三十一年（1692年）的一个冬夜，京城前门内的东南角，一个坐东朝西的三进大四合院里灯火通明，三堂五间之内都烧着火炉，每间屋子里各有三五名长须老者。他们时而在灯下研读，时而掩卷沉思；有人背着手在屋子里踱步，还有几个人凑在一起商议着什么……

从每个人紧锁着的眉头可以看出，他们遇到什么难事了。[1]

在这个大院的后院里，并列着两座不常见但意义特殊的小庙：右手边的一座是先医庙，里头供着伏羲、神农和黄帝三位医祖的塑像；左手边的是药王庙，里面供奉的既不是扁鹊也不是华佗，而是一尊标注着经络和穴位的针灸铜人像。

从正房到前院，两株枝繁叶茂的古柏分立两侧，一堵朱红的照壁当立在大门口，门楣的匾额上有三个黑漆大字：太医院。[2]

虽然早在先秦时期，专门给皇亲国戚提供医疗服务的御用太医就出现了，从汉代开始，朝廷又设置了太医署，御医们有了正式的编制，但是太医院的出现还要等到后来的金朝。现存的明代史书中没有关于太医院的明确记载。据传，自永乐年间起，京城的太医院就设在前门内的东南角上，也就是现今东交民巷西口路北附近，一直到晚清也没有挪动过。

清朝末年，西方列强纷纷要求到北京设立使领馆，朝廷不得已，只好把东交民巷划定为外国使领馆区。太医院因此搬迁，几经变更之后，在地安门东大街设立了清代最后一处太医院衙署，这就是今天我们还能看到的太医院遗址。

眼下，太医院正陷于惶恐之中，太医们个个神情紧张，因为宫里传来了不好的消息：康熙老佛爷打摆子，冷时如入冰窖，热时似进烤炉，高热不退。太医们小心翼翼地给皇上服用了医书里推荐的、安全性很高的汤药。老佛爷的病非但不见好转，反而加重了。对太医们来说，老佛爷的龙体万一有个三长两短，革职查办是小，弄不好真有可能掉脑袋。所以，这些平日里养尊处优的太医寝食不安，正聚集在太医院里挑灯夜战，希望能从先贤留下的医书中再找出几个有用的药方。

夜深了，年轻的学徒和伙计们还捧着书卷在院内穿梭，忙着把太医们要的书从后院的藏书房往前堂搬，同时把太医们已经看完的书搬回藏书房。

一位王姓太医整晚都在研读李时珍的《本草纲目》，书案上的书堆得高高的。这会儿他正好翻到草部目录第十五卷，读到了其中的青蒿条目："疟疾寒热（《肘后方》）：用青蒿一握，水二升，捣汁服之。"他顿时眼睛一亮，赶紧起身，捧着书卷来到另一位坐在正堂的老者跟前。

"李大人，你看这里。"他递上书卷，用食指指着有关青蒿的那一段，"《本草纲目》有云，青蒿可治'疟疾寒热'，您觉得我们可否一试？"

李姓院判接过书卷，却不置可否："王大人，您自己可曾使用此方？"

王太医小心答道："我自己倒是不曾使用，可我进太医院前听家乡的郎中说起，好像有时也挺灵验的。这不，眼下也没有别的办法呀。"

"王大人行医多年，进太医院之前应该也诊治过疟疾寒热，您自己为何不用青蒿呀？"

"这……"王太医支支吾吾。

"我可是用过青蒿的。"李院判接过话头，"我祖上曾在岭南一带行医，那里是疟疾高发之地，他们也曾用青蒿熬制汤药，给患者服用，但收效甚微啊。[3] 你再看它的出处，是《肘后方》。"

李院判用手指轻轻地叩击着书页，继续说道："这《肘后方》所载的是抱朴子葛洪一千多年前收集和整理的药方，有诸多谬误不详之处，基本上都没有流传下来，比如医治疟疾寒热，葛翁的书中竟录有'取蜘蛛一枚芦管中，密塞管中，以缚颈'之类的巫术。所以，此书并不入流，后辈医者多弃之不用。他的不少方子不但无效，而且还有害于身体。就说这青蒿吧，有些人闻着气味就会起瘾疹（即荨麻疹），你应该也听说过吧？"

王太医点头称是："李大人果然学识渊博。我早年也听家父说起，却不曾放在心上，惭愧。"

"再比如常山，在葛洪的《肘后方·卷三·治寒热诸疟方第十六》中竟有 14 个方子都用了此药！常山治疟的效果虽然不错，但其毒性之强，王大人想必也有所耳闻吧。即便是对寻常百姓也不敢乱用，何况是皇上啊。"李院判叹了一口气，接着说道，"我们给皇上瞧病，稳妥是第一位的，千万不可有闪失，否则你我的脑袋可就要搬家了。"

"那是，那是。我们再另想办法吧。"王太医的额头上有点冒汗了，李院判也是一脸凝重。

李院判转而又说："要不这样吧。你先差人在京城里找一家可靠的药铺，再找几个疟疾寒热之人，用青蒿熬制入药，看看效果如何。"

"李大人所言极是。"王太医拱了拱手，"我明天一早就差人去办。"

"好。别忘了留心服药人的身上是否出现瘾疹，此事至关重要。"

"我记住了，这就去办。"王太医拿回《本草纲目》书卷，转身就要离去。

"且慢！"李院判叫住了他，"事成之前，千万不能让皇上和他身边的人知道。万一老佛爷知道了之后执意要用此药，我们可担不起这个责任。"

"李大人放心，我一定让可靠之人去办理此事。"王太医合手作了个揖，走回自己的书案旁边，开始修书。

次日，两名当班的太医早早来到康熙养病的寝宫问安，查看他的病情。望闻问切之后，病榻上虚弱的康熙见太医眉头紧锁，知道病情尚未好转。他轻叹了一口气，闭眼歇息，不想听他们唠叨。

"皇上，您还没服药呢？"太医轻轻地唤道。

康熙睁眼看见太医身后的宫女双手端着托盘，上面放着两只药盏，便有气无力地问太医："这又是什么药啊？"

"回皇上，这就是您这两天一直服用的汤药，是太医院根据《伤寒论》的方子熬制的，有固本扶正之功效，还能……"

"什么'固本扶正'？"康熙不耐烦地打断了他，"这药朕已经连喝三天了，也该'扶正'了吧？朕看不喝也罢。"

见太医一脸惶恐，康熙又问道："你们难道就没有别的药了吗？"

"回皇上，这些天来，太医们废寝忘食，一直在研读医书，商讨治疗疟疾的方法呢。"

"是吗？"康熙又打断了他，"朕看你们还是张榜招贤吧，有能治愈此病者，重赏。"

说完，他摆了摆手，翻了个身，向里侧睡了。

床边的公公见状赶紧示意两名太医和端着药盏的宫女退下，再叫了两名宫女托着毛巾守在一旁，然后自己也躬身出了房，掩上房门后，示意站在门口等他的两名太医到一旁说话。

"两位都听见了吧。你们如果真是没有别的办法，那就张榜招贤吧。"

"多谢公公指教。我们这就回太医院去，尽快办理此事。"两名太医作揖之后，快步出宫回太医院去了。

二人回院后把皇上要求张榜招贤的事跟主事的李院判说了。李院判捋着胡须想了一会儿，然后把人们召集到一起，慢条斯理地说道："事到如今，也只能如此了。但各位切记，江湖上虽有隐士高人，但也鱼龙混杂，招摇撞骗之术士比比皆是。在座的各位一定要明察秋毫，替圣上把好这一关。这也关系到我们自己的身家性命啊。"

他顿了一顿，扭头向右手边的一名太医说："事不宜迟。吴太医，要不你先草拟一份告示，待我等斟酌之后，就赶紧叫当差的张贴出去吧。"

待众人散去之后，王太医上前俯身轻声问道："李大人，您觉得会有人揭榜吗？"

李院判喝了口茶，摇了摇头说："不好说啊，我觉得难。人们都知道此事非同小可，弄不好是要掉脑袋的。"他突然又想起了什么，"对了，叫你去办的事如何了？"

"哦，我已托付给可靠之人了。此人在西城开药铺，正寻找患疟疾寒热的病人呢。"

"此事也很重要，不可怠慢。"

"大人请放心，我盯着呢。"

太医院的招贤榜贴出去之后，果然如李院判所料，围观议论的人不少，敢揭榜的人却是寥寥无几。难得有那么一两个胆大的，到了太医院一经盘问，他们不是因穷困潦倒而前来赌命的江湖郎中，就是不学无术，拿着不知来自何处的"祖传秘方"想要撞大运的浑人。没有一个靠谱。有一天来了个大和尚，他自称有神功附体，弄来四桶井水放在院子中央，取出一杯。他先是在大院中央双手举杯朝拜太阳，然后再做出许多神秘莫测的姿势，最后让一名疟疾病人跪着喝下那杯水。结果一两个时辰过去了，也不见任何动静，那大和尚便被小厮们轰了出去。

两天过去了，从老佛爷的病情发展来看，留给太医们的时间恐怕真的不多了。

康熙名玄烨，是清朝的第四位皇帝，也是首位生于北京、长于北京的清朝皇帝。康熙的父亲顺治皇帝在 22 岁那年不幸染上了天花。顺治皇帝在临终时指示议立嗣皇，向一众大臣征求意见，其中就包括常驻京城的德国传教士汤若望。[4]

汤若望在明末时曾帮助徐光启一起修订完成了《崇祯历书》。在朝代更替的兵荒马乱之中，为了不让《崇祯历书》的木刻本被毁，汤若望一直坚守在教堂里。在清朝已然根基稳固的顺治年间，他对自己保留下来的《崇祯历书》原本做了删改，献给了皇上。顺治帝看后将其更名为《西洋新法历书》，于顺治二年（1645 年）颁行。汤若望因此深得顺治帝和摄政王多尔衮的赏识，出任观象台的钦天监监正，并被赐号"通玄教师"（康熙称帝后为避讳，改为"通微教师"）。从那之后，汤若望经常出入宫廷，对朝政多有建言。他所上的奏折有记录的就超过三百封，议立嗣皇这样的重要议题当然也少不了他的参与。

那时欧洲人已经明确知道，得过天花的人不会再得，于是汤若望建议在众多皇子中找一名得过天花的来继承皇位，这样比较稳妥。顺治皇帝正被天花折磨得奄奄一息，众人对天花更是惶恐有加，于是朝廷采纳了汤若望的建议，年幼时得过天花并幸存下来的玄烨因此获选，被立为皇太子，其时他年仅七岁。

1661年2月5日，顺治帝不治身亡，时年七岁的玄烨登基，年号"康熙"，开启了中国历史上著名的"康乾盛世"。自1662年起，这一年号一共持续了61年。1722年12月20日，69岁的玄烨逝于北京顺天府畅春园的清溪书屋内。至此，清圣祖康熙帝端坐龙椅61年，成为中国历史上在位时间最长的皇帝。

康熙六年（1667年）时，13岁的玄烨开始亲政。他在祖母孝庄太皇太后的帮助下，很快就铲除了大权独揽的辅政大臣鳌拜及其党羽，巩固了皇位，随后又审理了鳌拜主政时期遗留下来的多起冤假错案，包括士大夫杨光先控告钦天监监正汤若望一案。这起冤狱发生在康熙年间，而它的起因是西洋历法，所以史称"康熙历狱"。

在鳌拜辅政期间，钦天监汉官杨光先向汤若望等耶稣会传教士发难，声称西洋历法十分荒谬，吉凶倒置，造成了严重的后果，并上书控告传教士妖言惑众、密谋造反。本来就非常反对西学的鳌拜听闻后立刻废除了新历，将汤若望等传教士打入大牢，并廷议次年凌迟处死。就在行刑之日临近时，京城突然出现了诡异的天象，先是有扫帚星划过天空，紧接着又发生了地震。于是，有大臣上奏称此乃上天示警，应暂缓行刑。不久后，孝庄太皇太后获悉此事，下懿旨释放汤若望："汤若望向为先帝所信任，礼待极隆，尔等岂俱已忘却，而欲置之死地耶？"[5] 汤若望这才躲过一劫，获释免死。

康熙理政后，传教士南怀仁上奏为汤若望平反。南怀仁来自比利时，做过汤若望的教务助理。他向康熙上疏劾杨光先当年依附鳌拜，诬告汤若望谋反，同时明确指出了杨光先在历法推算上的种种谬误。康熙阅后，下旨进行公开的验证，让南怀仁和杨光先分别做三件事，一较高下：第一，在指定的午时，计算观象台晷针投下影子的长度；第二，在指定的日期，计算太阳和行星的位置；第三，预测下一次月食发生的确切时间。[6]

对学习欧几里得几何学且已普遍接受哥白尼之天体运行学说的欧洲学者来说，这些并非难事，而仍旧以"天圆地方"为信条的杨光先等人却是勉为其难了，验证的结果当然也可想而知。众大臣发现南怀仁的三项推算都相当准确，而杨光先所预测的结果却不着边际。于是，康熙推翻了历狱案的原判，为汤若望平反，并追赠其为正一品光禄大夫。但牢狱之苦严重摧残了他老迈的身体，出狱一年后，汤若望便归天了，终年75岁。康熙还决定处斩诬告人杨光先，但考虑到他已年迈而赦免。杨被罢官免职，死于还乡途中。

验证了南怀仁的预测之后，康熙决定复用南怀仁，让他以非官方身份修订历法。南怀仁在徐光启和汤若望共同修订的《崇祯历法》的基础上做了更新，还给出了具体、实用的推算方法。康熙九年（1670年），经南怀仁修订的新历正式颁行。这份新历基本上以太阳与地球的相对位置为基准，同时结合了中国传统历法中的各种节气，沿用至今的中国农历就这样诞生了。

在复审历狱案的过程中，西洋科技给康熙留下了深刻印象，他决定邀请南怀仁进宫，向他学习几何、天文、历法、哲学、音乐。康熙晚年时对皇子们坦言："尔等惟知朕算术之精，却不知我学算之故。朕幼时，钦天监汉官与西人不睦，互相参劾，几至大辟。杨光先、汤若望于午门外九卿前，当面赌测日影，奈九卿中无一人知其法者。朕思，己不知，焉能断人之是非？因自愤而学焉。今凡入算之法，累辑成书，条分缕析。后之学此者视此甚易，谁知朕当日苦心研究之难也！"[7]

在连续五个月的时间里，南怀仁几乎每天从早到晚给康熙讲授几何与天文学，并将《几何原本》的前几部译成满文。南怀仁深得康熙信任，曾多次陪同康熙出巡，沿途还为他演示如何观天测地。南怀仁还教会了康熙用几何原理测量和推算目标的距离、山峰的高度、河流的宽度等重要技能。作为回报，康熙恩准他可在中国的任何地方传教。

康熙二十七年（1688年），洪若翰等五名法国传教士受法国国王路易十四的委派远渡重洋，在浙江宁波登陆。浙江巡抚对这些不请自来的洋人十分恼怒，下令驱逐。身在京城的南怀仁闻讯后急忙禀报康熙，请求恩准这一行人来京。康熙回话说："如此人才，理当为朝廷所用。着均来京听候，有通晓历法者即来朝廷供职，其他人等可随便留住内地。"他当即下了谕旨：护送五人进京候用。

不日，洪若翰等五名法国传教士抵京，受康熙召见。康熙告诉他们均可留京，在朝廷任职。洪若翰神父在后来的信件中如此描述："这位伟大的皇帝对我们很友善，他责怪我们不愿意全留在他的宫中。他吩咐给我们上茶，赐给我们100个金币，对于中国人来说，这是非常高的礼遇了。"[8]经过协商，康熙把法国传教士张诚和白晋二人留在京城，而洪若翰等三人则分赴外地传教。

此后不久，南怀仁外出时坐骑受惊，摔成重伤，不治身亡。南怀仁逝世一年后，康熙派人祭奠，赐谥号"勤敏"，并在碑文中赞扬南怀仁"秉心质朴，肆业渊通，远泛海以输忱，久服官而宣力。明时正度，历象无讹，望气占云，星躔式叙。既协灵台之掌，复储武库之需。覃运巧思，督成火器，用摧坚垒，克俾戎行。可谓莅事惟精，奉职弗懈怠"。[9]

南怀仁过世后，张诚和白晋继续留在京城给康熙讲授西洋科技，并帮助翻译和解读西洋各国信函，是康熙宫中的常客。

近日宫里传来消息，说皇上病了，张诚和白晋不用进宫授课，暂缓几天。于是，他们就留在教堂里打理日常事务。几天后，教堂里的一名厨师出门买菜回来说，在大街上看见了太医院刚刚张贴的告示，康熙皇帝得了疟疾，正在征集民间的良医妙药。张诚和白晋得知后正要差人去宫里禀报，两名当班的小太监就领着一队轿夫敲门进来了——皇上召见两名教士。

张诚和白晋不敢怠慢，赶紧上了轿子，跟着小太监进宫，来到康熙的寝宫。

一脸病容的康熙由两名宫女扶着坐起来，见他们正要下跪行礼，便有气无力地摆手让他们平身："两位爱卿免礼。朕年幼时大难不死，逃过了天花一劫，但如今又染上了疟疾。太医院束手无策，正在张榜招贤。不知你们西洋人可有医治疟疾的良药啊？"

张诚踏前一小步，拱手说道："回皇上，我们也是刚刚从太医院的招贤榜上得知皇上染了疟疾，正要进宫禀报。当今欧洲诸国确有医治疟疾的良药。"

"哦，真有此事？"康熙苍白的脸上泛起一点点光泽。

白晋也踏前一小步，躬身说道："回皇上，绝无戏言。从十多年前开始，西洋英法等国已广泛使用耶稣会粉医治疟疾，效果甚佳。"

"耶稣会粉？难不成上帝还下凡赐给你们治疗疟疾的神药？"

"回皇上，在神的指引下，我耶稣会的传教士在南美的秘鲁发现了一种神奇的树木，把它的树皮晒干后磨粉，用酒水调制服用即可治疗疟疾。此药最早是耶稣会传教士带到欧洲并大力推广的，故称'耶稣会粉'，也有人称它为'秘鲁树皮粉'。"

"那还不快快呈上？"

"回皇上，我们一行几年前来华，并未随身携带此药。因

　　　　　　　　　　　　双药记

为疟疾乃热带疾病，在南方更为流行。洪若翰等几位神父南下广东传教，为了有备无患，他们刚刚收到了耶稣会从印度寄来的药粉。皇上可颁旨，谕在广东传教的洪若翰等几位神父，携耶稣会粉速速赶来京城。"[10]

"好！看来朕是命该不死啊。来人呐！传朕的旨意……"

就这样，一道圣谕马不停蹄地送至广州，两名神父星夜兼程赶往京城。

洪若翰等二人尚未抵京，听闻此事的太医院已炸了锅，太医们一致坚决反对给皇上服用洋人的药。

"怎么能让当今圣上服用洋人的药？天晓得那里头有啥东西！"

"还是要稳妥为上。天底下有什么药能比咱们老祖宗的方子更稳妥，更有疗效？"

"再说了，这些传教士又不是正经的大夫，不懂望闻问切就敢胡乱下药，谁来担这个责任？"

"我们可不想跟着一起掉脑袋啊。"

……

李院判见状把王太医拉进了厢房，掩上门之后悄声问他青蒿的验药结果。王太医无奈地答道："李大人，我正要禀告此事。我前些日子嘱咐西城药铺的掌柜用晒干的青蒿叶熬制汤药，喂给来铺子里瞧病的打摆子的病人。昨天掌柜的回话说，这些天一共有五六个打摆子的病人服了，但都不见效。"

"哦，也是意料之中。那么，病人服了青蒿汤之后身上有没有出现瘾疹？"

"这倒也没有。"

李院判轻轻叹了口气："王大人，这事算过去了，就当没有发生过。我们还是想想应该如何劝诫皇上谨慎用药吧。"说完，他背着手踱了出去。

于是，太医们联合上奏，极力劝阻康熙贸然使用洋人的药。然而，康熙从年轻时起，身边就一直有欧洲传教士给他授课，他深知洋人科技之领先。他虽然是以学习天文、历法和数学为主，但也耳濡目染地了解了一些西洋的医药。他亲眼见过传教士用一种含片给他们的同伴退热，所以并不理会太医院的劝阻，还十分期待洪若翰从广州带来的耶稣会粉。他命人去城门口迎候，进宫献药不得有误。

太医们见说服不了康熙，便转而求助众大臣，希望他们进谏皇上，万万不可轻易服用洋人来路不明的药。

洪若翰神父进宫之后，仔细询问了康熙的病情，认定康熙所患的打摆子与欧洲人所说的"寒热"（ague，疟疾）是同一病症，可服用耶稣会粉。康熙大喜，命人按照神父提供的方法调制汤药。可在场的老臣都极力劝阻，希望皇上谨慎行事。康熙虽然生气，但也有点无可奈何，便又一次祭出了当年复审历狱时用过的当庭测试的老方法：既然太医院自己已经没有别的办法了，在京城张榜也是无果，那么我们就不妨校验一下洋人的树皮粉吧。

验药之事虽说古已有之，但算得上临床试验，且有相对完整的文字记载的不多。根据目前医药界的共识，苏格兰医生詹姆斯·林德（James Lind）被认为是第一位进行现代对照临床试验的医生。

林德在皇家海军担任军医时，对水手中坏血病的高发病率和死亡率感到吃惊，于是收集了多种治疗坏血病的民间方法和药物，进行了比较试验，并做了详细的记录和生动的描述。

在1753年出版的《论坏血病》一书中，林德写道："1747年5月20日，我在海上航行的索尔兹伯里号舰上选择了12名坏血病患者，他们的病情都十分相似：有腐烂的牙龈、斑点、精神不振、膝盖无力等。他们睡在一个船舱里，每天吃同样的食物和饮料……其中两名患者每天喝一夸脱苹果汁，两人每天三次服用25滴硫酸酏剂，另外两人每天三次服用两勺醋；两名最严重的患者接受了一个疗程的海水治疗……还有两人每天各吃两个橙子和一个柠檬……其余的两名病人接受了电针疗法，这是一位外科医生推荐的。……结果，食用橙子和柠檬可以产生最迅速和最明显的良好效果；使用此疗法的其中一人在六天治疗结束后已能够执行任务，另一人也是所有类似病情下恢复最好的，并被指派照顾其余的病人。除了橙子，我认为苹果汁也有一定的效果。"[11]

虽然这个对照试验在受试者样本数量、随机分组、双盲给药等许多方面与现代临床试验相比还有很大的差距，但它涵盖了对照试验的基本要素。更重要的是，从此以后，对照试验开始受到西方医药界的重视，并在实践中持续不断地进步和完善，最终成为验证治疗方法和药物的黄金标准。

在中国历史上，对照试验的雏形可以追溯到一千年前的宋朝。北宋嘉祐六年（1061年）出版，著名学者苏颂编撰的《本草图经》一书简单描述了一项评估人参功效的测试：请两个人一起跑步。其中一人跑前服用了人参，而另一人没有服用，以作为对照。二人跑了三五里路之后，没有服用人参的出现了严重的气短，而服用人参的呼吸均匀顺畅。这是关于观察性研究最早的文字记录。虽然不能排除两位受试者本身耐力有差别的情况，但设计这个试验的人显然已经有了"对照"的意识。

相比之下，康熙在1692年底对耶稣会粉进行的验药不但比林德的试验早了60多年，而且更接近现代的临床试验，因为这个验药过程包含了健康志愿者服药的安全评估。十分遗憾的是，这个试验和结果没有出现在医药学著作里，仅仅被记录在洪若翰神父1703年2月15日致弗朗索瓦·德·拉雪兹（François de la Chaise）神父的信函中，以至于被学术界忽略。[12]

就在洋神父与太医及大臣相持不下的时候，康熙颁旨验药。他命人在京城里找三个打摆子的病人，把他们带进宫中，在太医的监督下按照洋人的方法服用耶稣会粉，但是必须严格掌控服药的时间：其中一人在发作时服药，另一人在发作后服药，第三个人则是在发作的间隙里服药。第二天，太医来报说这三名病人的病情都显著好转，已无大碍了。

康熙闻讯大喜，即刻就要服用耶稣会粉，但又被太医和大臣拦住了。

"皇上，虽然这几名病人都治好了，但我们还是不知这耶稣会粉服下之后究竟是何情形。为保龙体安康，我等愿为圣上试药。"

于是，四名朝臣自告奋勇，按照洋人的剂量服下了用耶稣会粉调制的汤药，并留在宫中观察。次日，太医们仔细检查了他们的脉象和气色，均未发现异常，他们自己也没有异样的感觉。验药终于大获成功。

人们都长出一口气，赶紧用耶稣会粉调制了新的汤药，由宫女服侍老佛爷服了下去。和此前试药的患者一样，康熙的病果然很快就见好了。宫廷里一片欢腾，耶稣会粉从此被清廷尊奉为"圣药"。

痊愈之后的康熙对洪若翰等人非常感激，命人将皇宫里一间闲置的大房子给耶稣会的教士们居住，他们在京城里的传教活动也获得了特许。

太医院里的气氛却是惶惶然了，太医们预感到大祸就要临头了。果然，那些一开始跟着太医们一起反对耶稣会粉的大臣翻了脸，在皇上面前指斥他们无能，不仅对打摆子这样的常见病竟然束手无策，需要洋人相助，而且见危不救，只因怕自己担责。刑部得知后也提审了三名主事的太医，裁定他们救驾不力，罪莫大焉，打算判处死刑。康熙虽然十分恼怒，但对太医们的苦衷也略知一二，于是赦免了死罪，将他们流放到边陲去了。

至此，金鸡纳霜（耶稣会粉）不但在欧洲，而且在印度次大陆，乃至大清都成了治疗疟疾的首选。令人遗憾的是，比金鸡纳霜在发现与记录上都更早，很有可能疗效也更佳的"青蒿一握"却没能在太医院张榜之时崭露头角，仍旧被尘封在先人的医学典籍里。

金鸡纳树原产于南美洲。自从用这种树的干树皮磨粉后制成的金鸡纳霜被带到欧洲，其对疟疾的疗效得到确认后，它的需求量激增，试图将金鸡纳树移植到欧亚大陆的尝试就没有停止过，但一直没有成功。

法国博物学家和探险家查尔斯·玛丽·德·拉·康达明（Charles Marie de La Condamine）是最早进行这种尝试的人之一。康达明决心将树木带回法国，并通过出售树皮粉而发家致富。1735 年，他带队去南美洲收集了大量的树苗，将它们种植在土箱中，然后经过沼泽、丛林、敌对的土著的领地、凶猛的野兽、危险的河流，在八个月的长途跋涉后，他们终于抵达海岸，驾船前往法国。就在他们即将看见欧洲大陆海岸线的时候，恶劣天气下的大浪掀翻了船只，船上的金鸡纳树苗被尽数冲走，只留下几个无法种植的标本，为金鸡纳树的命名和分类提供了有用的信息。1742 年，瑞典植物学家卡尔·林奈研究了康达明留下的这些标本，将这种神奇的树木命名为金鸡纳树。从那以后，可以治疗疟疾的秘鲁树皮粉才被称为"金鸡纳霜"。[13]

在金鸡纳霜成为世界各地所需的药物之后，为了保护自己的经济利益，西班牙殖民统治下的秘鲁当局开始禁止外国人进入金鸡纳林采集树皮、树苗和种子，以维持他们的垄断，这种做法导致了金鸡纳霜全球性的长期短缺。直到100多年后的1865年，居住在秘鲁的英国人查尔斯·莱杰（Charles Ledger）冒着危险，出高价从一个名叫马努尔·英卡拉·马马尼（Manuel Incra Mamani）的当地人那里购得了14磅[14]金鸡纳种子。不久后事发，走私金鸡纳种子的马马尼被逮捕判刑，随后死在狱中，但莱杰已将这些种子运往多个不同的地点，无法追回。其中有一磅种子被荷兰殖民统治下的印度尼西亚尼爪哇岛的种植园收购了。[15]

虽然收件人在打开包裹时发现里头大部分的种子已经明显腐烂，但余下的种子在南美洲之外找到了适合生长的自然环境。它们在爪哇的种植园里发芽，催生了一个荷兰人掌控之下的、规模巨大的金鸡纳霜产业。园艺师通过嫁接改良了树种，提高了产量，尤其是提高了树皮中有效成分的含量，降低了成本。爪哇岛的金鸡纳霜不但打破了南美洲对金鸡纳霜的垄断，而且摧毁了靠采集天然树皮制粉的产业，建立了新的垄断，在全球市场的占比一度超过80%。

金鸡纳霜的广泛使用源自欧洲人的殖民活动，而这种药物反过来使得欧洲进一步扩大了殖民地。

在大航海时期，葡萄牙人沿着非洲大陆的西岸一路向南，除了在海岸线上建立几个歇脚补给的据点，并没有深入非洲内陆，而是绕过好望角，再沿着非洲大陆的东岸向北，直达印度次大陆。是他们没有意识到非洲大陆拥有丰富的自然资源吗？当然不是，而是非洲内陆的"瘴气"让先驱者有去无回，让后来者望而却步。金鸡纳霜普及后，欧洲人发现：所谓疟疾主要是通过蚊子而非"瘴气"传播的，而金鸡纳霜正是疟疾的克星。从那之后，阻挡他们殖民非洲大陆的天然屏障消失了，非洲人的噩梦随之开始了。[16]

这时，西班牙的无敌舰队早已败在了英国皇家海军的坚船利炮之下，大不列颠帝国和新兴的法兰西帝国、德意志帝国等欧洲列强开始毫无顾忌地瓜分原先在"瘴气"的笼罩下一直还算安稳的非洲内陆。在这你争我夺的殖民过程中，新老列强之间的纷争愈演愈烈，并最终导致了第一次世界大战的爆发，改变了世界格局。

如果说金鸡纳霜的广泛使用，在某种程度上间接导致了第一次世界大战的爆发，那么在第二次世界大战中，金鸡纳霜的全球性短缺则直接影响了战局的走势。

当时，日本军队占领了印度尼西亚，控制了爪哇的金鸡纳树种植园，而德军占领了荷兰的阿姆斯特丹，控制了欧洲的金鸡纳霜储备。这就给盟军，尤其是在南太平洋热带作战的美军官兵造成了极大的困难。在华夏大地上浴血奋战的抗日军民面临着同样的挑战。在各地的难民营里，由于卫生条件恶劣，疟疾蔓延不止；在前线的将士中，疟疾引起的非战斗减员与日俱增。

为此，民国政府组织了人力物力，在全国范围内寻找金鸡

　　　　　　　　　　　　　　　　双药记

纳霜的替代药物，早已基本上无人问津的"青蒿一握"即将迎来一个天赐良机。

它能重出江湖吗？

注释

1 康熙皇帝校验洪若翰神父晋献的金鸡纳树皮粉是有据可考的历史事件，但是具体场景和对话的描写则完全出于笔者的想象，若有雷同，纯属巧合。

2 清任锡庚所著《太医院志》记载："（太医院）在阙东钦天监之南，西向路东，门有照壁，朱色，立额黑漆'太医院'三字，随门左右，环以群房，为门役住所。衙内左为土地祠，北向，右为听差处，南向。听差处东北隅有井一、元二、门三。左右旁门二，随门环以群房，北者为肖槽祠，南者为科房，有甬路直接二门。过宜门平台，台右置铁云牌。"

3 青蒿素在水和酒精溶液中的热稳定性不好，在熬制汤药时会分解殆尽，只有将新鲜的青蒿叶用冷水浸泡后绞汁服用，才有可能起效。

4 Liu L., "When Missionary Astronomy Encountered Chinese Astrology: Johann Adam Schall von Bell and Chinese Calendar Reform in the Seventeenth Century", *Physics in Perspective*, 2020 Jun 22: 110−126.

5 《熙朝崇正集 熙朝定案（外三种）》，韩琦、吴旻校注，中华书局 2006 年版。

6 Salvia S., "The Battle of the Astronomers: Johann Adam Schall von Bell and Ferdinand Verbiest at the Court of the Celestial Emperors (1660−1670)", *Physics in Perspective*, 2020 Jun; 22: 81−109.

7 ［清］康熙：《庭训格言》，陈生玺、贾乃谦注释，浙江古籍出版社 2013 年版。赌测日影的为杨光先与南怀仁，康熙记忆有误，但原文如此，照录不改。

8　转引自 Florence C. Hsia, *Sojourners in a Strange Land: Jesuits and Their Scientific Missions in Late Imperial China*, Chicago: University of Chicago Press, 2019。

9　同注 5。

10　朱静：《康熙皇帝和他身边的法国耶稣会士》，《复旦学报（社会科学版）》1994 年第 3 期；朱静：《洋教士看中国朝廷》，上海人民出版社 1995 年版；王震元：《抗击疟疾——从金鸡纳霜到青蒿素》，《科学 24 小时》2013 年第 2 期。

11　James Lind, *A Treatise on the Scurvy in Three Parts*, Edinburgh: Kincaid, 1753.

12　Harold J. Cook, "Testing the effects of Jesuit's Bark in the Chinese Emperor's Court", *Journal of the Royal Society of Medecine*, 2014, Vol 107(8), 326–327.

13　Ido Leden, "Antimalarial drugs — 350 years", *Scandinavian Journal of Rheumatology*, 1981, 10(4), 307–312.

14　1 磅约等于 0.454 千克。

15　Louis Werner, "Quinine's: Feverish tales and trails", *Americas*, 2003, 55(5), 24.

16　Muriel Evelyn Chamberlain, *The Scramble for Africa*, New York: Routledge, 2014.

双药记

第九章　杜松子酒

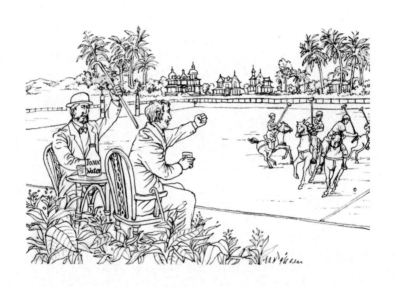

1829 年 10 月 6 日，在英国北方工业重镇曼彻斯特和重要港口城市利物浦之间，一个名为雨丘（Rainhill）的小镇突然变得热闹异常。从各地赶来的上万名英国人聚集到一条刚刚完工的铁路的两边，见证人类历史上第一场铁路机车的招标竞赛。[1]

在这之前的 1823 年，利物浦和曼彻斯特铁路公司成立，随后开始铺设连接这两座城市的长约 56 千米的铁路——利曼铁路。为了最大限度地减少坡度和曲率，铁路公司逢山开路，遇水搭桥，终于在 1830 年完成了这项前无古人的路桥工程。

利曼铁路即将完工之际，又一个无先例可考的难题摆在了铁路公司的面前：应该如何驱动这些未来的火车？

当时，詹姆斯·瓦特于 1776 年做出革命性改进的蒸汽机已经在许多固定的动力机械里使用了 50 多年，显示出了巨大的潜力。但如何将蒸汽机用在可移动的动力机车上仍是未解的难题，仅有不成熟的机车雏形，而且它们有着各种各样的严重问题和缺陷。这些早期的机车缓慢、粗糙、笨重，只能以步行速度颠簸着拖运货物，效率和马车差不多。[2] 当时利曼铁路公司的主流意见倾向于分段在固定地点建造蒸汽机，用它们驱动绞盘和缆绳来拉动轨道上载货的车厢。

有远见的铁路工程师乔治·斯蒂芬森（George Stephenson）坚持认为，未来的铁路交通应该以一种他称之为"机车"（locomotive）的可移动蒸汽动力设备牵引。机车将与它拉动的车厢在同一条轨道上自由移动，不受任何固定装置的束缚。这个想法面临的最大未知数是机车的牵引力和可靠性。很多专家认为，仅仅依靠机车光滑的铁轮和光滑的铁轨之间的摩擦力，很难拉动满载的车厢，即使在水平的铁路上，估计也够呛，更不用说攀爬斜坡了。

面对这样的质疑，胸有成竹的斯蒂芬森提议举行公开竞标。利曼铁路公司以 500 英镑（相当于今天的 46 810 英镑）的奖金悬赏和招标能够胜任的动力机车，于是就有了工业革命时期的标志性事件——雨丘竞标。[3]

利曼铁路公司对参与竞标的机车提出的最低要求是：（1）机车的拖载至少为自身重量的三倍；（2）机车行驶的单程约 2.8 千米，全速行程为 2.4 千米；（3）机车必须完成十次行程，这大致相当于利物浦到曼切斯特的距离；（4）机车必须携带足够的燃料和水，完成十趟行程后才能补充，然后再完成十趟，模拟返程；（5）平均行驶时速不得低于约 16 千米。

一共有十款不同的机车报名参加竞标，但到达现场后能进入工作状态的只剩下五款，其中还有一款竟然用马匹驱动履带

　　　　　　　　　　　　　　　　双药记

作为动力，显然是不可能达标的。

雨丘竞标持续了六天。在乐队的音乐声和观众的欢呼声中，竞标的机车一辆接着一辆地登场表演，又一辆接着一辆地黯然离去，不是因为没有达到每小时 16 千米的平均速度，就是在完成十趟行程之前出现了各种机械故障，无法及时修复。只有乔治·斯蒂芬森和他的儿子罗伯特·斯蒂芬森（Robert Stephenson）共同设计和制造的名为"火箭"（Rocket）的蒸汽机车圆满完成了测试。它的平均时速达到了 19 千米，最高为 48 千米；自重（包括燃料和水）约 4 吨，总拖载却超过了 13 吨，成为此次竞标的大赢家。为此，斯蒂芬森父子拿到了奖金，也获得了为利曼铁路生产蒸汽机车的大单。

1829 年 10 月 12 日的《泰晤士报》这样描述火箭蒸汽机车的成功："斯蒂芬森先生的火箭机车今天也亮相了。它的竞标表现完全超出了预期，机车沿着轨道以几乎令人难以置信的每小时 32 英里[4]的速度行驶。它的引擎在没有外围设备的情况下掠过观众时的速度极为惊人，以至于除了燕子在空中飞掠的速度，其他任何东西都无法与其相提并论。他们（观众）的惊讶是彻底的，每个人都不由自主地惊呼：'蒸汽的力量！'"[5]

一年之后，1830 年 9 月 15 日，世界上第一条完全由蒸汽机车牵引的城际客货运铁路正式开通运营，蒸汽机车时代开始了。随着声声汽笛和滚滚车轮，人类社会从此进入了工业革命的快车道，只争朝夕。

一百多年前因治愈康熙皇帝的疟疾而被中国人奉为圣药的

金鸡纳树皮粉和它的有效成分奎宁（quinine）又一次站到了工业革命的舞台中央，直接催生了现代化学、现代化工、有机合成与药物化学。

1853 年，一名叫作威廉·亨利·珀金（William Henry Perkin）的少年学子考取了伦敦的皇家化学学院[6]，成为德国著名有机化学家奥古斯特·威廉·冯·霍夫曼（August Wilhelm von Hofmann）的学生和研究助理。霍夫曼教授布置给他的研究课题是设法合成抗疟疾药物金鸡纳霜的有效成分——奎宁。

早在 18 世纪初期，随着金鸡纳霜在欧洲的普遍使用，各种假冒伪劣的金鸡纳霜开始出现，导致了市场混乱。一些无良商人用其他各种无效的树皮（如冬青树皮）来冒充金鸡纳树皮，其中一些甚至有毒。于是，掌控着金鸡纳树皮贸易的耶稣会和西班牙王室开始试图监管送到欧洲并销售的金鸡纳树皮和树皮粉的质量，组织多方资源，研究可靠的分析方法，从而进一步规范疟疾的治疗。正是在那时，有人开始猜想：各种各样的药草里是否含有某些活性成分（active principle）？如果能找到它们并加以纯化，应该就有可能获得更好的治疗效果。于是，从 18 世纪中期开始，不断地有植物中的活性成分被分离和鉴定。天然产物化学萌芽了，人们开始将天然药物的有效性归因于活性成分，而非巫术或神力。

1745 年，法国药剂师克劳德·德·拉·加拉耶（Claude de La Garaye）伯爵从金鸡纳树皮中获得了一种结晶状物质，他称之为"必需盐"（sel essentiel de quinquina），但几年后人们发现这种所谓的必需盐对疟疾并没有治疗效果。1790年，法国化学家安托万·弗朗索瓦·福克罗伊（Antoine François Fourcroy）从金鸡纳树皮里分离出一种深红色、树脂状、无臭无味的物质，他称之为"金鸡纳红"（chinchona red）。福克罗伊声称这是金鸡纳树皮中必不可少的有效成分，但金鸡纳红无法治疗疟疾。福克罗伊观察到，被树皮浸泡过的水会使石蕊试纸变蓝，由此可知其中含有碱性物质；[7] 而当他用碱性的石灰水处理树皮时，则会产生一种不溶于水的绿色沉淀物。

其实，福克罗伊距离真正的有效成分——奎宁——只有一步之遥了，但毫不知情的他决定放弃，不再继续研究金鸡纳树皮。更令人啼笑皆非的是，福克罗伊的学生阿尔芒·塞甘（Armand Séguin）在没有实验数据支持的情况下，竟然擅自发表论文，宣称金鸡纳霜的活性成分是明胶。其后的相当长一段时间里，许多阅读了这篇论文的医生都采用明胶来治疗疟疾，该文真是害人不浅。

福克罗伊没有跨出的这最后一步，让整个医药界又等了整整20年！1811年，葡萄牙海军医生贝纳迪诺·戈麦斯（Bernardino Gomez）大体上重复了福克罗伊的实验步骤。他用稀酸萃取了一种灰色的金鸡纳树皮，然后将萃取液用碱中和，得到了一些沉淀物。这种被戈麦斯医生称为金鸡宁（cinchonine，亦称辛可宁）的晶体沉淀物确实可用于治疗疟疾，所以它显然包含了金鸡纳树皮中的有效成分。

又过了十年，1820 年，法国化学家兼药剂师皮埃尔·约瑟夫·佩尔蒂埃（Pierre Joseph Pelletier）和约瑟夫·比奈梅·卡文图（Joseph Bienaimé Caventou）开始研究一种黄色的金鸡纳树皮。在治疗疟疾时，这种黄色树皮比戈麦斯医生所用的灰色树皮有更为显著的效果。这两名化学家把黄色金鸡纳树皮粉的酒精提取物用水稀释，然后用氢氧化钾做碱性化处理。但这次他们的操作并没有产生沉淀物，而是形成了一种淡黄色的胶状物质。佩尔蒂埃和卡文图发现这种味道很苦的淡黄色胶状物质可溶解于水、乙醇、乙醚，与金鸡宁的性状也不一样。最终，他们通过化学实验巧妙地证明了戈麦斯医生分离得到的金鸡宁其实是包含两种生物碱的混合物，并将其中一种命名为奎宁，而另一种则沿用戈麦斯医生的命名金鸡宁。一年之后，几名在治疗疟疾方面很有经验的法国医生通过临床实践，证明了奎宁才是对疟疾有显著疗效的活性成分。化学家和药剂师 70 多年来对金鸡纳树皮坚持不懈的研究终于有了结果，提纯后的奎宁很快就取代了金鸡纳树皮粉，成为治疗疟疾的首选药物。

佩尔蒂埃和卡文图都拒绝从他们的发现中获利，因此没有就奎宁的提取过程申请专利，而是公布了所有细节，以便更多的药剂师提取奎宁，拯救更多的疟疾患者。他们二人分离得到的奎宁原始样品现存于伦敦的科学博物馆。今天，在巴黎圣米歇尔大道和艾彼莱皮街的拐角处，矗立着一座佩尔蒂埃和卡文图的纪念碑。[8]

双药记

找到奎宁之后，许多科学家开始转向研究奎宁的理化性质，想知道它为何能治疗疟疾，也想知道有没有其他方法可以制造奎宁。1854 年，德国化学家阿道夫·斯特克（Adolph Strecker）通过细致的化学实验测定了奎宁的组成，发现高纯度的奎宁含碳 74.1%，除此之外，含有少量的氧（9.9%）和氮（8.6%），剩下的 7.4% 应该就是氢原子了。于是，斯特克教授准确地推算出，一个奎宁分子应该是由 20 个碳原子、24 个氢原子、2 个氮原子和 2 个氧原子组成的，它的分子式可以用 $C_{20}H_{24}N_2O_2$ 来表示，而奎宁的分子量则是 324 个原子单位。

虽然当时的化学家已经发现了不少主要的化学元素，分析化合物中元素占比的技术也已经基本成熟，化学家由此可以推算出分子的原子组成，从而确定分子式，但化学家对原子之间如何相互连接基本一无所知，所以确定化合物的空间结构当然也是一个不可能解决的问题。

常言道，无知者无畏。皇家化学学院的霍夫曼看到了奎宁的分子式之后，提出了一个用当时很常见的原料苯胺来合成奎宁的大胆假设。那时霍夫曼的研究方向是从煤焦油里提取各种有机化合物，然后研究这些新化合物的理化性质，而苯胺就是他正在研究的一类化合物，可从煤焦油里大量提取。有一个已知的苯胺衍生物的分子式是 $C_{10}H_{13}N$。霍夫曼认为，如果使这个分子在适当条件下形成三氧化二聚物（$C_{20}H_{26}N_2O_3$），再脱去一份水（H_2O），得到的正好就是 $C_{20}H_{24}N_2O_2$——与奎宁的分子式完全一样。在他看来，只要找到某个合适的条件，应该就可以合成奎宁。担任霍夫曼的助手后，初出茅庐的珀金着手做一系列实验，试图找到这个合适的条件，但一直没有成功。现在我们知道，霍夫曼这个异想天开的方案和珀金的实验是不可能成功的，因为苯胺与奎宁在化学结构上差十万八千里。

1856 年复活节到了，学校放假，珀金回到位于伦敦东部凯布尔街的家中。从小就沉迷于化学实验的珀金在公寓的顶层阁楼里搭建了一个简陋的实验室，一有空就钻进去做一些自己感兴趣的小实验。这个假期当然也不例外，他在空闲时继续尝试用苯胺衍生物合成奎宁。这一天，他精心设计的实验又失败了，烧瓶里留下了一些深棕色的焦油。当珀金用酒精去溶解和清洗那些焦油时，原来无色的酒精变成了鲜艳的紫红色。在刷洗清理烧瓶时，一些深紫色的酒精溶液溅到了珀金的实验围裙上，怎么洗也洗不掉。

除了化学，珀金还非常喜欢绘画和摄影，对色彩很敏感的他很快就意识到：这种新的紫色物质既然有如此鲜艳的色彩和如此强的着色能力，那么应该有可能可以用作纺织品的染料。他把这个想法告诉了他哥哥托马斯和好朋友亚瑟·切奇，然后三人一起做了进一步的试验。由于这些实验不属于霍夫曼分配给珀金的奎宁合成工作，三个年轻人只能偷偷地在珀金的小阁楼里做实验，还要对教授保密。

初步的实验结果显示，这种紫色物质可以在洗涤或暴露于光线时稳定地对丝绸和其他纺织品进行染色。他们对实验的结果感到十分满意，并直接把这种新物质称为"苯胺紫"（mauveine）。

他们将一些苯胺紫样品送到了苏格兰珀斯的一家染料厂接受测试和评估，并很快收到了该公司总经理罗伯特·普勒的答复，他认为他们的发明非常有前景。受此鼓舞的珀金于 1856 年 8 月申请了苯胺紫的发明专利，那一年他 18 岁。[9]

次年，在获得发明专利的授权之后，珀金决定将他偶然发现的苯胺紫商业化。他获得了身为建筑承包商的父亲的财务支持，跟哥哥一起在离伦敦不远的联合大运河的岸边开设了自己的工厂，开发苯胺紫的实用生产工艺，同时研究新的不同颜色的合成染料。当时人们还没有环保的意识，珀金的染料厂直接向大运河排污，据说周围的居民根据河水的颜色就可以知道染料厂在生产哪一种染料。

在苯胺紫之前，所有的染料都必须从动植物或金属矿物等天然材料中提取和纯化，然后再调配。生产染料的原料和劳动力成本很高，耗时很长，而且这些天然染料容易褪色。苯胺紫的出现占尽了天时地利。当时，以蒸汽机车为标志的英国工业革命正如火如荼地发展。在纺织品行业中，小规模的作坊发展成了机械化的工厂，天然染料已经远远不能满足与日俱增的需求；化学也已经从早期僧侣和术士的炼金术发展成了一门实验科学，对工业过程产生重大影响；生产苯胺紫的主要原材料是煤焦油，而煤焦油又是生产煤气和焦炭过程中的副产品，量大且廉价。

短短几年之内，生产染料的化工厂就出现在欧洲的许多国家。1862 年，当英国女王维多利亚身穿淡紫色丝绸礼服出现在皇家展览上时，珀金和苯胺紫染料的声望都达到了无以复加的高度，以染料化工为引领的化学工业也像蒸汽机车的滚滚车轮，进入了高速发展的新时代。1906年，在人工合成苯胺紫50周年之际，68岁的珀金在英国被封爵。同年，美国化工协会设立了珀金奖章，以表彰对化学工业做出重要贡献的科学家和企业家，并把第一枚珀金奖章授予了珀金本人。[10]

珀金放弃了奎宁的合成，在染料化工领域取得了巨大成功，但化学界仍在试图合成奎宁。

虽然英国人的化学工业起步早，但很快就被有板有眼的德国人强势反超。德国迅速发展成为世界化学研究和化学工业的中心，涌现出了一大批杰出的化学家，埃米尔·费歇尔（Emil Fischer）就是其中的佼佼者。他以"费歇尔吲哚合成"享誉化学界，荣获1902年诺贝尔化学奖。

1875年春天，费歇尔还在斯特拉斯堡大学做研究助理时，无意中合成了苯肼（phenylhydrazine），声名鹊起。那年夏天，他受聘于慕尼黑大学，开始了一系列对苯肼化合物卓有成效的研究，发现了多种含有氮原子的新型环状化合物。其中有一大类被他命名为四氢喹啉（tetrahydroquinoline），其母核的分子式为$C_9H_{11}N$。跟早先霍夫曼的想法一样，费歇尔教授错误地认为奎宁有可能就是四氢喹啉的衍生物，于是他指导堂兄弟奥托·费歇尔（Otto Fischer）和博士生威廉·柯尼希斯（Wilhelm Koenigs）合成了几种新的四氢喹啉化合物，希望找到跟奎宁相关的产物。

　　虽然费歇尔的这个方案也是不可能成功的，因为四氢喹啉与奎宁在化学结构上仍旧相差了十万八千里，但这项研究是化学家第一次有意尝试合成生物碱（alkaloid）的衍生物，是药物研发史上的一个里程碑。

　　费歇尔把这些新的四氢喹啉衍生物送到埃尔朗根大学的威廉·菲勒内（Wilhelm Filehne）教授那儿去做生物活性测试，菲勒内发现这些衍生物虽然与奎宁有很大的差别，但是居然也或多或少地有退热的功效。一家位于法兰克福的染料公司获得了授权，在1882年将其中一种退热效果最好的化合物以"开林"（Kairin）这个专有商品名推上了市场，开林成为第一种人工合成的药用化合物。这家染料公司后来以其所在的地名改名为赫斯特（Höchst）化学公司。历经了一个多世纪的沧海沉浮之后，它成为今天的跨国制药巨头赛诺菲（Sanofi）的前身之一。

　　也是在1882年，费歇尔换了工作，转到埃尔朗根大学继续从事苯肼类化合物的研究。在那里，他的学生路德维格·诺尔（Ludwig Knorr）在他的指导下研究苯肼和常用化学试剂乙酰乙酸酯之间的反应，最终目标还是合成奎宁类的新型药物。诺尔预计该反应的产物应该也是四氢喹啉的衍生物，于是将其交给了现在和他在同一所大学的菲勒内，测试可能替代开林的新型四氢喹啉衍生物。但菲勒内发现诺尔送来的化合物并没有退热的功效，于是他根据以前研究开林的经验建议诺尔修改结构。诺尔回到实验室里，改变了反应的条件，却发现这次获得的产物与上一次的有很大区别。尽管诺尔本人并没有意识到，这个产物已经不再是四氢喹啉衍生物，但他还是把这个新的化合物送去做了测试，没想到其退热效果显著，超过了之前的开林，而且没有奎宁或水杨酸[11]那种令人难以下咽的苦涩味道。

费歇尔知道这个出乎意料的结果之后，指导诺尔搞清楚了这个新化合物的结构，确定这是一种全新的吡唑啉酮（pyrazolone）的衍生物。费歇尔非常大度地让诺尔以他自己的名义去申请专利。1884 年，诺尔把这个发明的专利权出售给了将开林推向市场的那家染料公司。在药物上市前夕，诺尔接到通知说要给其起个名字。当时已获得博士学位，名利双收的诺尔正带着新婚的妻子在意大利威尼斯度蜜月，他专门拍电报给赫斯特公司，坚持他最初的命名——安替比林（antipyrin），但后来该药更名为非那宗（phenazone）。[12]

次年，非那宗被医药界推荐用于退热和镇痛，它缓解关节疼痛的功效尤其获得好评，而后又被用于缓解头痛等其他病症。真正考验非那宗的时刻是在 1889 年，彼时一场大规模的流感疫情席卷欧洲，它成了每家必备的退热镇痛药物，起到了不可估量的作用。在那之后，非那宗一直是世界上使用最广泛的药物，一直到 20 世纪初才被阿司匹林超过。

合成药物也能取得商业成功，非那宗首次展示了这一点。更重要的是，药物化学作为化学的一个新分支，萌芽于非那宗的发现，这是人类从寻找药物到发明药物的重要转折点。

1854 年，德国化学家斯特克获得高纯度的奎宁样品，并确定奎宁的原子组成。此后，几代化学家薪火相传，用了整整 50 年时间，才大致搞清楚了奎宁分子的空间结构，其中做出主要贡献的是德国化学家保罗·拉贝（Paul Rabe）教授。他领导的研究团队花了 40 年的时间，终于在 1908 年基本确定了奎宁分子中原子的连接顺序，发表了揭示奎宁的化学结构的论文。[13]

看到奎宁的三维立体结构之后，化学家们才恍然大悟：难怪先前霍夫曼和珀金、费歇尔和诺尔，还有其他众多化学家为合成付出的努力都没有取得成功，原来是因为奎宁的化学结构非常特殊，与先前的化学家们选用的合成原料的结构相差甚远。在当时的化学家们的眼中，奎宁结构的复杂程度远超所有人的想象，人工合成绝非易事。事实上，奎宁化学结构中一个悬而未决的立体化学问题一直要到 20 世纪 40 年代人工合成实现之后才得以最终解决。以当时的化学发展水平，从头到尾的人工全合成被认为是不可能做到的。然而，包括奎宁研究方面的专家拉贝教授在内的许多化学家还是继续努力研究奎宁的化学性质、反应活性和降解产物，为 30 多年后划时代的人工合成奎宁打下了坚实基础。[14]

就在科学家们绞尽脑汁地研究金鸡纳树皮，努力寻找有效成分，并最终提取和纯化奎宁，确定其化学结构的这段日子里，金鸡纳树的大面积种植、树皮的大规模量产和全球交易市场经历了不可思议的巨变：无论是树皮粉还是提纯后的奎宁，都从原本十分紧俏的高端药材变成了供过于求的廉价商品。这与全球性药物市场体系的形成密切相关。

大航海时代开启之后，欧洲人虽然一直觊觎资源丰富的非洲大陆，但传说中恐怖的"瘴气"令人望而却步。于是，他们舍近求远，先是横渡大西洋，阴差阳错地发现了富饶的美洲大陆，后来又绕过好望角进入了印度洋，直至远东。

但他们并没有放弃殖民非洲的努力，也为此付出了惨重的代价。据记载，1819年至1836年，派往塞拉利昂的英国军队中疟疾造成的死亡人数几乎占总人数的一半，而在位于贝宁湾的加纳，疟疾造成的军人死亡率更是耸人听闻，竟高达70%。欧洲人把非洲称为"白人的坟墓""士兵的死亡陷阱"。英国水手传唱着一首关于贝宁湾的恐怖歌谣，唱出了欧洲人心中的恐惧："当心，哦，当心，贝宁湾。尽管进去的人很多，但很少有人出得来。"1874年，英国王室要委任西非洲英属黄金海岸殖民地的新总督，连续四个被提名人都以害怕染上疟疾为由婉拒了，以至一些议会成员提议放弃西非的殖民地。[15]

随着奎宁的出现和量产，这一切彻底改变了。

当欧洲人意识到阻碍他们进入非洲腹地的"瘴气"就是以疟疾为首（黄热病其次）的传染病，而耶稣会士从南美洲带回来的金鸡纳霜正是疟疾的克星时，金鸡纳树皮（粉）以及后来的奎宁就立刻成了世界上最热门的商品。1848年，英国陆军医疗部正式向在西非的英国官员发出通知，鼓励士兵使用奎宁来预防和治疗疟疾。整个19世纪，金鸡纳霜和奎宁的需求量

双药记

激增，价格自然一路飙升。

于是，英国和荷兰政府都开始在自己位于热带地区的殖民地移植金鸡纳树，以摆脱对南美洲的依赖。但金鸡纳树并不是易于种植的植物，不能忍受霜冻，又喜欢凉爽的气候，年温差和昼夜温差必须比较小，而且它们对根部滞水和阳光直射不耐受。早期从南美出口的树皮中奎宁的含量很低，还不到2%。值得庆幸的是，英国人查尔斯·莱杰1865年从南美洲走私的种子在印尼爪哇岛的种植园生根发芽之后，成年树的树皮中奎宁含量为8%～13%。金鸡纳树皮的贸易在19世纪70年代发展迅速，很快就打破了南美洲的垄断。从爪哇运往欧洲的金鸡纳树皮数量也从每年124吨增加到了1890年的2 901吨，增长超过20倍，这彻底改变了供不应求的状况，也导致销售价格迅速回落。

奎宁的引入和随后在英国军队中的普及使得先前高得惊人的疟疾死亡率开始急剧下降，到1875年，只有1.7%的军人死于疟疾相关的疾病。在金鸡纳树皮刚刚成为大众商品的19世纪70年代初，非洲只有一小部分沿海的土地被欧洲人殖民，不到非洲大陆总面积的10%。此后，不到40年的时间里，装备了充足抗疟疾药物奎宁的欧洲人竟然征服了超过90%的非洲大陆。这段用非洲人的血泪写就的历史就是"瓜分非洲"。[16]

奎宁的生产和交易在很大程度上是一个全球合作的工业化过程。

金鸡纳树在亚洲和非洲的一些欧洲殖民地移植成功后，通常需要 18 年左右才能成熟。这时可将其砍伐并剥下树皮，晒干后运往欧洲的制造商，再销售到世界各地——主要是疟疾高发的热带和亚热带地区的殖民地。1890 年至 1940 年间，世界上 90% 以上的奎宁原料是荷属东印度群岛（今印度尼西亚）提供的，其余的 10% 来自南美洲和英属印度和锡兰（今斯里兰卡）。但由于供过于求，自由贸易的金鸡纳树皮价格低廉，种植园几乎破产，直到第一次世界大战后才重新变得有利可图。从 1910 年开始，荷兰殖民地的官员试图干预金鸡纳树皮的贸易，希望通过鼓励奎宁产业的全球整合来稳定金鸡纳树皮的出口业务。这带来了 1913 年的《奎宁协议》，该协议使奎宁脱离了自由市场，并建立了第一个全球制药垄断联盟。加入垄断联盟的种植园主、制造商和荷兰殖民国家同意合作，通过稳定金鸡纳树皮的价格来维持奎宁产业的竞争力，率先进入了全球合作的新时代。[17]

这个联盟存续了近 30 年，直到 1942 年太平洋战争爆发。日本军队占领了爪哇，掌控了那里的金鸡纳树种植和树皮生产，在热带地区作战的盟军部队因此面临奎宁短缺。美国人不得不派出探险队前往南美洲的安第斯山脉，寻找新的金鸡纳树林和其他可能的金鸡纳霜来源。

起初，英国人在印度和锡兰等地的金鸡纳树移植获得了成功，达到了相当的规模，甚至领先荷属东印度群岛的金鸡纳产业。当时，锡兰的种植园总面积约为 260 平方千米，出口量在 1886 年达到了 1 500 万磅的峰值。但是，19 世纪 80 年代末期，荷兰人后来居上，以更高品质的金鸡纳霜在市场竞争中取得优势，并建立和巩固了全球合作体系。被边缘化的英属印度和锡兰的种植园纷纷放弃了金鸡纳种植，转向了市场更大的茶叶，最终成为世界茶叶生产的重要基地，并延续至今。

大英帝国虽然在金鸡纳树的种植和树皮生产上没有保持住优势，但它在全球的殖民扩张遥遥领先，开创了"日不落帝国"的盛世。为了维护在世界各地，尤其是热带地区的殖民统治，英国一直是奎宁的最大消费国。如果没有足够的奎宁，英国人就不得不放弃许多殖民地，因为疟疾将会夺走太多人的生命，他们没有理由以如此高昂的代价留在非洲和其他热带地区的殖民地。

对在热带地区生活的欧洲人来说，奎宁跟食物和水一样，是健康生活的必需品。1847 年，驻扎在西非的英国军医亚历山大·布莱森（Alexander Bryson）在描述奎宁的广泛使用和必要性时写道："奎宁的使用现在变得极为普遍，以至于在西非的任何地方，只要那里有欧洲居民，他们的房子里就一定能找到奎宁；它实际上被认为是生活必需品之一，因为在那里生命是没有保障的。"[18]

英国统治者在众多殖民地依赖奎宁，如果没有它，大英帝国也许早就分崩离析了。

当奎宁还是价格不菲的稀有药品时，英国当局就已开始向在疟疾高发的热带地区的士兵和公务员分发奎宁。后来，金鸡纳树移植的问题解决了，供应量上去了，价格也下降了，奎宁更是随处可见，成了不可或缺的日常药物，热带殖民地的白人居民几乎每天都离不开奎宁。

我们现在知道，奎宁并不能阻止疟原虫进入肝脏（这个阶段基本无症状），但能阻止疟原虫消耗血红蛋白（这期间典型症状开始出现），所以对"症"下药的奎宁可以立竿见影地发挥作用。寄生在肝脏中的疟原虫找不到出路，基本上早晚会被宿主的免疫系统清除，从而打破疟原虫的生殖循环。但在此之前，如果患者停止服用奎宁，肝脏里的疟原虫还是有可能死灰复燃，再次侵入血红蛋白，去完成它们的生命轮回。当时不知内情的热带居民只能无奈地长期服用奎宁，以确保健康。

奎宁的味道寒苦不堪，难以下咽，所以从最初塔尔博的"宫廷秘方"开始就要用酒水调和后才能饮用，但作为日常用药还是有难度。于是，居住在印度的英国人从19世纪初开始尝试用苏打水加糖来调制奎宁饮料，把它称为"滋补水"（tonic water）或"印度滋补水"（Indian tonic water）。滋补水中溶解的奎宁在紫外线下会发出好看的荧光。即使在阳光照射下，只要有黑暗背景的衬托，也能看到滋补水发出的蓝光。

把金酒（gin）与滋补水混合而成的鸡尾酒饮料——杜松子酒（gin and tonic，简称G&T）也起源于英国殖民时期的印度。1858年，有商家开始将配制好的奎宁滋补水作为商品出售。驻扎在印度的英国士兵每月可以分到一些金酒和现成的滋补水，他们就把这两者混起来喝。这种做法一举两得，大受欢迎。1868年，已知的第一个杜松子酒广告出现在印度出版的

《东方体育杂志》上，杜松子酒被介绍为给赛马观众提神的鸡尾酒，而不是预防和治疗疟疾的药用饮料。[19]

很快，杜松子酒就作为提神醒脑的鸡尾酒和抵御疾病的健康饮料流行于整个印度次大陆，并逐渐风靡世界各地。一个半世纪以来，杜松子酒一直是世界上最受欢迎的鸡尾酒之一。

其实，奎宁进入人体血液后停留的时间很短，而如今出售的成品饮料中奎宁的总含量不得超过 0.0083%，因此杜松子酒或滋补水并不足以预防和治疗疟疾。但长期以来，杜松子酒仍旧高居休闲酒精饮料的榜首。2016 年饮酒专业协会的一项研究结果显示，仅在英国，杜松子酒的年销量就超过 4 000 万瓶，可创收 10 多亿美元。

今天，在印度尼西亚的爪哇还有几家金鸡纳树种植园，它们提醒着到访的游客：这里出产的金鸡纳树皮曾拯救了无数人的生命。

注释

1　Anthony Dawson, *The Rainhill Trials*, Stroud: Amberley Publishing Limited, 2018.

2　同上。

3　斯托克顿与达灵顿铁路公司（Stockton and Darlington Railway，简称 S&DR）是 1825 年至 1863 年期间存在于英格兰东北部的一家铁路公司。这是世界上首家使用蒸汽机车的铁路公司，于 1825 年 9 月 27 日正式运营。其所用的蒸汽机车也是由斯蒂芬森父子设计制造的，但速度只有每小时 13 千米，比马车快不了多少，所以并不被专家们看好。

4　1 英里约等于 1.61 千米。

5　Anonymous, "Trial of Locomotive Carriages", *The Times*, Oct. 12, 1839.

6　皇家化学学院（Royal College of Chemistry）现在是伦敦帝国学院（Imperial College London）的一部分。

7　石蕊试纸是当时化学家用于测试溶液酸碱性的试纸。如果石蕊试纸与溶液接触后变成蓝色，说明该溶液呈碱性；如果石蕊试纸与溶液接触后变成红色，说明该溶液呈酸性。目前石蕊试纸仍用于生活用水和土壤酸碱性等粗略的快速测试。

8　Marcel Delépine, "Joseph Pelletier and Joseph Caventou", *Journal of Chemical Education*, 1951, 28(9), 454.

9　Simon Garfield, *Mauve: How One Man Invented a Color that Changed the World*, New York: W. W. Norton & Company, 2002.

10　珀金于 1907 年去世。自 1908 年起，美国化学工业协会每年都会颁发以他的名字命名的著名化学奖"珀金奖章"，以表纪念。2017 年的获奖者是前默沙东公司的化学家安·E. 韦伯（Ann E. Weber），她成功领导了 2 型糖尿病药物西格列汀的研发，而笔者当时是项目团队的高级研究员之一。

11　水杨酸是一种可以从柳树皮中提取的天然产物，具有退热镇痛的功效。早在公元前 5 世纪左右，希波克拉底就写道，一种从柳树皮中提取的苦味粉末可以用于止痛和退热。1828 年，法国药剂师亨利·勒鲁克斯（Henri Leroux）与意大利化学家拉斐尔·皮里亚（Raffaele Piria）从柳树皮的粉末中提取出它的有效成分水杨酸。水杨酸是合成阿司匹林的前身。

12　非那宗已逐渐被其他药物取代，这些药物包括非那西丁（后来因安全问题而退市）、阿司匹林、扑热息痛和现代非甾体抗炎药

　　　　　　　　　　　　　　　　　双药记

（如布洛芬）。然而，它仍然在少数几个国家作为非处方药或处方药使用。

13　Paul Rabe, "Zur Kenntnis der China-alkaloide. VIII . Mitteilung: Über die Konstitution des Cinchonins", *Ber. Dtsch. Chem. Ges.*, 1908, 41(1): 62−70.

14　详见第 11 章 "安息吧，拉贝"。

15　Tom Gale, "*Hygeia and Empire: The Impact of Disease on the Coming of Colonial Rule in British West Africa*", *Transafrican Journal of History*, vol. 11, 81.

16　Thomas Pakenham, *The Scramble for Africa: White Man's Conquest of the Dark Continent from 1876 to 1912*, New York: Avon Books, 1991.

17　Andrew Goss, "Building the world's supply of quinine: Dutch colonialism and the origins of a global pharmaceutical industry", *Endeavour*, 2014, Vol 38(1), 8−18.

18　同注 15。

19　《东方体育杂志》（*Oriental Sporting Magazine*）是英属殖民地时期的印度发行的一本体育和娱乐杂志。Toby Keel, "Curious Questions: Who invented the gin and tonic?", *Country Life*, 2019 October 19.

第十章 重庆常山饮

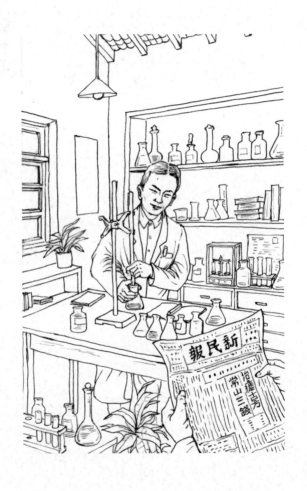

1941 年 12 月 7 日（日本时间 12 月 8 日），日本海军联合舰队在司令长官山本五十六的指挥下，突袭位于夏威夷珍珠港的美国海军太平洋舰队基地。日本海军以 29 架飞机被击落，5 艘袖珍潜艇受损，65 名士兵阵亡或失踪，1 名士兵被俘的相对轻微代价重创美国太平洋舰队。日本海军击沉了美国太平洋舰队的战列舰 4 艘、巡洋舰 3 艘，摧毁战机 188 架，造成 2 402 人死亡和 1 282 人受伤。[1] 与此同时，日本陆军大举入侵泰国，占领了马来西亚、新加坡和香港地区等当时的英国殖民地。

　　12 月 8 日，美国对日宣战，太平洋战争爆发，第二次世界大战全面展开。

　　现代战争是交战双方综合实力的较量，既是军事实力的较量，也是经济实力和科技发展水平的较量。

　　1937 年卢沟桥事变之后，日军全面入侵中国。面对万众一心、誓死保卫家园的华夏儿女，日军的战线越拉越长，资源消耗不断加大，日本因此不得不从美国大量进口石油。1941年，罗斯福总统执政的美国政府强烈呼吁日本军队撤离当时的法属印度支那（大致相当于现今的越南、老挝和柬埔寨），但日军置之不理。于是，美国联合英国和荷兰流亡政府对日本实施经济制裁，终止了对日本的石油出口。

无奈的日本军国主义政府只能启用有限的石油战略储备，得以苟延残喘。为了实现其"大东亚共荣圈"的帝国野心，日本不得不疯狂地寻找新的石油资源。他们垂涎于资源丰富的荷属东印度群岛，决定以最快的速度实施占领，将它们纳入势力范围，用当地出产的石油给自己的战争机器输送燃油。实力强悍的日本帝国海军并没有把东印度群岛的荷兰守军放在眼里，也没有把在南太平洋游弋的为数不多的英国皇家海军太当回事。他们忌惮的是实力雄厚的美国太平洋舰队。山本五十六认为，如果日军大举进攻东印度群岛，美国势必调动太平洋舰队干涉，战局将变得难以预料。只有重创美国的太平洋舰队，彻底摧毁或大大削弱它的战斗力，日本海陆军团才能顺利南下，完成对东印度群岛的占领。于是，他一手导演了震惊世界的珍珠港事件。

完成偷袭珍珠港的军事行动之后，山本五十六不想让盟军有任何喘息和休整的时间。在他的指挥下，日军立即挥师南下，剑指下一个战略目标：荷属东印度群岛中资源最丰富、人口最多的爪哇岛。在日军的强势进攻下，盟军在东南亚各地的抵抗力量全线崩溃。来不及清扫东南亚战场，巩固刚刚占领的印度支那，日本帝国的海陆空三军便马不停蹄地继续南下，把战线从南海推进到了爪哇海域。

1942年2月的最后一周，山本五十六坐镇日本柱岛的海军锚地，在旗舰长门号上指挥了二战中规模最大的两栖登陆作战。日军的特混舰队沿着婆罗洲岛东西海岸分兵南下，以巨大的钳形攻势分别扼制爪哇岛守军的东西两部，形成合围。东部攻击舰队于2月19日从苏禄海的霍洛河出发，包括41艘登陆舰和运输船，以及由1艘巡洋舰和10艘驱逐舰组成的护航舰队。西部攻击舰队由56艘登陆舰和运输船组成，伴随着3艘巡洋舰、1艘轻型航母、25艘驱逐舰，于2月18日在越南的金兰湾起锚南下。[2]

1942年2月27日，爪哇海战打响了。

开战之前，盟军为了更好地协同作战，在南太平洋战区成立了临时的美英荷澳联合指挥部，由荷兰海军少将卡雷尔·多尔曼（Karel Doorman）担任前线总指挥。参战的舰艇有重巡洋舰2艘、轻巡洋舰3艘和驱逐舰9艘，它们在爪哇海域严阵以待。尽管这些水面舰艇在吨位和火力上比来犯的日军舰队略逊一筹，但若战术运用得当，还是可以一拼的。无奈盟军的联合舰队在南太平洋海域没有空中火力的支援，不同国家战舰之间的情报和联络也跟不上战局的变化，结果遭遇惨败。在此后两周的海战中，日军的零式战机牢牢掌握制空权，重创盟军联合舰队：2艘轻巡洋舰和3艘驱逐舰被击沉，2 300人阵亡，包括多尔曼。而日本方面仅有1艘驱逐舰受损，36名水兵阵亡。

爪哇海战是当时人类历史上规模最大的水面舰艇之间的交战，但其一边倒的结局让大多数海战军事专家意识到：制空权才是海战胜负的关键。航空母舰的时代由此开始了。两个月之后美日双方的中途岛海战，就不再是水面舰只的鱼雷和大炮的交火，而是航母和舰载机之间的对决了。

3月初，由登陆舰和运输船送抵的日本帝国陆军第16军在今村均中将的指挥下开始了对爪哇岛的登陆作战。西路军在默拉克附近的万丹湾和一个名为伊雷坦威坦的渔村登陆，而东路军则是在克拉甘登陆，对东西向全长1 000多千米、中部宽约100千米的狭长的爪哇岛上的荷兰守军形成两面夹击。

虽然盟军英勇作战，顽强抵抗，但在一周之后的3月5日，巴达维亚（今印度尼西亚首都雅加达）和万隆等爪哇岛上的重镇先后沦陷。3月9日，日军开始逐一清除盟军在岛上的抵抗力量，基本控制了爪哇岛。盟军决定放弃无效的抵抗，向日军投降。

1942年3月12日，美国、英国、澳大利亚的指挥官与荷兰殖民政府官员一起出席在万隆日军司令部举行的正式投降仪式，并签署投降书。日本陆军中将丸山政男代表占领军接受了盟军的投降文书。

爪哇一役虽然以日本侵略军的完胜而落下帷幕，但山本五十六的好梦没能持续多久。仅一个月之后的4月18日，美国陆军航空兵的16架B-25B米切尔型轰炸机从海军的大黄蜂号航母上起飞，成功空袭日本首都东京。由于这次特别行动是由战前曾是著名飞行员的詹姆斯·杜立特（James Doolittle）中校一手策划的，所以史上又称"杜立特空袭"。[3]

杜立特空袭本身给东京造成的破坏并不大，致 50 人丧生，252 人受伤，约 90 幢建筑受损或倒塌，直接的军事作用也很小，但其战略意义是前所未有的。一方面，它提振了盟军的士气，扭转了之前节节败退，基本没有还手之力的颓势；另一方面，它迫使日本海军把主要注意力从南方战线转移到可能直接威胁日本本土的北太平洋海域。山本五十六连做梦也没有想到，偷袭珍珠港之后还不到半年，他的舰队就不得不直接面对已基本恢复元气的美国太平洋舰队。

杜立特空袭极大地动摇了日本帝国大本营的根基，改变了太平洋战争的态势。紧随其后的中途岛海战更是摧毁了日本海军的有生力量。美军以损失一艘约克城号航空母舰的代价击沉日本飞龙号、苍龙号、赤城号与加贺号四艘重型主力航空母舰。此役之后，日本帝国虽困兽犹斗，但已逃脱不了一步步走向灭亡的宿命。山本五十六本人也因加密电报被美军截获和破译而暴露了行踪，他的座机在 1943 年 4 月 18 日巡查南太平洋战区时被美军战机击落，坠毁在布干维尔岛的丛林中。第二天，他的尸体被一名救援人员发现。[4]

1942 年占领爪哇之后，除了暂时缓解了石油危机，日本侵略军还掌控了岛上的金鸡纳树种植园，获得了战时急需的奎宁。在此之前，德军入侵荷兰，占领了阿姆斯特丹，掌控了欧洲绝大部分的奎宁储备。这样一来，法西斯轴心国实际上控制了全球 90% 以上的奎宁资源。这一重要的变化给盟军，尤其是在热带地区作战的盟军将士带来了严峻挑战。

纵观历史，疟疾一直是影响人类文明进程的疾病，甚至左右着战争的胜负。古代著名的军事领袖亚历山大大帝没有死于敌军的刀剑，却死于疟疾。长期以来，疟疾对在热带地区作战的军队造成的伤害往往比敌人更大。据统计，二战期间在非洲和南太平洋地区感染疟疾的美国士兵超过 50 万，非战斗减员达到了师团级的规模，所以金鸡纳树皮粉和奎宁一直是不可或缺的关键药物。

在爪哇战役之前，驻菲律宾的美军已开始在其南部的布基农省建立一个小型的金鸡纳树种植园。爪哇战役之后，滞留在菲律宾巴丹半岛的美军士兵大批感染疟疾，患者达数万之多。在当地执勤的阿瑟·F. 费歇尔（Arthur F. Fischer）上校想到了布基农省的种植园，并亲自前往种植园督导金鸡纳树皮的采集。不幸的是，满载金鸡纳树皮的美国军机在飞往巴丹半岛的途中被日军击落，仅有的一点抗疟疾药物随之坠入太平洋。早已深受疟疾困扰，现在又缺医少药的巴丹美军和菲律宾官兵再也无力抵抗日军的进攻。没过几天，巴丹就陷落了，来不及撤离的美军与菲律宾官兵总计近八万人向日军投降。费歇尔上校有幸与最后一批美军一起安全撤离了菲律宾。费歇尔意识到了疟疾的可怕和奎宁的重要性，他把自己在布基农省收集到的金鸡纳树种随身带回了美国。随后，他安排人手把这些种子培育发芽，并先后将 400 多万株金鸡纳树的幼苗送往中美洲的哥斯达黎加种植。虽然战争结束之时这些金鸡纳树尚未成材，但费歇尔的努力和坚持得到五角大楼的高度认可，他本人因此获得两项国家最高荣誉。[5]

在中国战场上，疟疾的流行对战争的走势也有着不容忽视的影响，而奎宁的短缺则更为紧迫，并且在太平洋战争爆发之前就已经开始了。

1938 年 3 月的一天，新西兰人詹姆斯·贝特兰（James Bertram）沿着香港太平山的街道边走边打听，他要找一位住在干德道 11 号的林太太。

见面寒暄过后，贝特兰才知道自己眼前的这位"林太太"原来就是孙中山先生的遗孀宋庆龄。他事后在文章中写道："她身材优雅，衣着朴素，整洁的直发从宽宽的前额梳向后面，动人的眉毛下闪动着一双明亮到难以想象的眼睛。"[6]

1936 年 1 月，在英国完成学业并做过记者的贝特兰受《泰晤士报》《曼彻斯特卫报》等多家英国媒体委托，以自由撰稿人身份来到北平，了解中国国情，并撰写有关亚洲问题的文章。在燕京大学学习中文期间，贝特兰结识了在那里任教的美国记者埃德加·斯诺（Edgar Snow），这对他产生了重要的影响。西安事变之后，贝特兰应邀前往延安，在窑洞里采访了毛泽东。[7]

此后，贝特兰积极参与中国的抗日救亡运动。他这次特意拜访宋庆龄，就是希望她能够在香港为中国的抗日救亡争取更多的国际援助。两个多月之后，保卫中国同盟在宋庆龄寓所的小客厅里宣告成立了，其主要工作就是向中国战场上的各路抗日武装提供救济和援助，尤其是资助中国北方战区的国际和平医院与包括国际主义战士白求恩等人在内的各路国际援华战地医疗队。

1937 年 8 月 13 日，日军全面入侵中国之后的第一场大型会战淞沪会战打响了。

日军集结了陆海空三军兵力约 28 万人，对上海及其周边地区展开了猛烈进攻，试图一举消灭中国军队的有生力量。然而，武器装备相对落后的中国军人以血肉之躯进行顽强抵抗，御敌整整三个月。亲历淞沪会战的李宗仁将军在他的回忆录中写道："以上我军参战的约五十余师，战斗兵员总数在七十万左右。淞沪战场离苏嘉铁路第一道国防线尚有百余华里。战场上人数既多，又无险可守。敌海陆空三军的火力可以尽量发挥，我军等于陷入一座大熔铁炉，任其焦炼。敌方炮火之猛，猛到我炮兵白日无法发炮而夜间又无法寻找目标，只能盲目轰击。所以淞沪之战，简直是以我们的血肉之躯来填入敌人的火海。每小时的死伤辄以千计，牺牲的壮烈，在中华民族抵御外侮的历史上，鲜有前例。"[8]

淞沪会战彻底打乱了日军想在三个月内灭亡中国的战略计划。恼羞成怒的日军沿长江逆流而上，于 12 月 13 日攻克民国

　　　　　　　　　　　　　双药记

政府的首都南京并大开杀戒，犯下令人发指的战争暴行，制造了震惊中外的"南京大屠杀"。日本法西斯置国际舆论于不顾，仍旧一意孤行，继续西进。中国方面，先是安庆失守，接着九江也岌岌可危。日军直逼并试图攻克中国内陆最重要的交通枢纽武汉，迫使中国政府停止抵抗。

1938年6月，规模更大的武汉会战开始了。

这场会战涉及多个战区，横跨四个省，参与的中国将士超过百万，是抗日战争中时间最长、规模最大的战役。吸取了淞沪会战和南京保卫战的经验和教训，中国军队在火力远远不如日军的劣势下，利用武汉周边的有利地形，采取用空间换取时间的打法，以消耗战与日军拉锯周旋，再次向全世界表明了中国人民抗战到底的决心。

会战期间，中国红十字会救护总队专门成立了37个战地医疗队，沿着交通线组织救护工作。当时已经入夏，疟疾开始在部队里流行，尤其是在南方的军队中，将士毫无抵抗力。来自察哈尔的国民革命军第68军于长江边奋战，没多久便被疟疾打垮，死亡人数高达4 000多人。军长刘汝明本人接连两次摆子，他回忆了当时的惨状："一个连未得病的，最多不过六十人，少的只三十几人。病官带病兵，扶伤掖痛，咬紧牙关，苦撑苦斗……各医院早已无法容纳，又先后编组几十个收容队，分住各村休养，却无药品供应，眼睁睁看着他们病况恶化，相继死亡！" [9] 就连在前线督战的第五战区指挥官白崇禧也染上了疟疾。他回忆道："武汉会战开始后之第三个月，我忽感体温无常，初时我尚不以为意，继而体温超过摄氏四十度，几近昏迷状态，虽大量服用奎宁丸，亦毫无效果，所幸平时身体强健，仍勉强指挥。"[10]

在当时中国的战场上，所有奎宁都是进口的。得知武汉战区奎宁短缺，宋庆龄领导的保卫中国同盟立刻在香港市场上寻找和采购奎宁，并通过一切可能的方式将其送往前线。英国政府对此持中立态度，海外华人捐助的资金和物资源源不断地流入香港，香港大街小巷遍布各国的援华委员会、红十字委员会、福利和爱国委员会。其中，美国医药援华会是海外资金最重要的来源，一些生活在纽约的华人在时代广场上积极募捐，支援国内的抗日军民。保卫中国同盟联合了香港的各个救援团体，从生产地爪哇大量订购奎宁，最终将200万片奎宁及时送到了武汉会战的前线，为浴血奋战的将士们恢复健康、重振军威做出了不可磨灭的贡献。

经过四个半月的激战，日军虽然成功攻占除汉口法国租界外的武汉全境，但是并没有实现消灭抗日武装之主力，逼迫中国投降的战略目标。相反，原本力求速战速决的日军因为兵源不足，不得不停止战略进攻，与中国军队陷入僵持。日本帝国的军事与经济实力在之后的几年中被全民抗战一点点地消耗殆尽。

武汉会战之后，战火无情地向西南延烧，进入了疟疾高发的滇缅瘴疠区。

云南怒江沿岸千百年来被视为贫瘠之地，也是瘴毒之区。

在那里生活的村民沿袭着古老的耕作习惯。他们把村落建在夜间气温较低的山顶高处，白天下山到江岸边的水田里干农活，在太阳下山前必须回到位于山顶的家里，以躲避"瘴毒"。（这样可以减少夜晚被蚊子叮咬的可能性，从而免得疟疾。）在清明后至中秋前这段农忙的日子里，当地村民就是再累也不敢在江岸边留宿。

从军事角度看，怒江一带地势险要，易守难攻，是阻挡日军进攻的天然屏障。国民军主力第 11 集团军沿江驻守，以重兵保卫西南大后方。谁曾想，他们面临的最大威胁不是日本军队，而是疟疾。美军顾问在当地视察怒江防线后递交的一份备忘录中写道："第 11 集团军每周因疟疾而死亡者，约在数百以上……该方面军队所受之痛苦，实难尽述。本年夏间有某师部队 7 000 人开入峡内，抵达后甫及三周，可以作战者只余 4 000 人，另有一营在一夜内死亡之数竟达 28 人之多。87 师第 261 团某营 500 人在前线一月，为疟疾所困者共 260 人，其中 44 人病亡。本月内，余目击由怒江山峡内开拔之某营队伍，大都面色黄瘦，病态外露，其中约有 80 人身染疟疾。"[11]

为保存有生力量，更多的北方军队被调往西南各省，大批流离失所的难民也随军南下，拥挤的难民营和恶劣的卫生条件在西南多地造成了疟疾疫情的大暴发。时任卫生署技正许世钜记录了贵州农村各地的惨状："疟疾流行之广，为害之烈，实骇人听闻。沿途所见，几无一家幸免。田稼苦无人收割，既收割又乏人曝晒舂碾，壮丁因病不能生产，妇女因病不能起炊，教员不能教书，学生不能上学，人人面黄肌瘦，此情此景，非身历其境者难于完全想象，更以白布围头，表示戴孝者之多，使人惊异。"[12]

面对如此猖獗的疟疾疫情，奎宁的需求量激增。战地医生不分何种疟疾，开药总是一日三包奎宁粉，俗称"老三包"。紧接着爪哇岛沦陷，大后方的军民连"老三包"也吃不上了。

1941年，就在太平洋战争全面爆发前夜，一位风华正茂的中国药理学家提前结束了在哈佛大学的进修，回到了烽火连天的祖国，他叫张昌绍。

张昌绍1906年出生于上海嘉定县望仙桥镇的一个贫寒家庭，他的父亲是乡村小学教师。他在小学毕业后并未直接升学，而是在14岁那年进入苏州树德医院当学徒。聪颖好学的少年张昌绍白天在医院工作，晚上刻苦自学，完成了中学的全部课程，并在1928年以当地第一名的成绩考取南京中央大学医学院。（后来该医学院迁入上海，成为独立的上海医学院。）

张昌绍毕业后留在上海医学院任药理学助教，于1937年考取公费留英，师从伦敦大学医学院著名神经药理学大师约翰·加德姆（John Gaddum）教授，攻读博士学位，从事肾上腺素的神经药理学研究。1940年，张昌绍获得博士学位后前往哈佛大学进修。

辗转回国之后，张昌绍携家小来到陪都重庆，在已从上海内迁至重庆的上海医学院担任药理学副教授，兼任中央卫生实验院药理研究室主任，成为中国现代药理学的奠基人之一。

当时西南大后方的疟疾疫情正在不断蔓延，而奎宁短缺的状况也不可能在短期内缓解。政府只好另谋出路，希望能从传统和民间医药中找到有效的疗法或药物，以满足战时抗击疫情的迫切需要。一时间，各种各样的民间验方通过多种不同的渠道汇集至重庆的中央卫生实验院接受筛查。

非常遗憾的是，在现存的资料里，我们查不到在这一时间段内与青蒿有关的文字记录，哪怕是只言片语。这从一个侧面反映出，在疟疾疫情严重的抗战时期，民间还知道用"青蒿一握，以水二升渍，绞取汁，尽服之"这一药方来治疗疟疾的医者已然寥寥无几，难以寻觅。[13] 然而，天无绝人之路。在一千多年前的《肘后备急方》中收录的有关治疗疟疾的43个验方中，出现频率（14次）居于首位的常山在抗战相持的关键时刻脱颖而出，填补了奎宁的短缺，救了燃眉之急。

常山为低矮灌木，生长于海拔200～2 000米的阴湿林中。该属共有12种，广泛分布于亚洲东南部的热带和亚热带地区，仅有少数几种分布在南太平洋岛屿。

文字记录显示，古人从汉代就开始将常山的根茎入药，用于治疗"热发温疟""胸中痰结"。到了东晋，常山更是以多种不同的用法被葛洪收录进了《肘后备急方》。此后，宋代的《圣济总录》、元代的《活幼心书》、明代的《广嗣纪要》、清代的《张氏医通》等许多医书中都载有"常山饮"验方。常山在民间还有"摆子药"的俗称，可见它抗疟疾的功效广为人知。但常山严重的毒副作用也非常明显，患者服用后会剧烈呕吐。所以，当年康熙老佛爷打摆子的时候，京城里无人揭榜，不敢把民间流传的含有常山的验方进献给太医院是可以理解的，毕竟稍有不慎，便有可能被满门抄斩。

在抗日救亡人人有责的战争年代，情况有了根本性的变化。一位善良的医者在重庆的一家报纸上登广告，公开了一则治疟古方：用常山三钱、槟榔三钱、鳖甲三钱、甘草三钱、乌梅三枚、红枣三枚和生姜三片熬药服用。中央政治学校医务室的工作人员将这则广告拿给正在他们学校办公的政府要员陈果夫看。陈果夫看后饶有兴趣地带着报纸回家了。那几天，他家中正住着一位朱姓女客人，她身染疟疾，打摆子已有三日。陈果夫到家后不顾夫人反对，执意要让这位疟疾患者试一下他刚刚从报纸上看来的常山古方。他拿出那份报纸，让家中仆人去抓药熬制。次日，朱女士服用了这个被称为"常山饮"的汤药，居然真的好转了。[14]

陈果夫见状大喜。他先是让中央政治学校医务室的工作人员在当地再找些疟疾患者来试药，并且比较常山单药和七味药的处方，结果发现二者都有效。然后，他马上向中央政府争取到了拨款，推动了更大规模的临床试验。受试者包括中央政治学校在校生患者 207 例，钢铁厂工人患者 1 250 例。服用常山后，学生患者治愈 198 例，工人患者治愈 1 170 例。消息传出后，单药"常山浸膏"和复方"常山饮"等多种含有常山的验方很快就在疫区流行起来，暂时填补了奎宁的短缺。

虽然服用常山后普遍出现的强烈呕吐使患者难以忍受，但相信以毒攻毒的军民不是少数。在高热不退、生命垂危与强烈呕吐之间，他们一般还是会选择后者。为了能减弱乃至消除常山引起呕吐的副作用，陈果夫召集中央卫生实验院的医药专家展开研究，在实验院主持药理研究的张昌绍就这样开始了他卓有成效的常山药理研究。

在战时的重庆，生活条件极为艰苦，物资供应紧张，还经常遭到日本军机的空袭。位于歌乐山的实验院科研条件非常简陋，缺少相应的仪器设备和各种试剂。但人们都充分认识到了这项研究的紧迫性，因为前线将士正在疟疾的严重困扰下浴血奋战。

从极为有限的文献资料中，张昌绍了解到：在疟疾高发的越南，常山也曾被用于抗疟，在法国殖民统治后有学者做过一些研究，但未能确定它的疗效；另外，英国殖民者在印度获悉当地人用常山治疗疟疾，也曾试图从中提取有效物质，但没有成功。中国最早有关常山的学术文献之一发表于1932年的《中华医学杂志》，作者李涛指出民间治疗疟疾的验方中含有常山，"然而没有人能确定这个处方是否真有疗效"。[15]

从当时收集到的验方看，常山在民间基本上不单独使用，一般配有槟榔、鳖甲、甘草、乌梅、红枣和生姜等辅料，在一千多年前的《肘后备急方》里已是如此。所以，直到1941年，关于常山本身是否含有可抗疟疾的化学物质，单独使用能否治疗疟疾这一问题，尚无定论。重庆中央政治学校医务室的工作人员在 1942 年首先确定了常山单药的疗效。

张昌绍领导的科研小组用现代科学方法对常山进行了更深入的研究。他们通过小规模的临床试验重复了中央政治学校医务室前不久得出的试验结果，确认了粗制的常山单药对疟疾有显著疗效。他们发现常山的退热效果与奎宁类似，只是抗疟的疗效稍慢于奎宁，于是开始对常山进行细致的分析，试图提取有效成分。在他们之前，法国科学家的尝试失败了，英国学者的努力也没有结果，战乱中的中国学者有可能成功吗？志向远大的张昌绍博士可没想这么多。在重庆，他每天耳闻目睹缺医少药的抗战军民遭受着疟疾的煎熬。如果能尽快找到抗疟疾的活性物质，那么这不仅是对医药学的贡献，也是对反法西斯战争的贡献。

经过一年多的深入研究，张昌绍的研究团队取得了突破，从粗制的常山提取物中分离出了几种新的化学物质——因为它们属于生物碱，所以得名"常山碱"（dichroine）。他们对这些新的化学物质进行了药理学研究，发现其中三种常山碱对疟原虫有较强抑制作用，在体外测试的效果甚至优于奎宁。这些开创性的研究成果发表于 1943 年的《中华医学杂志》，被后来研究常山的学者多次引用。[16]

在开展临床研究的同时，张昌绍与当时也在重庆的化学家赵承嘏、高怡生等人合作研究常山碱的理化性质，试图确定它们的分子组成乃至分子结构。但由于条件实在简陋，实验精度受到很大影响，最初发表的分子组成和晶体的熔点都存在比较大的误差。直到 1948 年张昌绍等人在英国《自然》(*Nature*) 杂志上发文前夕，才有了相对精准的数据：他们从常山中一共获得了五个生物碱和两个中性分子，三个常山碱晶体的熔点分别为 136℃、146℃和 161℃，与国外类似研究的结果非常接近。[17] 常山碱的抗疟功效也在国外同行后来的研究中得到了印证。

1943 年，根据张昌绍等人的初步研究结果，国民政府中央农林部决定将距离重庆不远处的金佛山开辟为垦殖实验区，开始大规模种植常山。当时的研究报告指出，常山每亩可收成 300 千克，每名患者一个疗程用药约 150 克。以 1 000 万名患者估算，每年约需保障 4 000 亩的收成，1.6 万亩土地轮种 4 年之后方可达到这个目标。

这一宏大的抗疫计划尚未来得及实施，美国生产的新药——疟涤平［药品名"阿的平"(Atabrine)］[18] 就通过著名的驼峰航线源源而来，及时进入了西南大后方。

有了充足的疟涤平之后，当地的专家又进一步推广和强调抵御疟疾的新观念。各地的卫生处纷纷推行灭蚊措施：民宅装纱窗，清水沟，稻田定期换水，洼地排水，填土除草，定期喷药，等等；同时对疟疾高发区域加强公共卫生管理，全体居民按户登记，通过血片检查检验人血中是否存在疟原虫；免费发药治疗，并要求保甲长严格监视，"以不容乡民血液有疟原虫存在为目的"[19]。

公共卫生措施与疟涤平双管齐下，治疟取得了很好的效果。到 1944 年，大西南各地的疟疾疫情已普遍得到控制。

常山饮和常山浸膏完成了它们的历史使命，淡出了大众的视野，但张昌绍团队发现的常山碱成了医药界的明星化合物。世界各地的科学家和药物实验室对其进行了广泛、深入的研究，目标是开发出像奎宁那样的新一代抗疟药物。与张昌绍同时代的著名药理学家陈克恢就是其中一位重要的代表。

和张昌绍一样，陈克恢出生于上海郊区。1916 年，18 岁的陈克恢考入清华学堂留美预备班，1918 年就读于威斯康星大学，1920 年毕业。毕业后，他即进入该校医学院，两年后获生理学博士学位。1923 年回国，在北京协和医学院药理系任教。1925 年又去美国，1927 年获约翰斯·霍普金斯大学医学博士学位。1929 年任芝加哥礼来制药公司药理研究部主任，1937 年任美国印第安纳大学医学院教授。

在协和医学院工作时，陈克恢从中药麻黄中分离出了左旋麻黄碱，并进行了药理学研究。（当时学界仅知它有扩瞳作用。）他与导师 C.F. 施密特发现：麻黄碱能收缩血管，兴奋心脏，使心收缩力加强，增加心输出量，升高血压，兴奋中枢，松弛支气管平滑肌，而且口服有效。此药很快被用于治疗支气管哮喘、花粉症和其他过敏性疾病，甚至还被用于脊椎麻醉。陈克恢非常关注中医药的新进展，潜心研究中药 30 多年。得知张昌绍教授有关常山碱的研究结果之后，他便在礼来公司组织资源进行了更深入的研究。

前面我们提到，常山有相当强烈的催吐作用。在医药学领域，这种立刻出现症状的副作用被称为"急性毒副作用"（acute toxicity）。急毒虽然不是在每个服药患者的身上都会表现出来，但其症状一般既快又明显，很容易被察觉到；同时，它们大多是可逆的，停药之后随着药物的清除会很快消失，一般也不会留下什么长期的副作用。所以，监管部门对于急毒的政策以及现代制药工业的应对方法都相对完备。

与急毒相对应的是"慢性毒副作用"（chronic toxicity）。慢毒同样是严重困扰制药人的大问题，而且更难检测和去除。与急毒不同，慢毒所引起的健康损害不是在服药后马上出现，而是在连续服药一段时间后才会出现。这段时间可能是几个月，有时甚至长达几年。更要命的是，很多慢毒引起的内部脏器损伤是不可逆的，在停止服药之后也不会康复，而其表现形式又跟许多退行性疾病相关，比如肾功能或肝功能的衰弱以至衰竭。和急毒一样，慢毒也不会在每名服药的患者身上都表现出来，只是统计意义上的比例略有升高，因此很少会引起医生或患者的注意。比如，服用某种药物三个月之后，患者出现了一定程度的不可逆肝损伤；十年后，这些患者的肝癌发病率比普通人高了15%。有多少人会想到这也许是十年前服药留下的后遗症？就算有人想到了，我们又如何建立这两者之间的因果关系呢？在漫长的十年里，每名患者肯定还得过多种不同的疾病，服用过多种其他的药物，去过许多不同的地方，有很多不同的因素可能引起这15个百分点的变化。只有做长期跟踪的随机分组对照试验，才有可能发现端倪。

正因如此，这些隐匿的慢毒对公众健康的危害之广泛、持久是超乎想象的，比如，有调查数据显示：因服用马兜铃酸而导致不同程度肝损伤的人数在东亚人群中可能超过一亿。[20]

陈克恢是非常重视药物安全性，尤其是慢毒对药物安全性影响的早期现代药理学家之一。在礼来公司研究常山期间，陈克恢团队做了大量的临床前动物试验，为消除催吐这个急性毒副作用做了许多工作，同时非常谨慎地研究了常山是否存在隐匿的慢毒。他们的研究结果显示，常山对肝肾有一定损害，再加上催吐这个急毒，因此，尽管中国重庆和西南战区的实际使用数据显示出了相当不错的疗效，也不可能将常山本身开发成一款安全的疟疾治疗药物。

太平洋战争期间，东南亚战区和中国战区的疟疾疫情和奎宁短缺状况给了中国本土的抗疟医药一个短暂却十分难得的窗口期，见诸传统医书的各种方剂都有机会一试身手，抑或重见天日。记载于《肘后备急方》的"青蒿一握"，在经历了约1 500年的沧海沉浮之后，虽然被转载于《本草纲目》等后世的医药学著作，但因为命名与分类上的阴差阳错，更因为它"以水二升渍，绞取汁"的特殊冷水萃取方法，未能在中华民族生死存亡的关键时刻显现其对疟疾的超强疗效。反而是集毒性与疗效于一体的常山脱颖而出，给中华儿女助了一臂之力。

二战中，金鸡纳霜和奎宁的全球性短缺让人们充分意识到了药物研发的重要性。战后，现代医药工业进入了一个突飞猛进的新时代，除了基础生命科学研究（尤其是分子生物学）的显著进展，有机合成化学领域的突破是另一个必不可少的条件，而它的标志性事件就是奎宁的人工全合成。怎么又是奎宁？

注释

1　Alan Zimm, *Attack on Pearl Harbor: Strategy, Combat, Myths, Deceptions*, Havertown: Casemate, 2013.

2　Paul S. Dull and F. C. van Oosten, "The Battle of the Java Sea", *Naval War College Review*, 1978, 31(2), 26.

3　James M. Scott, *Target Tokyo: Jimmy Doolittle and the Raid that Avenged Pearl Harbor*, New York: W. W. Norton & Company, 2015.

4　Craig L. Symonds, *The Battle of Midway*, New York: Oxford University Press, 2011.

5　关于太平洋战争中菲律宾巴丹半岛的故事，详见第 11 章"安息吧，拉贝"。

6　［新西兰］贝特兰：《在中国的岁月：贝特兰回忆录》，何大基等译，中国对外翻译出版公司 1993 年版。

7　毛泽东：《和英国记者贝特兰的谈话》，载《毛泽东选集》（第二卷），人民出版社 2006 年版。

8　李宗仁：《唐德刚作品集·李宗仁回忆录》，广西师范大学出版社 2019 年版。

9　刘汝明：《刘汝明回忆录》，中华书局 2014 年版。

10　白崇禧:《白崇禧回忆录》, 解放军出版社 1987 年版。可见当时已经出现了对奎宁有抗药性的恶性疟。

11　转引自霍安治:《抗日战争离不开奎宁》,《凤凰周刊》2020 年总第 726 期。

12　同上。

13　战时的资料保存肯定不够完整, 会有不少遗失, 笔者的查询也不可能没有遗漏, 但抗战时期青蒿没有被广泛使用应该是事实。20 世纪 60 年代的调查结果显示, 用青蒿治疗疟疾的验方在民间还有流传, 但显然没有人知道低温萃取, 知道"以水二升渍, 绞取汁, 尽服之"对疗效的重要性, 大多用酒水煎熬, 所以残存的疗效肯定是大打折扣的。详见第 13 章"众里寻它千百度"。

14　陈果夫:《陈果夫先生全集》第 8 册, 近代中国出版社 1991 年版。陈果夫曾任国民政府军事委员会委员长侍从室第三处主任。

15　李涛:《我国疟疾考》,《中华医学杂志》1932 年第 3 期。

16　周廷冲、张昌绍:《国产抗疟药常山之研究》,《中华医学杂志》(重庆) 1943 年第 29 期。

17　JANG, C., Fu, F., HUANG, K.et al., "Pharmacology of Ch'ang Shan (*Dichroa febrifuga*), A Chinese Antimalarial Herb", *Nature*, (1948)161, 400-401.

18　疟涤平和氯喹等抗疟药物一样, 有严重的副作用, 而且很快就出现了抗药性, 详见第 11 章"不死的疟原虫"。

19　同注 11。

20　Frédéric D. Debelle, Vanherweghem and Joëlle L. Nortier, "Aristolochic Acid Nephropathy: A Worldwide Problem", *Kidney International*, 2008, 74(2), 158-169.

第十一章 安息吧，拉贝

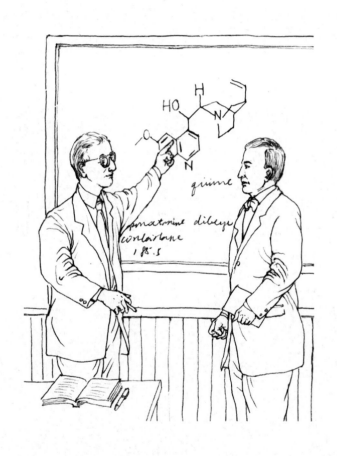

美国历史名城波士顿位于东海岸北部的马萨诸塞湾，查尔斯河沿着城北蜿蜒向东流入大西洋。从波士顿向北跨过查尔斯河就到了剑桥镇，著名的哈佛大学和麻省理工学院就坐落在这个总面积不到 20 平方千米的小镇上。

1944 年 4 月 10 日凌晨，剑桥镇沉睡在梦乡里。哈佛大学的校园里，几栋实验楼亮着星星点点的灯光。

快到 3 点的时候，化学楼里几扇窗户透出的灯光熄灭了。不一会儿，从厚重的大门里一前一后走出来两个年轻人，他们各自拿着一瓶苏打水。眼下虽然已经过了复活节，但剑桥镇凌晨的气温还是下降到了 0℃左右。寒风吹过，二人都下意识地紧了紧外套的领口。

走在前面的那个脸颊瘦削一点的叫罗伯特·伯恩斯·伍德沃德（Robert Burns Woodward），是哈佛大学化学系的助理教授。他戴着一副玳瑁边的近视眼镜，裹着海军蓝的外套。冷风吹过后，他背过身去，从口袋里拿出一盒香烟，取了一支叼在嘴里，用手遮住风点着后狠狠地吸了一口，再长长地吐出去，像是要让自己清醒几分。跟在后面的身材壮实一点的叫威廉·冯·艾格斯·多林（William von Eggers Doering），是伍德沃德教授的博士后研究员。在伍德沃德背过身去点火抽烟的当口，一脸疲惫的多林拿起苏打水瓶喝了一小口，然后沮丧地摇了摇头。

"鲍勃，我们又白忙活了一整夜，什么结果都没拿到！"

"真是活见鬼！它不应该是这样的，按理说早就该做出来了。"

"我有点怀疑我们是不是弄错了。"

"比尔，相信我，我们一定能把它做出来的！"

"那当然！否则我也不会跟你干到这个时候了。"

"好了，比尔，暂时忘了它吧。先回去好好睡一觉，明天接着干。"伍德沃德顿了一下，"不对，应该是今天，今天我们接着干。"

多林也想起了什么："伍德沃德博士，今天可是你的生日啊！真希望我们能好好庆祝一下，可是……唉……"

"走吧，再不走天就亮了。"伍德沃德轻轻拍了拍多林的后背，又吸了一口烟，然后二人并肩走下台阶。校园的路灯在他们身后投下了长长的影子……

这一天，伍德沃德刚好 27 岁，而多林和他同龄。[1]

罗伯特·伍德沃德出生在查尔斯河对岸的波士顿，家境一般，年少失怙，由母亲抚养长大。伍德沃德从小就喜欢化

　　　　　　　　　　　　　　　双药记

学，课余时间经常步行到离家五千米的公共图书馆，在那里埋头研读他能找到的各种化学书籍。他还经常光顾波士顿的各种旧书店，因发现了德国化学家路德维希·加特曼（Ludwig Gattermann）的经典著作《有机化学实用方法》的英译本而兴奋不已。他用平日里省下来的零花钱买下了这本旧书，然后在自己家的地下室里依样画葫芦，做起了化学实验。到高中毕业时，他已经掌握了这本实验手册中的大部分内容。

伍德沃德后来回忆说："通过书中所描述的那些典故，我模模糊糊地意识到原始期刊文献的存在。我认定这件事值得进一步探索，于是我采取了直截了当的方法，写信给德国驻波士顿总领事———位名叫库尔特·冯·蒂佩尔斯基希（Kurt von Tippelskirch）的男爵——告诉他我听说德国正在积极开展化学研究，而且他们的研究成果会发表在定期的出版物中。我请求他帮我弄一些此类出版物的样本。"[2]

没想到蒂佩尔斯基希男爵竟然很友善地答应了这名高中生，给他寄来了 1928 年出版的《李比希化学年鉴》（*Liebig's Annalen der Chemie*），其中收录了德国化学家奥托·狄尔斯（Otto Diels）和库尔特·阿尔德（Kurt Alder）发表的论文，该文描述了后来被称为狄尔斯-阿尔德反应的现象。这是一个令伍德沃德一生着迷的著名化学反应。总领事的热情回复和寄来的文献把伍德沃德带入了更广阔的化学天地，对他后来的职业生涯产生了深刻的影响。[3]

1961 年，高中生艾伦·胡斯给功成名就的伍德沃德教授写信询问：为什么自己打算成为一名化学家，还必须花很多时间学习语文？语文在化学领域有那么重要吗？也许是效仿早年德国总领事的热情回复，已是享誉全球的知名教授的伍德沃德抽时间写了一封感人至深的回信："对于化学家来说，用清晰、有说服力的语言记录想法、描述实验、表达结论的能力是一项非常宝贵的资产。……此外，思想必然涉及词语的使用，因此思考者对语言的掌握程度越高，其思想就越强大，其结论就越有说服力。"[4]

伍德沃德教授发表的学术论文和当时在哈佛大学校园里颇为传奇的周四研讨会将他对语言的驾驭能力展现得淋漓尽致。在他于哈佛大学执教期间，每周四晚上 8 点他的研究团队会举行研讨会。会上，他经常一个人滔滔不绝地讲上三个多小时，没有讲稿。那个年头没有幻灯片，更不会有 PPT，全靠板书。该研讨会是开放的，学生和老师皆可参与。在许多参加过研讨会的人看来，伍德沃德教授的板书是直接"可以拍照并放入教科书"的。在整个演讲过程中，伍德沃德会不停地抽烟，喝威士忌，还经常冒出一些"显然是自发的，即时出现的"的想法，一些听众甚至认为，对他来说，"产生绝妙的想法只需要一瓶威士忌和几包香烟"。[5]

学生时期的伍德沃德并不是样样都行，他讨厌体育课，这给他带来过不小的麻烦。

1933 年，年仅 16 岁的伍德沃德进入麻省理工学院深造。他很快就发现，即使在这所全球顶尖的科技大学里，常规的课

双药记

程也不够劲，于是他向校方表示：作为一名本科生，他将不参加规定的课堂学习；他想把所有时间都花在图书馆和实验室里，但会参加期末考试。

就一名绝顶聪明而又超常自信的学生而言，这也许说得过去。但他接着表示不参加必修的体育课，认为体育课纯粹是浪费时间。这让校方有点生气，于是校方决定给这个不知天高地厚的年轻人一点教训，在次年（1934年）以疏于正式课堂学习为由迫使伍德沃德退学。

但在第一学年中，伍德沃德的化学天赋已经得到了化学系教授们的赏识，知名教授詹姆斯·诺里斯（James Norris）更是直截了当地表示："我们发现这个人拥有非凡的头脑，我们希望它发挥最佳作用。如果必须废除那些为不怎么聪明的头脑而设置的繁文缛节，那我们就废除吧。"[6]

有这样的伯乐，千里马的腾飞指日可待。伍德沃德很快获准重新入学，仅用三年时间就获得了学士学位，又在一年后获得了麻省理工学院的博士学位。1937年，伍德沃德博士毕业时，诺里斯教授对这个天赋异禀的小伙子充满了信心。教授告诉《波士顿环球报》："我们都认为他会在科学界扬名立万的。"[7]

当年秋天，年仅20岁的伍德沃德到剑桥镇上的哈佛大学化学系担任初级研究员，不久后就晋升为讲师，再到副教授，并最终成为讲席教授。

今晚，让伍德沃德和多林熬夜工作，却又令他俩沮丧不已的是一个叫作"喹诺毒素"（quinotoxine）的奎宁降解产物。这两个年轻人已经为这个化合物没日没夜地工作了14个月，眼看距离最后的成功只有半步之遥了，没想到却遇上了一块难啃的骨头。如果啃不下来的话，整个项目真的有可能前功尽弃。

这又是一个难熬的不眠之夜。

伍德沃德和多林为之日以继夜工作的项目，就是人工合成二战期间世界上最重要、最紧俏的药物——奎宁。

两年前（1942年）的4月10日，菲律宾的巴丹半岛上，烈日炎炎，近8万名衣衫褴褛、身心俱疲的美军（约1.5万人）和菲军（超过6万人）俘虏，在日军士兵的押送下，正步履艰难地走向100多千米外的圣费尔南多……这就是战后被国际军事法庭裁定为"违反战争法规或惯例"的"巴丹死亡行军"（Bataan Death March）的开始。[8]

一周前，4月3日早上9时，入侵菲律宾的日军第65独立混成旅团及第4师团在100多架军机和300多门重炮的火力支援下，对巴丹半岛发起了总攻。驻守巴丹半岛的美菲联军八万人，因为奎宁短缺，正饱受以疟疾为主的热带疾病的困扰，战斗力严重受损。在日军连续六个多小时的狂轰滥炸下，美菲联军的通信中断，顾此失彼。三天后，日军的先头部队撕开了美军通过"橙色-3战争计划"精心部署的巴丹防线，美菲联军开始全面溃退。联军的指挥官们仅能与部分掉队的官兵联络，与其部队完全失去了联络，半岛上所有的道路都挤满了难民及逃离的部队。

4月8日，巴丹半岛的联军前线最高指挥官小爱德华·金（Edward King Jr.）少将认为继续抵抗已经没有意义。他决定与日军谈判，向日方提出了投降协定条件。4月10日，美菲战俘在日本兵的刺刀、皮鞭和棍棒下开始了生不如死的"死亡行军"，500～1 000名美军战俘和超过一万名菲军战俘在行军中死亡，另有数千人在抵达位于卡帕斯的战俘营不久后相继死亡。[9]

然而，这还只是太平洋战争的第一阶段。受困于可怕的疟疾等热带疾病，缺医少药、节节败退的盟军有可能在南太平洋战场上赢得转机吗？

在此之前，由于荷兰殖民者在爪哇岛上经营的金鸡纳树种植园大获成功，奎宁已经成了普遍使用的日常药物。二战前的20世纪30年代，在全世界使用的奎宁中，超过90%来自爪哇，那里的金鸡纳树皮年产量高达一万吨。与此同时，金鸡纳霜和奎宁的市场价格一路下滑。1880年，一千克奎宁硫酸盐的售价是385林吉特（马来西亚法定货币），到1896年时已下跌至32林吉特。其他热带地区的许多金鸡纳种植园被迫停产，比如当时的锡兰，金鸡纳树的种植面积从1883年的26 000公顷锐减到了1898年的区区500公顷。[10]

然而，战争改变了这一切。在新建种植园远水不解近渴的情况下，现代有机合成化学有可能解前方战场上奎宁短缺的燃眉之急吗？人们翘首以待。

其实，从 19 世纪后半叶开始，一代又一代化学家已对人工合成奎宁开始了探索性的尝试。如果说现代化工起始于威廉·珀金在探索合成奎宁时不经意的发现，而现代药物化学起始于费歇尔和他的学生诺尔在探索奎宁类似物过程中的歪打正着，[11] 那么，现代有机合成化学的里程碑无疑就是奎宁人工全合成本身了。

德国化学家保罗·拉贝在 1908 年最终确定了奎宁的三维化学结构之后，化学界才恍然大悟，原来早年许许多多化学家以分子式（分子的原子组成）为基础进行的各种探索都是不可能成功的，因为奎宁的化学结构远比当时任何人想象的都复杂。在这个过程中，化学家们认识到以碳原子为骨架的有机化合物不是平面的，而是有着各种各样的三维空间结构，因为碳原子之间的连接方式（化学术语叫"化学键"）可以是线性的、平面三角形的，但更多的是三维立体的四面体构型。这样一来，在同样的分子式下，分子的空间构型可以有成千上万种。化学家把这些分子式相同但结构不同的化合物称为"同分异构体"（同样的分子式，异样的结构）。比如，汽油的主要成分是辛烷，一共有 18 个同分异构体，每个异构体都含有 8 个碳原子和 18 个氢原子，都可以用同样的分子式 C_8H_{18} 来表示。[12]

奎宁的分子式是 $C_{20}H_{24}N_2O_2$，表示一个奎宁分子里含有 20 个碳原子、24 个氢原子、2 个氮原子和 2 个氧原子。这个分子式能代表的同分异构体本已多到数不过来，而且由于氮原子和氧原子的加入，很多异构体不再属于同一类分子，它们的物理化学性质也是千差万别。如果想根据分子式的随机组合来合成奎宁的话，碰巧成功的概率应该比中头彩还要低不少。

这还不算完呢。就在同一时期，法国科学家路易·巴斯德（Louis Pasteur）还发现了分子的"手性"（chirality）。人的右手和左手是不一样的，但又是很相似的。如果不考虑细节，一个人的右手（或左手）应该与另一只手在镜子里的映像是一样的，这就叫"镜像对称"，或者被形象地称为"手性"。大多数有左右之分的东西，如鞋子、手套、耳机，都会呈现出这种普遍存在的对称性。化学分子当然也不例外，但那是微观结构层面的，肉眼无法辨认。

现代科学在分子结构认知上的进步对有机合成化学提出了全新的要求。

了解奎宁的三维化学结构之后，很多化学家放弃了人工合成奎宁的努力，因为那个时代所知的化学反应本来就很有限，而奎宁化学结构的复杂性又大大超出了人们之前的预期，就连拉贝本人也不认为他在有生之年能看到奎宁的人工合成取得成功。

尽管拉贝认为前景暗淡，但他与助手卡尔·金德勒（Karl Kindler）还是锲而不舍地继续研究奎宁分子的理化性质和它的降解产物。在路易·巴斯德等其他科学家对奎宁的研究基础之上，他们得到了一个非常重要的实验结果：奎宁的降解产物之一喹诺毒素可以通过三步化学反应的顺序重新转化为奎宁。[13]

拉贝把这一重要结果以通信论文（communication）的形式发表在化学期刊上，该文虽然描述了反应条件，但没有提供任何实验细节。化学界从很早开始即形成一个惯例，而且延续至今，那就是一旦获得了有时间性的重要结果，可以抢先发表一个不包括实验细节的简短通信论文，然后在可接受的时间范围（通常是一到两年）内发表一篇包括所有实验细节的完整科学论文。然而，拉贝和金德勒并没有这么做，所以这三步化学反应的实验细节一直都是缺失的，能否在实验室里重复也不得而知。于是，有人质疑说，没发表后续完整的科学论文很可能是因为后来他们自己都没有重复成功，只好不了了之，给后世留下了一个有可能被引爆的哑弹。

化学界的大部分学者都相信德国人的严谨和认真，认为拉贝的结果是可信的，并且在这个基础上形成了一个共识：只要人工合成了喹诺毒素，基于拉贝和金德勒的三步转化就可以合成奎宁了。

严格来说，天然有机化合物的人工全合成，应该从元素周期表中的一组元素开始。然而，在实际操作时，合成化学家都不是，也没有必要从碳、氢、氧、氮等元素开始，而是从一些已知可以人工合成的简单化合物（也就是原料化合物）开始，这足以证明最终产物是可以从化学元素开始进行"全合成"的。另外，如果从某一个已知的中间体——合成过程中任何一个并非最终目标化合物的中间产物——到目标化合物的转化，比如从喹诺毒素到奎宁的转化，已经有人成功做到了，那么后来的合成化学家可以不必重复之前已经发表的步骤就宣告完成，我们把这样的结果称为"形式全合成"（formal total synthesis）。这在学术界屡见不鲜。伍德沃德和多林眼下的目标就是要人工合成喹诺毒素这个关键中间体，从而宣告完成奎宁的形式全合成。

当时，在大部分化学家看来，这简直是一项不可能完成的任务。

难道是伍德沃德这个绝顶聪明的年轻人发现了其他化学家都没有想到的合成路径？除了拉贝在1918年发表的最后三步转化，这个合成路径肯定是不存在的。那么，伍德沃德脑子里的奎宁合成路径又是从哪里来的呢？

那时的有机合成化学已经到了巨变的前夜。在那之前，天然有机化合物的人工合成还没有成为一个系统性的化学分支。不少有兴趣的化学家会用自己熟悉的化学反应来构建一些结构上相对简单的天然产物，以及一些结构特殊的非天然化合物，而不是从头到尾地精准设计与合成结构复杂的天然产物。但一些有眼光的化学家已经意识到，有机合成化学必须以最终产物的三维空间结构式为目标进行设计，而不能从它们的分子式出发。这就要求合成化学家充分了解有机化合物的空间结构，能灵活应用各种已知的化学反应，并准确预测反应产物的结构式。1937年，诺里斯教授已经通过《波士顿环球报》告诉人们：伍德沃德"拥有非凡的头脑"。

伍德沃德不但掌握了有机化学的前沿技能，而且有着超常的空间想象力。在全世界急需奎宁的当口，一个超出了所有人预料的奎宁合成方法在这名年轻化学家的头脑里慢慢变得清晰起来。伍德沃德的方法极为不同寻常，具有高度的前瞻性，以至许多化学家，包括今天的年轻化学家在研读他当年发表的论文时，一开始都是一头雾水。只有读到了后半段，奎宁的化学结构跃然纸上，人们这才恍然大悟，不禁拍案叫绝：原来有机合成还可以这样做！

在有机化合物里，最小的结构单元是只含有一个碳原子的甲基。它虽然很小，看似微不足道，但有可能完全改变化合物的性质，比如，同是天然产物的美伐他汀和辛伐他汀就相差一个甲基，不留心都看不出它们之间的区别，但前者是有可能致癌的有毒物质，而后者则是畅销的降胆固醇重磅大药。[14] 在有机合成里，一个小到不能再小的甲基，无论是"装"还是"卸"，在很多情况下都不是一件容易的事，必须很有策略地早早计划好，否则就有可能前功尽弃，不得不从头再来。

在伍德沃德的奎宁合成方法里，就有这样一个甲基，人们都猜不出他为何费九牛二虎之力在合成的头几步里，给一个看似不相干的早期中间体硬生生地"装"一个甲基。说九牛二虎之力也许有点夸张，但做过有机化学实验的人可以想象一下：将反应物在密闭的高压釜中与甲醇钠在220℃高温下反应16小时后，才最终把甲基"装"了上去，产率（即实际得到的产物量与理论上得到的产物量的比值）为65%。在有机化学反应中，这绝对是严酷的反应条件。能实现这样严酷的反应条件已经很不容易了，他们竟然还得到了自己想要的产物，而且效果相当好，也算是一个不小的奇迹了。直到最后，人们才明白为什么他们要在这一环节花如此多的力气，因为这个甲基后来竟转化成了奎宁分子中极具特征性的乙烯基（含有两个碳原子）的一部分！

如果说设计合成路径是第一步，找到最佳的化学反应条件是第二步，那么分离和纯化每一步反应预设的目标产物无疑就是很重要的第三步。在奎宁合成进行到一半的时候，伍德沃德和多林就碰到了非常难以处理的中间体。这个中间体化合物非常不稳定，温度略有升高就会迅速分解，失去一个氧原子，变成废料。1944年，多林在接受《纽约客》杂志采访时，讲述了这种不稳定性给他们带来的沮丧和困扰："（这）一步反应就花了我们12周的时间！因为那个关键的氧原子总是找不着，天晓得它去了哪里，它就是不见了。你不知道我们有多沮丧……到了9月……我们终于找到了那个氧原子，（后面的）每一步只用了5周……"[15]

1944年的复活节是4月9日，周日。虽然是战时，但绝大部分美国人还是合家团聚，一起庆祝基督教文化里这个非常重要的节日，然而伍德沃德和多林没有时间庆祝。"从早上9点30分到第二天凌晨4点30分，我们不停地混合、搅拌和加热，可是我们得到的只是一种棕色的油状物。我们往样品里加入了一些（喹诺毒素的）天然晶体，因为有时它们会像种子一样催生其他晶体的形成，但这次什么也没有发生。"多林回忆说。[16]

就在复活节前，伍德沃德和多林拿到了目标分子喹诺毒素的粗产物。因为从喹诺毒素到奎宁的转化德国化学家拉贝早就发表过了，是已知的，所以他们不必重复这最后的三步转化就可以宣布完成奎宁的全合成。

但仅有粗产物还是不够的。首先，这个粗产物是外消旋体。所谓外消旋体，就是一对相同数量的镜像对映体，实际上是两个手性异构体的混合物，并不是单一的目标产物。那时，科学家已经发现，纯净的手性化合物能让通过其溶液的偏正光发生一定角度的偏转，即"旋光"现象，可以由此推算出该化合物的纯度。一对镜像对映体的"旋光度"是等量但相反的。你有可能听过的术语"左旋"或"右旋"，指的就是旋光的方向。如果左旋体和右旋体在一个混合物中的含量相等，旋光就正好相互抵消，检测不到偏转的角度，这就是"消旋"。当这种消旋来自两个不同的对映体，则名为"外消旋"。（与之对应，同一个分子内的消旋现象名为"内消旋"。）在自然界中，绝大多数天然产物都不是外消旋的混合物，而是单一的。天然的奎宁当然也不是外消旋的，而是单一右旋的，所以伍德沃德和多林必须把两个对映体分离开来，这个步骤用化学术语叫作"拆分"（resolve）。

这一步进行得很顺利，接下来就是要对天然的右旋喹诺毒素进行结晶纯化和结构鉴定。按理说，这应该比拆分对映体更容易，实际上却让两位顶尖的化学家大伤脑筋。

回家打了个盹之后，伍德沃德和多林回到实验室继续工作。4月10日，他们终于得到了一些合成产物的粗晶体，"但它们的表现很差劲，无法完全纯化，所以我们喝了些冰激凌苏打水之后就在凌晨3点回家了"。[17]

这看起来又是一个无功而返的夜晚。

熄灯之后的化学实验室里静悄悄的。通风柜排风的马达发出低沉的嗡嗡声，冷凝管里的流水淅淅沥沥地流进下水道。实验台上那一排加了盖的三角烧瓶里装着不同体积的棕色溶液，似乎都静止不动。

其实，在平静的表象下，这些溶液里的所有分子（对，所有分子！）正以每秒300米左右的平均速度无休止地、随机地运动着，不断地相互碰撞。当溶液里两个右旋喹诺毒素的分子碰撞时，它们一般会弹开，继续随机运动。久而久之，一些小概率的碰撞形式就出现了：两个右旋喹诺毒素分子在一定的碰撞角度范围内，以不太高的碰撞速度在溶液里"相遇"了。由于结构上的契合，它们有可能会"亲密无间"地紧靠在一起，暂时不再分开。它们会以双分子对的形式在溶液里继续随机运动，直到分开（自行分开，或被其他分子撞开），或者遇到下一个"亲密战友"。这时，原本的双分子对就变成了三分子簇……随着溶剂的缓慢挥发，溶液里的右旋喹诺毒素分子的浓度渐渐升高，分子之间的碰撞频率随之升高。三分子簇就有可能不断地"成长"为四分子簇、五分子簇……直到它们体积足够"庞大"，不能继续在溶液中"游玩"。此时，这些大分子簇就会下沉到容器的底部，或附着在容器的边缘上——晶体形成了。

在晶体中，分子的排列是有序的。虽然它们仍旧在无休止地运动，但那已经不再是溶液中无序的随机运动，而是在很小的空间范围（晶格）内相对有序的来回振动。培养晶体一直是化学实验中最常用的分离和纯化方法之一。影响晶体生长的因素除了温度（决定分子的碰撞速度）和浓度（决定分子的碰撞频率），还有不同溶剂和溶剂组合的选择、晶种的投放等。关于培养晶体，没有太多规律可循，很大程度上取决于经验和试错。

伍德沃德和多林在实验室里绞尽脑汁地试错了一个晚上，没有任何结果，只好回家睡觉。可他们留在三角烧瓶里的那些右旋喹诺毒素溶液非但没有休息，反而在无休止的运动中碰撞出了分子簇。等这两个年轻人天亮后回到实验室的时候，他们发现，烧瓶里竟然已经长出了纯净的晶体。

"11点钟，我进入暗室进行最后的检验，这是一项复杂的工作——测量晶体偏振光旋转。结果完全正确！"

多林兴奋地跑回实验室大声说道："伍德沃德，就是它了！"

伍德沃德闻声立刻走进暗室，仔细查看了结果，然后笑着走出来，如释重负地跟多林紧紧握手。他习惯性地点着一支烟，狠狠地吸一口，再长长地吐出去……

"一想到这些细节，我总有异样的感觉，但我们已经工作了14个月——从1943年2月1日到1944年4月11日上午11

点。天哪，多么美好的时刻！"[18]

1944 年，由伍德沃德和多林完成的奎宁合成不仅仅是一个划时代的化学合成，它的影响远超科学的范畴。

第一次世界大战之后，德国政府就开始积极寻求奎宁的替代品。拜耳实验室在 20 世纪 30 年代初期就先后开发出了阿的平和氯喹（chloroquine）。它们虽然都有抗疟疾的功效，但和常山一样，对人类的毒副作用都很大，只是在二战时不得已的情况下才被紧急大规模使用，而且很快就出现了抗药性。奎宁仍旧是治疗和预防疟疾的主要药物。

二战中期，从战略角度来看，奎宁合成这项成就非常鼓舞人心。大量的美军部署在东南亚疟疾高发的地区，他们的健康和战斗力都依赖这种神奇的药物。金鸡纳树皮的产地被日本人占领后，美军在南太平洋军事行动受到严重影响，巴丹半岛的惨剧阴影尚存。所以，得知哈佛大学的化学家最终实现了奎宁的人工合成时，前方官兵和后方民众都兴高采烈。

美国媒体一夜之间将伍德沃德和多林捧为巨星。《纽约时报》在 1944 年 5 月欢欣鼓舞地评论道："战争带来了许多研究奇迹，但没有什么比得上伍德沃德和多林博士的奎宁合成。这一杰出成就的背后是近一个世纪以来徒劳无功的努力——其中的部分原因是，有机化学没有发展出所需的概念和技术。然而，失败指明了我们必须追求的道路，对最终的成功做出了很大贡献。"[18] 在美国人看来，伍德沃德和多林是国家英雄。

但记者们没有意识到，伍德沃德和多林的这种形式全合成并没有获得奎宁本身，民众当然也不会深究科学细节。至于伍德沃德和多林是否积极地为此澄清科学事实，纠正大众的错误印象，我们不得而知。无论如何，再也没有一项有机合成化学的研究成果如 1944 年的奎宁全合成那般在民众中引起如此巨大的反响。

即使在化学界，伍德沃德–多林奎宁合成也是非同寻常的。时至今日，全世界的合成化学家仍高度重视这一合成。"这是伍德沃德的第一个全合成，备受赞赏，在当时是一项非常重要且前所未有的成就，是一个科学里程碑。伍德沃德–多林奎宁合成也开创了有机合成的先河……"[19] 在许多人的眼里，它标志着现代有机合成化学的腾飞。

1948 年，79 岁的保罗·拉贝在德国首次读到了伍德沃德和多林发表的论文《奎宁全合成》(*The Total Synthesis of Quinine*)，[21] 为自己在有生之年能看到这个结果而激动不已。他当即给伍德沃德写了一封贺信："我非常钦佩地研读了你的第一篇论文。我很高兴能活着看到奎宁的全合成，我向你表示诚挚的祝贺。你们的想法确实是卓有成效的——将异喹啉的苯环上的四个碳原子增加一个，然后借助这五个碳原子生成了其余的丙酸和乙烯基！"[22]

在论文发表后的那段时间里，伍德沃德和多林收到了数不清的贺信和邮件。其中有一封信来自威斯康星大学麦迪逊分校。一名叫作吉尔伯特·斯托克（Gilbert Stork）的化学博士生，弱弱地问了一句："您能否告诉我，您在最近的工作中是否重复了拉贝将喹诺毒素转化为奎宁的过程……"[23]

那个年代的书信不是手写就是打字，没有复制和粘贴的功能，极耗时间。受到德国总领事当年热情回信的影响，伍德沃德经常抽时间亲自回复邮件。但他不可能有时间一一回复，他早已把更多的精力和飞扬的思绪投入到了下一个更具挑战性的天然产物的全合成之中了。不知是有意还是无意，斯托克的信被忽略了。伍德沃德当然不会想到，斯托克日后不但成了与其比肩的有机合成大家，而且对长期被供在神坛上的伍德沃德–多林奎宁合成发起了严肃的挑战。

从奎宁合成开始，有机合成化学进入了前所未有的高速发展阶段，有人把它称为有机合成的"伍德沃德时代"。伍德沃德本人也凭借在有机合成领域的杰出贡献获得 1965 年的诺贝尔化学奖。他还在 1973 年领导完成了维生素 B12 的人工全合成，这是迄今为止公认最复杂的人工合成。

随着有机合成化学的不断发展，像伍德沃德和多林合成奎宁那样拿到最后目标分子的外消旋体再进行拆分的时代已经彻底结束了，主要因为这样做肯定会浪费一半与天然产物互成镜像的另一个对映体。人们开始研发和选用高度选择性的化学反应，直接构建与天然产物相同的单一旋光对映体，提高产率，减少浪费。这种高效率的、有立体控制（即通过特定方法或技术控制生成产物的立体空间结构）的有机合成化学的积极倡导者和领军人物，就是吉尔伯特·斯托克。从 1953 年开始，斯托克教授在哥伦比亚大学化学系执教，对有机合成化学做出了卓越贡献，成为该领域公认的权威人物。

在伍德沃德–多林合成 50 多年后的 2001 年，斯托克领导的团队完成了首个立体控制的奎宁全合成，发表在美国化学会的期刊上。[24] 这个立体控制的全合成从已知的手性原料化合物开始，通过精心设计，仅用不到 20 个化学反应步骤就完成了。他们不但拿到了最终产物奎宁，而且它是与天然产物一样的单一旋光对映体，不需要拆分，这一成就获得了同行的普遍赞誉。

不知道斯托克是对 40 多年前的问题没有得到伍德沃德的答复而耿耿于怀，还是真心怀疑 80 多年前拉贝发表的三步转化是否真能实现，更或许两者兼而有之，斯托克在自己论文的一个脚注里对 50 多年前伍德沃德和多林的奎宁形式全合成提出了严肃质疑。

伍德沃德和多林并没有声称已经证实了拉贝 1918 年的实验结果，只是在几行文字中说明他们已经成功地将喹诺毒素转化为奎宁（尽管他们将拉贝的说法定性为"成立"的基础尚不清楚），也没有任何证据表明他们在自己的实验室中获得了任何奎宁。但那是在战时，美国与金鸡纳树皮的主要产地荷属东印度群岛被隔绝了。由此产生的焦虑可以解释新闻报道的行文——更多的是热情的抒发而非冷静的分析。这造成了一种似乎普遍的印象，即1944年喹诺毒素的合成就意味着奎宁已经被合成了。[25]

斯托克从未对伍德沃德和多林合成喹诺毒素表现出丝毫怀疑。他在2001年给美国化学会旗下周刊《化学与工程新闻》（*Chemical and Engineering News*）编辑的一封信中写道："（伍德沃德–多林奎宁合成）是美丽且鼓舞人心的……而面对实验上的巨大困难，多林超凡却少有人知的能力使喹诺毒素的合成成为大师级的杰作。"[26] 但在他看来，从喹诺毒素到奎宁的三步转化是应该被质疑的，因为拉贝和金德勒始终没有提供完整的实验细节，后来也没有人声称能在实验室里重复他们的实验。

斯托克的质疑在化学界掀起了轩然大波，化学史学家们开始仔细研读拉贝和金德勒留下的各种出版物，试图拼凑出从喹诺毒素到奎宁的三步转化的实验细节。虽然他们发现了不少片段，但毕竟都是东拼西凑，难以令人信服。此事仍旧是悬案。

直到2008年，美国科罗拉多州立大学有机化学家、曾在哈佛大学伍德沃德实验室里从事博士后研究的罗伯特·威廉斯（Robert Williams）教授和他的博士后研究员亚伦·史密斯（Aaron Smith）发表论文，声称他们在实验室里成功重复了拉贝与金德勒在90年前发表的三步转化的实验，最终解决了关于伍德沃德–多林奎宁合成的重大争议。

他们知道，斯托克的质疑不会是空穴来风，因为按照常规的实验操作，这三步转化中最后一步用到的铝粉的还原反应是不能生成奎宁的，因为奎宁分子中的乙烯基同时也会被铝粉还原。难道拉贝真的错了？难道伍德沃德和多林当年的奎宁合成真的走进了死胡同？难道……

带着一连串的问题，威廉斯和史密斯认真研究了拉贝和金德勒当时的实验条件，最终发现了问题所在：现代工艺制成的铝粉太新鲜了，必须在空气中陈化一到两周。陈化后的铝粉反应活性降低，奎宁分子中的乙烯基就不会被还原，奎宁就生成了。

谁曾想，奎宁合成尘埃落定之时距离拉贝首次发表奎宁的化学结构已经整整过去了 100 年。威廉斯和史密斯在德国《应用化学》（*Angewandte Chemie*）期刊上发表了他们的实验结果，论文开头赫然写着："安息吧，拉贝……"[27]

注释

1　伍德沃德教授和多林教授生前曾多次接受媒体的采访，有关其研究工作的详细报道也有很多，但具体的场景描写和对话则完全出于笔者的想象，若有雷同，纯属巧合。对话中，鲍勃和比尔分别为罗伯特和威廉的昵称。

2　R. B. Woodward, "The Arthur C. Cope Award Lecture", in 166th National Meeting of the American Chemical Society, Chicago, August 28, 1973.

3　Bethany Halford, "Remembering organic chemistry legend Robert

Burns Woodward", *Chemical & Engineering News*, 95 (15): 28–34.

4   Jeffrey I. Seeman, "Woodward's Words: Elegant and Commanding", *Angew. Chem. Int. Ed.*, 2016, 55, 12898–12912.

5   同注 3。

6   Moore, P. J. T. and Bowden, M. E. (eds), *Robert Burns Woodward-Architect and Artist in the World of Molecules*, Philadelphia: Chemical Heritage Foundation, 2001.

7   同上。

8   Michael Norman and Elizabeth M. Norman, *Tears in the Darkness: The Story of the Bataan Death March and Its Aftermath*, New York: Farrar, Straus and Giroux, 2009.

9   同上。

10   W. Dethloff, *Chinin*, Verlag Chemie, 1944.

11   详见第 9 章"杜松子酒"。

12   中文有机化合物的命名，碳原子数十以内的，用"天干"（甲、乙、丙、丁、戊、己、庚、辛、壬、癸）表示；十以上的，用数字表示。含有一个碳原子的化合物以"甲"开头，如甲烷、甲醛；含有两个碳原子的化合物以"乙"开头，如乙醇、乙烯。以此类推，以"辛"开头的有机化合物含有八个碳原子。

13   Rabe P. and K. Kindler, "Cinchona alkaloids. XIX. Partial synthesis of quinine", *Ber. deutsch. chem. Ges.*, 51 (1918): 466–467.

14   详见拙著《新药的故事》第六章"当'头号杀手'遇上'头号大药'"（译林出版社 2019 年版）。

15   C. Orr and P. Hamburger, *The New Yorker*, 1944, May 13, 19.

16   同上。

17   同注 15。

18   Anonymous (Editorial), "At Last Synthetic Quinine", *The New*

York Times, May 5, 1944, 18.

19 Kaufman TS and Rúveda EA, "The Quest for Quinine: Those Who Won the Battles and Those Who Won the War", *Angew. Chem. Int. Ed.*, 2005 Jan 28; 44(6): 854-885.

20 R. B. Woodward and W. E. Doering, "The Total Synthesis of Quinine", *J. Am. Chem. Soc.*, 1944, 66, 849.

21 J. I. Seeman, "The Woodward-Doering/Rabe-Kindler Total Synthesis of Quinine: Setting the Record Straight", *Angew. Chem. Int. Ed.*, 2007, 46, 1378.

22 G. Stork, letter to R. B. Woodward, Madison, WI, September 19, 1944 (Harvard University, Records of Robert B. Woodward. HUGFP 68.10 Department and university subject files, Box 5, in folder Correspondence—Chemical, 1942-1949, Harvard University Archives).

23 Gilbert Stork, Deqiang Niu, Roger A. Fujimoto, Emil R. Koft, James M. Balkovec, James R. Tata, and Gregory R. Dake, "The First Stereoselective Total Synthesis of Quinine", *J. Am. Chem. Soc.*, 2001, 123(14): 3239-3242.

24 同上。

25 G. Stork, *Chemical & Engineering News*, 2001, Oct. 22, 8.

26 Aaron Smith and Robert Williams, "Rabe Rest in Peace: Confirmation of the Rabe-Kindler Conversion of d-Quinotoxine Into Quinine: Experimental Affirmation of the Woodward-Doering Formal Total Synthesis of Quinine", *Angew. Chem. Int. Ed.*, 2008, 47: 1736-1740.

第十二章　不死的疟原虫

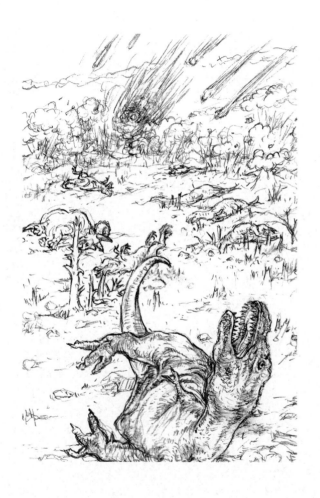

1909 年，德国汉堡港，一艘远洋轮缓缓地停靠在了码头边。

缆绳拉定之后，在大洋上颠簸了近一周的乘客开始下船。最先从舷梯上下来的是头等舱的达官贵人和他们的家眷，虽然疲态明显，但衣着得体，仪态雍容，后面跟着搬行李的挑夫。再往后就是二等舱和三等舱里出海做买卖的生意人，休假探亲或者换工作的职员和他们的家小，求学的年轻学生，等等。这些人没有搬运行李的挑夫，大多是先生们手提肩扛着行李，太太们牵着孩子……

最后，统舱里的乘客出现了：一大群神情疲惫的青壮年男子，排着队慢慢沿着舷梯往下走。他们大多穿着背带工装裤和脏兮兮的粗布衬衣，头戴圆边帽或鸭舌帽，随身的行李基本只有背在身后的一个大麻袋。引起码头上许多人注意的是：其中不少人显然重病缠身，虚弱无力，在工友或医护人员的搀扶下还是走得颤颤巍巍……下船之后，这些病人被直接送进了隶属于汉堡海洋和热带疾病研究所的水手医院。

这艘远洋轮是从大西洋另一边,即巴西的里约热内卢港启航的,统舱的那些青壮年男子是在亚马孙河流域修建马德拉－马尔莫尔铁路（Madeira-Marmoré Railway）的铁路工人,而困扰他们的疾病是那古老而挥之不去的疟疾。[1]

按理说,自从 1681 年塔尔博用金鸡纳树皮粉治疗疟疾的秘方公开之后,欧洲人先是用金鸡纳树皮粉,然后用提纯的奎宁来治疗和预防疟疾,已经有 200 多年历史了;而在那之前不久的 1897 年,苏格兰的罗斯医生成功地揭示了鸟类疟原虫在蚊子体内的变化过程,意大利医生格拉西于 1898 年阐明了疟原虫从雌性按蚊到人类的完整传播链,验证了拉韦朗最先提出的"蚊子假说",锁定了蚊子是人类疟疾的传播媒介。疟疾虽然存在于温带和热带为主的世界各个地区,但似乎早已经不再是神秘可怕的"瘴气"和瘟疫。

但这次不一样,亚马孙河流域的疟疾疫情重新给疟疾蒙上了神秘而恐怖的面纱。

1909 年,从欧洲到该地区参与建造马德拉－马尔莫尔铁路的 700 多名铁路工人中,竟有一半人在抵达后的半年之内因为染上了疟疾而丧生,即使服用奎宁也没有用。这个坏消息不胫而走,以至于人们把马德拉－马尔莫尔铁路称为"魔鬼铁路",拒绝到那里工作。汉堡水手医院接收了这一批来自亚马孙河流域的疟疾患者之后,伯恩哈特·诺赫特（Bernhard Nocht）和海因里希·维尔纳（Heinrich Werner）医生马上对他们进行传统的奎宁治疗，但治疗结果证实了之前的传言：不同剂量的奎宁在这些患者的身上竟然没有获得预期的疗效！难道说……

当时，"耐药性"这个词还没有被发明出来。可想而知，诺赫特和维尔纳医生在得知这种结果后是多么惊讶和困惑：已经广泛使用200多年的神药居然失效了，不能杀死这些患者的血液里的疟原虫了？难道这是一种新的疟原虫？

他们的猜想没有错。这些患者体内的疟原虫真的已经跟原来的不一样了，用现代医学术语来说，它们是"耐药的变异"。[2]

远古时代非洲原野上的小池塘里，原始的蓝藻细胞变异为疟原虫，跟蚊子亲密接触，与各种温血哺乳动物"生死与共"……一代又一代疟原虫毫无怨言地接受着大自然的"洗礼"：每一次生存环境的变迁都近乎灭顶之灾；每一次宿主的正当防卫都有可能把它们打回原形。

然而，疟原虫并非一成不变，被动挨打。

面对无时无处不在的生存压力，面对无法预测的环境变化，无论是损兵折将还是元气大伤，只要假以时日，它们总是能卷土重来，在新的生存环境中站稳脚跟。相反，大多数与疟原虫有过亲密接触的高等物种却早已不存在了，只有在沙砾岩土之中还能找到一些残缺的化石碎片。在这场永无休止的生死搏斗中，低等的疟原虫愈战愈强的法宝到底是什么呢？

19世纪中叶，英国生物学家查尔斯·达尔文在研究了那些残缺不全的化石碎片和一些在不同的海岛上长期生殖隔离的物种之间的区别后，于 1859 年出版了《物种起源》，彻底改变了人类的生命观。他在书中提出的演化理论，逐步发展成了生命科学最底层的基础理论——进化论。毫不夸张地讲，"离开了进化论，整个生物学都说不通了"。[3]

老子在《道德经》中说："万物之始，大道至简，衍化至繁。"也就是说，宇宙万物的底层逻辑总是非常简约的。生命科学最底层的进化论也是一样，经常被人们用一句话来概括，即"适者生存"（survival of the fittest）。中国近代启蒙思想家严复在翻译这句话时，创造了两个词——"物竞"和"天择"，用来阐明进化论的基本原理。严复自己解释说："物竞者，物争自存也。天择者，存其宜种也。"[4] 通过将二者合而为一，严复创造了一个新的词——"物竞天择"，于是就有了"物竞天择，适者生存"这样非常简约的进化论诠释。也正是因为大道至简，这八个字的内涵很不具体，对进化论的解读因而变得非常宽泛。在科学解读之外，各种无意和有意的误读随之而来，催生了形形色色的社会达尔文主义，对人类社会产生的影响远远超出了生物学的范畴。某些对进化论的曲解甚至被用来为法西斯主义的种族灭绝、帝国主义的侵略扩张等霸权行径提供理论依据。即使在今天，试图通过曲解进化论为种族歧视辩护的人也还有很多。

与严复同时代的梁启超就曾经是社会达尔文主义的坚定信奉者。他赞同人类社会中的优胜劣汰，认为卢梭提出的天赋人

　　　　　　　　　　　　　双药记

权理论有悖于进化论原则。[5]他把对进化论的诠释导向了视强权为公理的丛林法则。进化论也催生出了利益集团之间的博弈只有零和游戏与丛林法则的偏激观点，持此观点的人不相信人类社会有道德准则与合作共赢的更优选项。

那么，这个由达尔文在150多年前最初构想的，在现代生命科学实验的支持下不断发展和完善起来的物种演化理论到底是如何诠释我们这颗星球上的各种生命现象，乃至社会现象的呢？

疟疾、奎宁、耐药性疟原虫的出现和新型抗疟疾药物研发的相关历史，对上述问题给出了明晰和近乎完美的答案。

1831年12月27日，年方22岁的达尔文登上英国皇家海军的小猎犬号勘探船，以博物学家和船长助理的身份开始了为期五年的环球航行。[6]那时，人类对自然、生命、遗传现象的认知非常有限。遗传学鼻祖孟德尔还没有开始在教堂的菜园子里研究豌豆杂交的遗传规律（孟德尔遗传法则于1865年发表），以研究果蝇染色体和基因而出名的现代遗传学之父托马斯·亨特·摩尔根（Thomas Hunt Morgan）尚未出生，遗传物质脱氧核糖核酸（DNA）的发现和功能确认更是要到1944年。仅仅凭借个人的观察、记录、思考，达尔文在1859年就阐明了生命世界里三条非常重要的基本规律：首先，任何一个物种的个体之间存在着多种多样的差异；其次，某些个体差异是会遗传给下一代的；再次，这些可遗传的差异也许会对下一代的生存率产生影响。

这三条规律现在看来好像都是显而易见的，但在当年如石破天惊，因为在此基础上一条最直接的推论就是：随着时间的推移，某个物种在不断繁衍的过程中，带有能提高生存率的某些遗传特性的个体会越来越多；反之，带有会降低生存率的某些遗传特性的个体则会越来越少，甚至完全被淘汰。简而言之，优胜劣汰，适者生存。

这里的"者"是指个体。对于任何一个物种的任何个体来说，这是千真万确的。但这不是进化论的全部，甚至不是进化论最主要的结论。现在我们把"适者生存"中的"者"从个体切换成一个物种或一个种群，再看看这个说法是否仍旧成立。

在今天的非洲大草原上，生活着许许多多不同的动物种群，它们之间的生存逻辑是怎样的呢？仍旧还是优胜劣汰吗？如果是，你能说出哪一个物种是优胜者吗？是万兽之王的狮群，还是风驰电掣的猎豹？哪一种动物是劣势物种呢？是每天都会被猛兽猎杀的角马，还是跑不过猎豹的瞪羚？如果狮子真的是优胜者，那么现在的大草原上应该都是狮子才对。如果角马真的是遗传上的劣势者，那也应该早就被淘汰了，不是吗？事实上，无论是食物链顶端的狮子，还是占下风的角马，哪一个物种能在非洲大草原上生活得更久，还真不好说。与许许多多已经灭绝的物种相比，狮子和角马其实都是"适者"，猎豹和瞪羚也是，因为这些物种没有被淘汰，都存活了下来。[7]

如此看来，好像物种之间并不存在优胜劣汰的竞争。狮子与角马非但不是你死我活的竞争者，反而是草原生态平衡的合作者，是彼此的生存环境的组成部分。设想一下，在没有角马的草原上，狮群会活得更好吗？反过来，没有狮群的草原，生态平衡也不可能维持太久。那到底是什么因素决定了在沧海桑田的变迁中，哪个物种会存活下来，哪个物种会被无情地淘汰出局？其实，任何一个物种在某个相对稳定的环境下的生存能力取决于物种（或种群）内具有生存优势的个体（如身强力壮、奔跑迅速的角马）所占的比例，这就是人们都知道的适者生存；但是，如果生存环境发生变化（如持续干旱、寸草不生），这个物种的生存能力就不再取决于个体对原有环境的适应程度（如身强力壮、奔跑迅速），而是取决于这个种群里是否存在能适应新环境（如特别能忍耐缺水和饥饿）的个体。

随着疟原虫等致病微生物耐药性的发现和相关研究的不断深入，人类不得不重新审视这些从进化的角度看非常低等的微生物。正是这些低等生物的生存之道向我们展示了物种（或种群）生存与演化的另一条底层逻辑：基因分布的多样性才是一个物种（或种群）在不断变化的环境中立于不败之地的法宝。

大约 1.6 亿年前，一颗被天文学家命名为巴普提斯蒂娜（Baptistina）的小行星被另一颗直径约 55 千米的无名小行星撞击而粉碎，形成了巴普提斯蒂娜小行星碎片带。一些碎片"误打误撞"地进入了地球的公转轨道，其中的一块在 6 600 万年前穿过了大气层，最后剩余的直径约 10 千米的碎片以每秒 20

千米的速度撞到了现今墨西哥的尤卡坦半岛，形成了希克苏鲁伯陨石坑（Chicxulub crater）。[8]

撞击发生后，该小行星碎片完全蒸发。根据推算，该撞击的能量高达 10^{24} 焦耳，相当于 10^{14} 吨 TNT 当量，远超地质历史中任何一次火山喷发所释放出的能量，大约相当于二战期间美军投放到日本广岛的原子弹能量的 66 亿倍！希克苏鲁伯撞击事件引发了大规模海啸，并使大量高热灰尘进入大气层，而撞击地点会在数秒内被撞击后落下的喷出物覆盖。撞击体的碎片与落下的喷出物又造成了全球性的火风暴。极大的撞击波还可能引发了各地的地震与火山爆发。大量的尘埃进入大气层，长时间遮蔽阳光，阻碍了绿色植物的光合作用。许多在食物链上层的草食类动物和更上层的肉食类动物相继灭绝，整个地球的生态系统在短时间内几乎坍塌。

这就是著名的白垩纪–古近纪灭绝事件（Cretaceous-Paleogene extinction event）或白垩纪末灭绝事件，俗称"恐龙大灭绝"。[9]

希克苏鲁伯撞击事件之前，巨无霸恐龙无疑是地球上的"适者"，它们在地球上生存的时间超过了 1.5 亿年，而我们人类满打满算只有 20 万年。在它们称霸的 1.5 亿年间，地球的生态环境相对稳定，至少没有发生过类似的大灭绝事件。这期间，恐龙的繁衍遵循着个体之间的优胜劣汰，无限接近顶峰。但即便经历了 1.5 亿年的优胜劣汰，恐龙个体之间的差异也依然存在，这是因为繁衍过程中的基因复制不是完美的，基因突变（包括随机的基因突变和不同环境下各种诱因触发的突变）从始至终都存在着。而且，在生态环境相对稳定的前提下，生殖隔离的种群在适应环境与基因突变之间最终会达到一种动态平衡，形成遗传特性上的正态分布，其中占比最高的一定就是那些最能适应当时生态环境的个体。

稳定总是相对的，变化却是永恒的。希克苏鲁伯撞击事件改变了一切，就像是上帝无情地按下了清零键，当时地球上的约 75% 的物种与巨无霸恐龙一起湮灭在了尘埃里。[10]

如此巨变来袭，是什么决定了哪些物种能存活，哪些物种会灭绝呢？不是那些处于正态分布中央，数量上占比最大的"适者"，反而是那些分布在基因类型边缘，数量上占比很小的"不适者"。因为对原有环境适应度的提高大概率会伴随着对新环境适应能力的下降，所以高度适应原有环境的个体一般是存活不下来的，只有那些原本处于边缘的不适者才有可能具备适应新环境必需的遗传特性。在原有环境中，这些遗传特性一定是累赘。因为它们没有存在的必要，却仍要占用的宝贵资源，降低了这些特殊个体的生存率，所以不是主流的基因类型，一定都处于基因分布的边缘，携带这些遗传特性的个体就是"不适者"。

希克苏鲁伯撞击事件发生后，这些原本处于边缘的"不适者"就成了物种存活的关键。当环境变化的程度超出了一个物种的基因类型所能覆盖的范围，这个物种的末日就降临了。希克苏鲁伯撞击事件引起的剧烈变化显然超出了当时地球上 75%

的物种的基因类型所能覆盖的范围，它们就都随之灰飞烟灭了，只有那些基因类型非常多样化的物种才会有一些能适应新环境的边缘基因类型。

存活下来的物种要面对新生态环境中的生存压力，又会在一代又一代的繁衍中因为某些随机出现的变异和随之而来的存活率差异，越来越多的个体逐渐成为新生态环境中的"适者"，直到达成新的动态平衡。

在现今地球上生存的绝大多数哺乳类动物，包括人类在内，都是在恐龙大灭绝事件发生之后的新环境中逐步演化形成的新物种，尚未经历过希克苏鲁伯撞击之类的巨变。虽然哺乳类动物是进化的佼佼者，是高等生物，是当下环境中当之无愧的"适者"，但能否经得起巨变的考验还真不好说。反而是疟原虫这样的低等微生物已经成功地度过了一次又一次劫难。它们才是这颗星球上经受了一次次考验的"适者"。[11]让这些微生物种群立于不败之地的法宝既不是个体之间的优胜劣汰，也不是任何有目的性的优生优育，而是快速繁衍和随机变异带来的基因分布多样性。

疟原虫是一种单细胞的原生动物寄生虫，通过雌性按蚊的叮咬而寄生于多种温血动物的体内。在寄生于人体内的生命周期里，它们会通过细胞分裂无性增殖，复制大量拷贝；而在寄生于按蚊体内的生命周期里，它们则会通过配子融合有性繁殖线体幼虫，开始下一个寄生循环，周而复始。疟原虫一旦进入人的血液，就可以在短短几周之内，从区区 10～100 个拷贝增加到 1 亿～10 万亿个拷贝。拷贝数的激增必然伴随着基因突变的激增，各种随机变异会很快使得宿主体内疟原虫的基因分布达到动态平衡，实现了最大程度上的基因分布多样化。

这些疟原虫在人体内的快速繁衍改变了人类的生存环境，当然也会改变人类的基因分布。那么，在人类的基因分布里，有没有能抵抗疟原虫的变异呢？当然是有的。

近年来的研究发现，带有镰刀细胞性状（sickle cell trait，简称 SCT）基因突变的个体就是这样一种可以有效抵抗疟原虫寄生的基因变异。带有这种变异的个体通常没有表观异常，即在外观或行为上没有异常，但是他们血液中的血红蛋白发生了变化——红细胞呈镰刀状。与血红蛋白正常的人相比，带有这个基因突变的人受疟疾的威胁就小很多。他们虽然也会被疟原虫感染，但是在感染期间，其血液中的疟原虫数量比正常人少50%～90%，可以更快地清除疟原虫。感染疟原虫后，他们大多症状轻微，住院率和输血率都较低，很少发生菌血症（二级血液感染），疟疾死亡率会大大降低。[12]

大样本的基因筛查还发现，镰刀细胞性状基因突变携带者在人群中的占比是与该地区疟疾发病率直接相关的，发病率最高的地区也是携带者比例最高的地区。这不是偶然，而是物竞天择、适者生存的演化结果。

自从人类出现在这颗星球上，疟原虫就一直跟我们的祖先"亲密接触"。当疟原虫通过自身的不断变异打通了从雌性按蚊到人体的生命周期之后，人类的每一个个体都有可能面对来袭的疟原虫和由此产生的疟疾。根据保守的估算，从古到今所有在地球上生活过的人中，大约有25%～50%死于疟疾。[13] 面对如此巨大的生存压力，任何一种能降低疟疾死亡率的基因突变只要出现了，这个基因突变携带者的生存率就会有所提高，哪怕是一丁点儿。遵循演化规律，随着时间的推移，这种抗疟变异的携带者就会慢慢地增多，尤其是在疟疾高发地区。镰刀细胞性状基因突变是目前已知的人类抗疟变异。来自美国的大数据显示，美国镰刀细胞性状基因突变携带者的人数接近300万，主要存在于非裔美国人中，占美国非裔总人口的7%～9%；而在全球范围内，镰刀细胞性状基因突变携带者人数超过3亿，大约每20个人中就有一个携带者。在疟疾高发的尼日利亚和印度的某些地区，镰刀细胞性状基因变异携带者的占比超过25%。[14]

疟原虫一直都在"选择"人类，它们影响着人类的基因分布。

可是，你不觉得奇怪吗？既然整个人类历史都没有远离过疟原虫和疟疾，那么全球镰刀细胞性状基因突变的携带者人数为什么只占1/20，而不是占1/10、1/5，乃至更高？难道疟原虫"选择"人类的时间还不够长吗？

在一个物种的基因分布中，虽然决定某一种特定基因类型所占比例的因素只有一个，即具有这种特定基因类型的个体相对于其他所有基因类型的个体的生存率，但决定相对生存率的因素是多种多样的。镰刀细胞性状基因突变虽然明显提高了携带者对抗疟疾时的生存率，但这些人要面对另一种死亡率更高的疾病，即镰刀细胞贫血症的生存压力。

大约70年前，研究人员发现了镰刀细胞贫血症与遗传的关系，找到了一个特殊的基因突变，把它称为镰刀细胞性状基因突变。当时没有人知道这种突变竟然会跟古老的疟疾有密切的关联。研究人员关注的是这种突变导致了红细胞的变形，使其呈镰刀状，这种突变故此得名。当一个携带者染色体上的两个基因拷贝（一个来自母亲，另一个来自父亲）都出现该突变时，个体便会患上严重的贫血症。这种可怕的遗传病影响着全球数百万人，是许多发展中国家儿童死亡的第四大原因，绝大多数患者活不到生育年龄。由此可以推断，与其他遗传病一样，镰刀细胞性状基因突变所占的比例应该会在自然的"选择"中慢慢降低，直至被淘汰。但对于镰刀细胞贫血症来说，情况并非如此。2021年，超50万名婴儿出生时患有镰状细胞病，其中四分之三以上的病例发生在撒哈拉以南非洲国家，而全球有近800万人患有该病。据估计，全世界有3亿人携带镰状细胞性状基因突变，其中三分之一生活在撒哈拉以南非洲。在疟疾流行地区，镰状细胞性状基因突变的出现率更高。[15] 他们染色体上的两个基因拷贝中有一个是正常的，而另一个则携带镰刀细胞性状基因突变。这些人通常没有任何疾病的症状，过着正常的生活，但会将这种性状遗传给后代。

是什么让这种可怕的遗传病还在为祸人间呢？建立了地域

和疾病的相关性之后，研究人员开始寻找该基因突变与疟疾的关联，后来果然发现，携带一个拷贝镰刀细胞性状基因突变的个体可使疟疾的发病率降低 29%。[16]

于是，在疟疾和镰刀细胞贫血症这两种致命疾病的相互作用下，人类的基因分布达成了一种动态的平衡：当疟疾的发病率升高时，镰刀细胞性状基因突变携带者的比例会随之升高；疟疾的死亡率虽然因此下降了，但镰刀细胞贫血症的死亡率上升了，最终会在某一个特定的区间内达到动态平衡，携带者可能只占 5%，也可能会占到 25%。而在疟疾发病率并不是很高的寒带和温带，镰刀细胞性状基因突变携带者的比例就低得多。这也解释了在奎宁广泛使用之前，驻扎在非洲的欧洲部队官兵的疟疾死亡率远远高于当地的土著。在塞拉利昂，欧洲官兵的死亡率高达每千人 483 人，而在加纳，更是达到了每千人中有 668 人死亡。[17]

这是生命的代价，是疟原虫对人类基因类型的无情选择。

这种选择是长期的，它留下的印记也是长期的。历史上疟疾施加的生存压力的高低决定了镰刀细胞性状基因在人群中的占比。通过测量该基因在人群中的流行程度，我们可以推断历史上该地区疟疾的严重程度，还可以将这些估算与今天疟疾所造成的损失进行比较，研究疟疾死亡率相对于其他地区的死亡率的变化。

奎宁的发现和广泛使用打破了原始的平衡，新生态环境中

双药记

的新一轮选择和反选择开始了。

疟疾患者体内的疟原虫原本可以通过蚊子的叮咬，顺利进入寄生循环的下一个生命周期，现在却有了很大的麻烦——遭到奎宁的有力阻击，被杀得七零八落，甚至全军覆没。面对如此巨大的生存压力，疟原虫能做些什么呢？它们什么也不用做，只需静静等待，等待对奎宁有抵抗力的变异在奎宁的压力下慢慢富集起来，并最终成为主流的基因类型，那时耐药的疟原虫便出现了。

所谓耐药，就是指原本有效的药物现在不灵了，能杀死或抑制特定病原体的有效性降低甚至完全丧失了。从马德拉–马尔莫尔铁路工地回到德国的铁路工人就面临这样一种可怕的局面。你也许会问，对各种病原体微生物来说，耐药的变异一定会出现吗？答案是肯定的。面对环境的剧烈变化，低等的微生物有高等动物不可比拟的优势。首先，它们的个体数量之多是高等动物不能比的；其次，它们繁殖的速度之快是高等动物望尘莫及的。这些优势保证了微生物基因分布多样性的最大化，也基本保证了耐药基因的出现。

在绝大多数情况下，新的药物还没有被研发出来，能够耐药的变异就已经存在了。比如，现在我们知道，在青霉素被发现之前，对青霉素有耐药性的细菌就已经存在了。但在青霉素广泛使用之前，它们是很难被发现的，因为它们处于基因分布的边缘，在整个种群里的占比是非常低的。只有在青霉素大量使用之后，这些耐药的边缘基因类型才会逐渐富集，进而受到医药界的关注。[18] 对疟原虫来说，对奎宁有耐药性的基因变异大概率在奎宁被广泛使用之前已经存在了，这正是基因分布多样性的关键所在。奎宁的发现和广泛使用只是有选择地富集了这些有耐药性的基因变异，使它们逐渐成为奎宁压力之下的主流基因类型。

在没有奎宁的日子里，疟原虫的生存环境堪称"岁月静好"，它们在人体血液中和蚊子体内繁衍生息，处于动态的平衡。在这样的环境下，疟原虫基因分布里的绝大多数类型是不能抵抗奎宁的，包括最"优势"的主流基因类型。相反，那些能抵抗奎宁的变异则是挣扎在生死线边缘上的"劣势"基因类型，因为这种预防性的抗药能力非但不能提高生存率，反而会消耗不少资源，就像一直穿着厚厚的盔甲的人在和平年代不会活得轻松。它们的携带者在与不具有抗药性的疟原虫竞争时一定处于明显的劣势，所以它们在基因类型的分布中也一定处于边缘。这意味着，只有当那些不能抵抗奎宁的疟原虫都被杀死的时候，它们才能在没有竞争对手存在的情况下茁壮成长。最初，少数疟原虫在接触药物后存活下来，而其他所有对药物敏感的疟原虫都被清除了。既没有来自药物的杀伤力，也没有来自其他基因类型的疟原虫的竞争，耐药疟原虫就有了相对更好的生存环境。它们的数量在不断增长，它们的基因类型逐步成为奎宁环境下的主流基因类型，其耐药性就被发现了。

疟原虫既不聪明也不狡猾，它们以非常原始的方式达到宽泛的基因分布，在所处的生存环境中"逆来顺受"。奎宁的出现只是成就了一些原本挣扎在生死线边缘上的"劣势"基因类型。

人类与疟原虫的"军备竞赛"进入了新的轮次。

1910 年，汉堡海洋和热带疾病研究所的医生报道了对奎宁有耐药性的疟疾病例之后，医学界相当震惊。人们这才意识到，原来光有一个奎宁是不够的，我们还需要其他不同的抗疟疾药物。于是，当时化学与化工最发达的德国率先开始了新型抗疟疾药物的研发。

第一次世界大战后的 1931 年，拜耳实验室的研究人员首先合成了疟涤平。这是一个奎宁的类似物，是奎宁的第一个合成替代品。二战爆发后，奎宁供给出现危机，美国加速了疟涤平的仿制生产，并将其大量投放到了北非和远东战区，包括中国的抗日战场。疟涤平的广泛使用大大降低了疟疾引起的非战斗减员，为反法西斯战争的胜利做出了重要贡献。然而，疟涤平并不是好的奎宁替代药物，它有不少毒副作用，其中最显而易见的是皮肤变黄。这虽然对健康无大碍，但还是会影响生活质量。

拜耳公司并没有停止抗疟疾药物的研发，在 1934 年又开发了奎宁的第二代替代药物——氯喹和 3-甲基氯喹（3-methyl-chloroquine）。它们虽然抗疟疾的效果都不错，但毒副作用还是太大，于是就被搁置了。到了二战期间，德国的非洲军团为了应对战地高发的疟疾而紧急使用 3-甲基氯喹。盟军抵达突尼斯后，这个药物落入了美军手中。经过分析研究之后，美国人对氯喹及其类似物重新产生了兴趣，美国政府于1947年批准其上市，用于疟疾的预防性治疗。氯喹有毒副作用，一些服用者会出现视力模糊、恶心、呕吐、腹部绞痛、头痛、腹泻、腿或脚踝肿胀、呼吸急促和肌肉无力等不良症状，少数服用者甚至会出现听力和精神问题。更要命的是，20世纪50年代后期，能耐受氯喹的疟原虫就被发现了，前后不过十几年。

在很大程度上，这也是奎宁惹的祸。

当奎宁大量出现在生存环境中后，疟原虫花费了将近300年的时间，终于让一些能够抵抗奎宁但是在原始基因分布中处于边缘的耐药变异慢慢富集起来，成为相对主流的基因类型。这时，如果一种杀虫机理与奎宁相近的新药出现在疟原虫的生存环境中，那么能够抵抗这种新药的基因类型大概已经不再处于基因分布的边缘，而是已经演化到了相对主流的位置，甚至有可能是跟奎宁耐药基因大致相同的基因类型，只要经过有限轮次的迭代就足以在新药的压力下生存。

二战后，疟原虫对奎宁及其类似药物的耐药性成了全球疟疾防控的最大问题之一。西方国家先后研发了几款新型的抗疟疾药物，但都遭遇了同样的结局：组合药物乙胺嘧啶/磺胺多辛（pyrimethamine-sulfadoxine）是从1967年开始用于疟疾治疗的，没想到同年就发现了耐药的疟原虫。甲氟喹（mefloquine）是从1977年开始使用的，但在五年之后的1982年，人们就首次记录了其耐药性。主要原因是，这些药物都是奎宁的类似物，杀虫的机理也与奎宁相同或者非常相似，对那些能在奎宁的压力下存活的疟原虫来说，已经多少见怪不怪了。

无处不在的奎宁根本性地改变了疟原虫的基因分布，造就了更强大、更可怕的耐药疟原虫。这就是演绎进化论的活剧，是真正意义上的持久战。过去如此，现在如此，将来还会如此。

如何才能让今天的疟原虫再像300多年前遭遇奎宁那样再一次溃败呢？那就要研发具有全新杀虫机理的抗疟疾药物，攻其不备。说起来容易，做起来难。虽然科学家们在实验室的试管里杀死这些耐药的疟原虫易如反掌，但杀死患者血液里的耐药疟原虫，同时对宿主还不能有明显的有害副作用是极其困难的。

从青藏高原的唐古拉山发源的澜沧江一路向南，流入东南亚后被称为湄公河。它流经老挝、泰国、柬埔寨、越南，从越南南方的胡志明市注入南海。其干流全长4 180千米，是东南亚地区最大的河流。湄公河下游的三角洲土地肥沃，河网纵横，丛林茂密，气候温暖湿润，物产丰富，是东南亚重要的稻米产区之一。不幸的是，对蚊子和疟原虫来说，那里是它们滋生繁衍的风水宝地，是疟疾高发的地区之一，也是耐药疟原虫出现最早和相对集中的地方。

20世纪六七十年代，美军深陷越战泥潭，前线官兵因疟疾而丧失战斗力的人数竟然超过了战斗减员。虽然当时美军在战场上使用了防蚊罩和驱虫剂等预防措施，也使用了大量已有的抗疟疾药物，但效果不佳。于是，美国投入了大量人力物力来寻找新型抗疟药物，仅沃尔特·里德陆军研究所一家研究机构就在 12 年中先后筛选了多达 25 万种不同的化合物，希望能解决越战前线抗疟的紧急需求。[20]

谁曾想，人类使用奎宁预防和治疗疟疾 300 多年之后，这种小到肉眼无法看到的寄生虫又一次介入了文明的冲突，威胁着人类的健康，左右着地区战局的走势。

面对耐药疟原虫的挑战，古老智慧与现代科学能再一次擦出火花吗？

注释

1 da Silva, André Felipe Cãndido and Jaime Larry Benchimol, "Malaria and quinine resistance: a medical and scientific issue between Brazil and Germany(1907－19)", *Medical history*, 58(1), 1－26.

2 同上。

3 Theodosius Dobzhansky, "Nothing in Biology Makes Sense except in the Light of Evolution", *The American Biology Teacher*, 2013 Feb, 75(2): 87－91.

4 严复,《原强（修订稿）》,《严复集》（第一册），中华书局 1986 年版。

5 梁启超,《论强权》,《清议报》1899 年 10 月 25 日。

6 ［英国］查尔斯·达尔文：《小猎犬号航海记》，陈红译，译林出版社 2020 年版。

7 在这颗星球上曾经出现过的物种有 99% 以上都已经灭绝了。Michael J. Novacek and Quentin D. Wheeler（eds），*Extinction and Phylogeny,* New York: Columbia University Press, 1992.

8 David A. Kring, "The Chicxulub Impact Event and Its Environmental Consequences at the Cretaceous-Tertiary Boundary", *Palaeogeography, Palaeoclimatology, Palaeoecology*, 2007, 255(1−2), 4−21.

9 Charles Frankel, *The End of the Dinosaurs: Chicxulub Crater and Mass Extinctions*, New York: Cambridge University Press, 1999.

10 根据目前的考古学研究结果，地球生命出现之后，经历过五次大灭绝事件：奥陶纪−志留纪灭绝（Ordovician-Silurian extinction）、泥盆纪后期灭绝事件（Late Devonian extinction）、二叠纪−三叠纪灭绝（Permian-Triassic extinction）、三叠纪−侏罗纪灭绝（Triassic-Jurassic extinction）和白垩纪−古近纪灭绝（Cretaceous-Paleogene extinction event）。Anthony Hallam and Paul B. Wignall, *Mass Extinctions and Their Aftermath*, Oxford: Oxford University Press，1997.

11 Sonia Shah, *The Fever: How Malaria Has Ruled Humankind for 500,000 Years*, New York: Sarah Crichton Books, 2010.

12 Croke Kevin et al., "Relationships between sickle cell trait, malaria, and educational outcomes in Tanzania", *BMC infectious diseases*, 2017, vol. 17, 1568.

13 John Whitfield, "Portrait of a serial killer: a Roundup of the History and Biology of the Malaria Parasite", *Nature*, October 3, 2002.

14 Depetris-Chauvin, Emilio and David N. Weil, "Malaria and early african development: Evidence from the sickle cell trait", *The

Economic Journal, 2018, 128(610): 1207−1234.

15 GBD 2021 Sickle Cell Disease Collaborators, "Global, regional, and national prevalence and mortality burden of sickle cell disease, 2000−2021: a systematic analysis from the Global Burden of Disease Study 2021", *The Lancet Haematology*,vol.10, Issue 8, August 2023, Pages e585−e599.

16 同注 12。

17 EI Ariss et al., "Prevalence of Sickle Cell Trait in the Southern Suburb of Beirut, Lebanon", *Mediterr. J. Hematol. Infect. Dis.*, 2016, 8(1): e2016015.

18 详见拙著《新药的故事》第二章"人类与致病细菌的'军备竞赛'"（译林出版社 2019 年版）。

19 Albouy D.Y., "The colonial origins of comparative development: an investigation of the settler mortality data", *National Bureau of Economic Research*, No. w14130. 2008.

20 World Health Organization, *Chemotherapy of Malaria*, Copenhagen: WHO Publications Centre distributor, 1981.

第十三章　众里寻它千百度

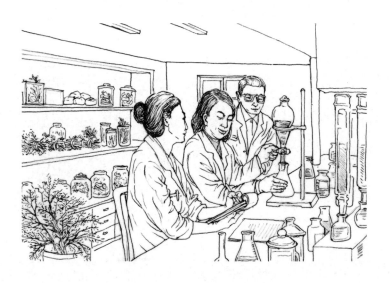

1975 年 4 月 29 日上午，南越首府西贡市（现胡志明市），
烈日当空。

　　美国武装部队无线电台的英语广播像往日一样，正在例行
播报当天的天气情况："西贡市目前的气温已经达到 105℉（约
40℃），并且还在继续上升……"

　　广播播放完了天气情况之后没有插放广告，也没有直接
转到下一个例行编排的节目，而是开始循环播放西方圣诞节
的经典曲目——《白色圣诞节》。美国超级歌星宾·克罗斯比
（Bing Crosby）浑厚悦耳的男中音缓缓响起，随着无线电波飘
荡在西贡市的大街小巷："我梦想着一个白色圣诞节 / 就像过
去我所熟悉的那样 / 圣诞树上闪闪发亮 / 孩子们都在倾听 / 那
瑞雪中的雪橇铃声……"

　　在西贡炎热潮湿的 4 月，舒缓而又安详的圣诞歌声没有给
正在西贡市的美国人带来平静和愉悦，相反，一种迫在眉睫的
惶恐随着歌声在空气里弥漫开来。人们拿出前些日子准备好的

箱子和旅行袋，在匆忙中开始收拾重要的文件和必需品……

没多久，西贡市的街道上出现慌乱的人流，人们拥向美国驻南越的大使馆和其他几个指定的集合地点，交通随即陷于混乱……

这个时刻终于到了。

在白宫的椭圆形办公室里听取了越南局势的紧急汇报之后，坐在大写字台后面的美国总统杰拉尔德·福特（Gerald Ford）靠到椅背上，长长地叹了一口气，向身边的一名助理小声说道："是时候结束了，越南没了。"

这首《白色圣诞节》是美国驻南越大使馆事先选定并告知在西贡的美国人的撤离信号。美国海军陆战队接到命令后，当即启动了代号为"常风行动"（Operation Frequent Wind）的人员空运撤离。[1]

当天下午2点30分左右，合众国际社驻南越的摄影记者休伯特·范·艾斯（Hubert van Es）正在西贡市的公寓里收拾撤离的行李，同屋的另一名记者接到电话说一架美军直升机刚刚降落在对面美国中央情报局站长和一些官员居住的皮特曼公寓楼顶。出于战地摄影记者的职业习惯，休伯特迅速抓起身边的相机和最长的300毫米镜头，一路快跑冲上了楼顶的阳台。他后来在《纽约时报》撰文写道："我可以看到（皮特曼公寓）屋顶上有30多人拥挤着爬在梯子上。梯子顶端的平台上站着一个穿着便服的美国人，他把人们拉起来，然后把他们推进一架美军的休伊直升机。"[2]

双药记

休伯特按下快门，定格了一个历史画面：美国对越南长达八年的武装干涉正式结束了。

第二天，《纽约时报》头版头条的标题赫然写着："1 000名美国人和5 500名越南人被直升机撤离到美国航母。"标题下是一张大幅照片——休伯特抓拍的那张。

越南战争是美国历史上持续时间最长、最不受欢迎的对外战争，夺走了58 000多名美国人的生命，而越南军民的死亡人数更是超过200万。

这些冷冰冰的数字里不知有多少是恶性疟疾的死亡病例。

早在20世纪60年代中期，在胡志明的请求下，经毛泽东主席和周恩来总理亲自过问，国家科学技术委员会、国防科学技术工业委员会、中国人民解放军总后勤部、卫生部、化工部和中国科学院各派代表成立了一个筹划和领导小组，讨论启动抗疟疾新药和治疗方法研发的大规模协作攻坚项目。

1967年5月23日，该领导小组在北京开会，正式启动了代号为"523任务"的秘密科研项目。领导小组下设办事机构，以解放军后字236部队为主，中国科学院、中国医学科学院、中国医药工业研究院各派代表组成。全国523办公室设在后字236部队，负责处理日常研究协作的业务与交流科研情况。"523任务"的主要目标是研发耐氯喹恶性疟疾的新型治疗方法，用以帮助越南军民在艰苦的战争中减少疟疾引起的非战斗减员，同时研究建立对恶性疟疾的长期预防措施，以及开发有效、易用和无毒的驱蚊剂，为彻底灭绝疟疾打下坚实的基础。[3]

目标确定之后，"523任务"领导小组制定了《疟疾防治药物研究工作协作规划》，先后召集了来自全国各地60多个军事和基础科研院所的500多名科学家，从抗疟疾新药的化学合成和筛选，中医中药、针灸防治疟疾的研究，驱蚊剂的研究和开发，疟疾防治药物的制剂和包装研究，以及疟疾防治药物现场效果观察这五个大方向入手，在接下来的14年里展开了大规模的协作研究。

你也许会问：中国的传统医书里有这么多治疗疟疾的方子，仅葛洪的《肘后备急方》里就有40多条，而且已经包括了"青蒿一握"，找几名患者来试一下不就成了吗？为何这么多科学家花这么长的时间才最终找到青蒿素？2015年，中国著名科学家屠呦呦在诺贝尔奖颁奖仪式上致辞。她在总结了青蒿素的发现历程之后补充道："听完这段介绍，人们可能会觉得这不过是一段普通的药物发现过程。但是，当年在中国已有两千多年沿用历史的中草药青蒿中发掘出青蒿素的历程却相当艰辛。"[4]

其实，不光是葛洪的《肘后备急方》里有"青蒿一握"，后来宋朝的《圣济总录》、元朝的《丹溪心法》、明朝的《普济方》都有用青蒿汤、青蒿丸或青蒿散治疗疟疾的条目。在《肘后备急方》之后一千年问世的草药学巨著《本草纲目》里更是重录了葛洪的方子。难道没人记得这些条目和验方了吗？显然并非如此。

　　　　　　　　　　　　　　　　　　　双药记

如果说葛洪的《肘后备急方》在中国历史上众多的医学典籍里多少有点旁门左道，算不上主流，因为书中充斥了各种巫术，那么李时珍的《本草纲目》绝对是集众家之长的经典，问世之后更是受到中国医药学界的大力推崇，不可能被后世的医者和药师遗忘；如果说当年康熙皇帝的太医院在京城张榜招贤，征集治疟良方之时，无人敢拿"青蒿一握"给皇帝治病是因为害怕万一有个三长两短，丢掉了全家人的性命，最后还是用西方传教士进献的金鸡纳霜治愈了疟疾，那么抗日战争期间搬迁至陪都重庆的民国政府征集良方时，依然没有人以"青蒿一握"来帮助抗日军民就有点难以理解了。反倒是抗疟有效但毒性颇大的常山验方出现在了重庆的一家报纸上，常山由此弥补了战时奎宁的短缺，为抗战的胜利做出重要的贡献。

在疟疾左右着越南战争形势的关键时刻，"523任务"聚集了中国各路疟疾治疗专家。中医药研究所和许多中医药专家一起出谋划策，还是没有人能站出来，有把握地告诉人们：用"青蒿一握"治疗疟疾肯定是有效的。"523任务"领导小组只能再次组织人力，搜寻民间治疗疟疾良方，还为此专门制定了"民间防治疟疾有效药物和疗法的重点调查研究"的方案，指望着能从民间收集到历史上众多医书和药典里没有记载的方剂。其实，"在其备注根据文献调查作为重点研究对象的药物中已包含有青蒿，列在第五位，不过在此后的记录中没有发现有关青蒿筛选的相关记载。据不少科研人员回忆，他们也做过相应的初筛。在初筛时，由于当时许多中药对疟疾的治疗效果从退热的角度来讲都可能差不了太多，而筛选的中药数量极多，如果不是表现极其出众的可能都会被忽略掉"。[5] 显然，青蒿在最初筛选中的表现并不出众，就这样被忽略了。虽然当时中国的科研资源严重不足，科研环境非常不稳定，但是像这样的忽略绝不是因为分离筛选的技术水平不够，也不是因为科研人员敷衍了事。

早在 20 世纪 60 年代初期，关于用化学手段来分离中草药的化学成分，中国科学家就已经有了一套比较成熟且行之有效的常规筛选和分离方法。第一步通常是利用亲脂性溶剂（如氯仿、乙醚、石油醚和乙酸乙酯等与水不能混溶的溶剂），然后用亲水性的溶剂（如不同浓度的甲醇、乙醇或乙腈等可以和水混溶的溶剂），最后再直接用水将中药的成分按极性的大小进行初步分离。这种按溶液极性排序的常规提取方法简称为"醚—酒—水"。[6]

《肘后备急方》其后将近 1 500 年的历史中，难道真的就再也找不到"青蒿一握"的民间治疗方法了吗？让我们来听听当年"523 任务"亲历者事后的回忆："当时江苏高邮、兴化、泰兴、泰州东面一直到淮安、盐城一带芦苇很多，因此蚊子也很多，疟疾流行也很广泛，不过是以间日疟多见，恶性疟少见。老百姓他们用青蒿汆汤喝来防治疟疾。所以他们向当时派到民间去的调查人员介绍经验，说这个方法有效。后来中医研究所派人过去，把那个蒿草拿回来，回来以后做研究，开始做研究都是失败的，说是无效。为什么无效呢？按照中药传统的方法

双药记

都是拿来以后做成浸膏，浓缩，但是无效，奇怪了。"[7]要知道，军科院曾经提到，"一定要加强中药抗疟药的研究，继承和发扬祖国医学的光荣传统，走自力更生的道路"。[8]尤其是在东南亚耐药性疟疾株不断出现，许多合成抗疟药不能很好发挥作用的时候，中药抗疟药研究的重要性凸显出来，从传统中药中寻找有效的抗疟药也成为"523任务"的一条必然之路。

1969年1月，在中医研究所工作的屠呦呦以中药抗疟组组长的身份加入了"523任务"团队，带领该小组的科研人员开始了又一轮从中草药中寻找能治疗耐氯喹恶性疟疾的新型药物的筛选。

当时"523任务"的主攻方向是常山，而屠呦呦领导的小组则研究胡椒的提取物，同时系统整理历代医学书籍，走访全国各地的民间医师，整理各类预防和治疗疟疾的药物与方法。在"523任务"开始之前的1965年，上海中医文献研究馆编写出版了《疟疾专辑》，共收集民间方剂808条，其中含有常山的方剂有289条，占首位。再加上早年中国药理学先驱张昌绍等人的研究工作，医学界普遍认同常山碱抗疟。所以，"523任务"一开始顺理成章地把常山定为主攻方向，关键就是要解决常山碱强烈催吐的副作用问题。至于常山碱更严重的副作用慢性肝毒并没有引起足够的重视，留下的相关文字记录非常少。

1970年，中医研究所的科研小组在《疟疾专辑》的基础上，挑选出了519条不含有常山的组方（常山碱的研究由军科院负责），再加上从清代陈梦雷等编写的《图书集成医部全录》中"疟门"所记载的非常山组方55条，总计574方，开始逐一筛选这些方剂所含的成分。虽然青蒿也在被筛选的清单之中，但科研小组并没有对青蒿高看一眼，甚至当青蒿提取物对鼠疟原虫显示出60%～80%的抑制率时，小组也没有给予重视。"据当事人回忆，当时常规用酯、醇、水三种类型的溶剂提取，发现青蒿的醇提取物有效，虽然每次效果不太稳定，但经多次复筛，疟原虫抑制率能达到80%甚至更高。"[9]在之后的一段时间里，小组成员继续埋头筛选黄丹、雄黄、硫黄、皂矾和朱砂等矿物药；鼠妇、地龙、蛇蜕、穿山甲和凤凰衣等动物药；还有地骨皮、甘遂、黄花、菱花和鸦胆子等植物药。筛选结果显示，雄黄对鼠疟原虫的抑制率最高时近90%，[10]所以他们把研究重点放在黄丹等矿物药及其配伍上。

在对胡椒提取物等100多个中草药样品进行了比较系统的筛选研究工作之后，由于它们对疟原虫的抑杀作用不理想，或者有无法克服的毒副作用，科研小组不得不重新考虑选择新的中草药，同时复筛以前曾显示出较高药效的成分，比如青蒿。但是，屠呦呦回忆道："因为中药青蒿曾出现过68%抑制疟原虫的结果，所以对其进行了复筛，但结果仍不好，只有40%甚至12%的抑制率，于是又放弃了青蒿。"[11]可见，当时她自己也不认为葛洪的"青蒿一握"与众多其他药方相比有什么特别之处。

真是近在咫尺，远在天边。

双药记

1 500 年过去了，中华医学对青蒿的认知一直停留于"青蒿一握"，错过了康熙皇帝的打摆子，更错过了抗日战争期间奎宁短缺下的大规模疟疾疫情，始终未能向前再进一步。在举全国之力的"523 任务"面前，难道我们又要再一次跟青蒿失之交臂吗？

　　1971 年下半年，再一次翻开《肘后备急方》的书页时，屠呦呦忽然有了不一样的感悟。2015 年，她在诺贝尔奖获奖感言中回忆说："当年我面临研究困境时，又重新温习中医古籍，进一步思考东晋葛洪《肘后备急方》有关'青蒿一握，以水二升渍，绞取汁，尽服之'的截疟记载。这使我联想到提取过程可能需要避免高温，由此改用低沸点溶剂的提取方法。"[12]这不是一个普通的联想，这是科学发现和创新的真谛。从这个联想开始，一个让全人类获益，如今已拯救千千万万疟疾患者的新药终于慢慢浮出水面。

　　科学发现，尤其是突破性的重要科学发现是需要灵感的。有了这一重要的灵感之后，屠呦呦领导的科研小组开始改变和比较不同的萃取条件，降低萃取温度，甚至采用冷浸法低温回收。青蒿提取物对鼠疟的抑制率开始稳定上升，而使用沸点不到 35℃ 的有机溶剂乙醚萃取得到的提取物的中性部分最为有效，1971 年 10 月 4 日的实验结果显示其对鼠疟和猴疟的抑制率均达到 100%。[13]

　　1972 年 3 月，作为中药研究所的代表，屠呦呦在全国 523

办公室主持的中医中药专业组南京会议上报告了上述研究结果，引起了关注。同年 11 月，中药研究所的科研小组又向前迈进一步，从青蒿（黄花蒿）中性有效部分中分离提纯出有效单体"青蒿素Ⅱ"。1973 年 4 月，云南药物研究所用类似的方法从昆明的大头黄花蒿和四川重庆的黄花蒿中分离出有效单体"黄蒿素"；1973 年 11 月，山东省中医药研究所从山东泰安地区的黄花蒿中分离出了有效单体"黄花蒿素"。[14] 这三个研究所分别将从黄花蒿中得到的唯一有抗疟作用的结晶进行了鼠疟试验和初步临床试验，后来的化学结构鉴定证实：三种有效单体都是同一化合物。全国 523 任务办公室于是决定将这个从青蒿中提取出来的结晶化合物命名为"青蒿素"，将其作为新药研发，踩实了"从 0 到 1"的关键一步。

稍等，"从 0 到 1"？难道先贤留下的那么多记录都不算了吗？难怪有中国医学史研究人员总结这段往事为"青蒿抗疟作用的再发现"。[15]

对此，第一个要抗议的恐怕是九泉下有知的葛洪。1 500多年前，他在广东罗浮山的冲虚观里写下"青蒿一握，以水二升渍，绞取汁，尽服之"时，肯定没有想到，在他之后著书立说的医者竟然没有一个人对此做进一步印证或者提出质疑，除了誊写还是誊写，以至于肩负着"523 任务"重要使命的科学家们只能一遍又一遍地研读和思考这个方子。幸好屠呦呦最终有所感悟，否则科学家们真的有可能再一次与青蒿失之交臂。

葛洪不可能知道"青蒿截疟"是因为这种在罗浮山中到

处可见的茅草里含有一种非常特殊的分子——它在 1 500 年之后会被中国科学家成功地提取出来，命名为"青蒿素"；葛洪当然也不知道生长在南方的青蒿与生长在北方的青蒿虽然看着一样，但二者的青蒿素含量有很大区别。中国北方产的青蒿中青蒿素含量极低，提取的难度非常之大。20 世纪 60 年代就有单位进行过中药青蒿的分离研究，但未有所获，很有可能就是所取药材的产地不对。[16]

我们无从得知 1 500 多年前葛洪用"青蒿一握"到底治愈了多少名疟疾患者，但现在我们知道，地处南粤的罗浮山的青蒿里，青蒿素的含量是相当高的，用它"以水二升渍，绞取汁，尽服之"来治疗疟疾的成功率应该也会比较高。葛洪不知道，其实以这种方法提取青蒿素效率低下，因为青蒿素几乎不溶解于水，如果改用"酒一大碗渍，绞取汁"，治疗的效果应该就会好一些。我们可以猜测，就像屠呦呦五十年前的猜测一样，葛洪也许做过几个对比试验，并已发现：按照传统的中药炮制方法将"青蒿一握"汆、煎、熬，或是做成浸膏，那么它的治疗效果就会很差，甚至完全无效。但我们更有理由推测，葛洪并没有印证或质疑他记录的方子，否则那么多巫术不至于被保留在他的书籍里。至于那些著书立说的后辈医者和药师就更不用说了。无论是印证还是质疑，都应该留下记录。这不仅是对先人治疟方法的纠偏和提高，更会给后世的医者指明方向。葛洪之后的医者若有此觉悟，就不用等到 1 500 多年之后的"523 任务"期间屠呦呦的灵光一现了。

现在我们知道，当年中药研究所科研小组改用低沸点的乙醚萃取青蒿获得成功，并不完全是因为青蒿素的热稳定性差，毕竟青蒿素是一种热稳定很好的化合物，甚至在155℃左右的熔点时都未见分解。主要原因其实是，青蒿素在乙醚中的溶解度是在乙醇中的数倍，而且青蒿素在乙醇等质子性溶剂中容易发生分解，非质子性的乙醚的萃取效率自然也就高出了数倍。后来上海有机化学研究所用非质子性溶剂石油醚萃取也很有效，虽然常用石油醚的沸点（60～80℃）[17]高于乙醚的沸点（35℃），更接近乙醇的沸点（78℃）。

好事多磨。如果在一开始筛选的时候，中药研究所的科研小组就选购了南方出产的青蒿叶，严格按照在20世纪60年代就已经常规化的"醚—酒—水"的标准顺序，先用亲脂性的非质子性有机溶剂（如乙醚或石油醚）来进行提取，而不是先用亲水性的乙醇来提取的话，也许青蒿在第一轮筛选中就可以脱颖而出了。

就像许多重要的科学发现一样，青蒿素的发现虽然历尽艰辛，但也占尽天时地利人和，给新中国医药学的发展留下了浓墨重彩的一笔。

如果你认为青蒿素的故事到此为止，那你又错了。让我们再回到1972年，越南战争烽火未熄，前方浴血奋战的将士还在疟疾的威胁之下，已经取得突破性进展的"523任务"正紧锣密鼓地进行着。

中药研究所科研小组马不停蹄地完成了青蒿乙醚中性提取物（还不是单一的化合物）的临床前毒性试验，随后几位组员又勇敢地作为健康志愿者试服了这种新的中草药提取物。1972年8月至10月，屠呦呦带领科研小组在海南昌江开展了一个小规模临床试验，收治了9例恶性疟患者和12例间日疟患者。[18]几乎就在同时，留在北京的中药研究所科研人员从青蒿乙醚中性提取物中成功分离出了结晶状的有效单体青蒿素，于是药物开发的重点又转移到了青蒿素单体而不再是乙醚中性提取物上，小组计划在1973年开展新一轮的临床试验。

1973年1月27日，美国及参战的越南各方在法国巴黎签署了《关于在越南结束战争、恢复和平的协议》。美方同意在60天内撤军，并拆除所有军事基地；双方交换战俘；越南将通过和平手段实现国家统一。协议签署后两个月，最后一批美军作战部队撤离南越，北越也陆续释放了关押的美军战俘。

然而，那份协议并没有给越南带来持久的和平。就在最后一支美国作战部队撤离后，印度支那地区的战火重新燃起。南越当局兵败如山倒，到1974年底，八万名士兵和平民在战斗中丧生。

两年之后，1975年4月30日，也就是美国海军陆战队实施"常风行动"，紧急空运撤离滞留西贡的美国人的第二天，北越武装部队的坦克直接冲进了美国大使馆的前院。北越武装部队指挥官裴廷上校在接受南越政权投降时宣称："你们不用害怕，我们越南人之间既没有胜利者也没有被征服者，只有美国人被打败了。"[19]

越南战争形势急剧变化，也对"523 任务"产生了巨大的影响，使其失去了支援越南军民打击美国侵略者的原动力。

在 1973 年 9 月至 10 月进行的临床试验中，屠呦呦的科研小组用青蒿素尝试治疗了 8 例海南岛昌江地区的疟疾患者。根据当年的原始报道，在 5 例患有恶性疟疾的受试者中，有 2 例患者因为出现心脏期前收缩而停止观察，另外 2 例未见疗效，仅 1 例治愈。在 3 例患有间日疟的受试者中，2 例治愈，1 例有效。[20] 这个结果虽然不很亮眼，但还是可以看到希望的。后来研究人员发现，这是由于北方的青蒿中青蒿素的含量其实很低，萃取分离后还混有不少杂质，影响了疗效。[21]

又过了一年，云南药物研究所从南方的青蒿中提取到了足够量的高纯度青蒿素。1974 年 10 月，在全国 523 办公室的协调下，由云南药物研究所提供药物原料，由在治疗疟疾方面经验丰富的广州中医学院李国桥医生牵头，从恶性疟疾流行的云南耿马和沧源收治病人，又做了进一步的临床试验。该项试验共观察、治疗和记录了 18 例疟疾患者的试验情况，其中 14 例为恶性疟（3 例凶险型疟疾，其中 1 例是孕妇），4 例为间日疟。结果显示：青蒿素疗效显著，见效非常快，优于氯喹，而且没有明显的毒副作用。这验证了青蒿素治疗耐氯喹恶性疟疾的可行性。[22]

与此同时，有关青蒿素的结构测定和理化性质等基础研究工作取得了重要进展。

双药记

确定天然有效成分的化学结构是天然药物化学中至关重要的一步，关系到化合物理化性质的研究、药物作用机理的研究、大规模提取和纯化工艺研究、测试与分析方法的建立等药物研发和生产的各个方面，同时为现代药理学研究提供线索。1973年初，中药研究所科研小组获得纯化的青蒿素结晶之后，开始在"523任务"的协作单位中寻找能够确定其结构的有机化学团队。北京生物物理研究所随即开始用X射线衍射对中药研究所提供的晶体做结构分析，上海有机所则通过传统的化学方法（如衍生与降解、化学元素分析和熔点测定），再使用各种刚刚从国外引进的波谱学分析仪器（如红外波谱仪、核磁共振仪）对青蒿素进行研究。因为青蒿素的化学结构非常特殊，所以这两个单位的研究人员颇费了一番周折，分别在1975年底和1976年初确定了青蒿素的结构——一个含过氧基团的新型倍半萜内酯，使青蒿素向着现代药物又迈了一大步。[23]

但是，到1975年越战结束的时候，"523任务"还是没能及时将青蒿素转化为有效的临床治疗药物。

从越战结束到1981年项目下马，参加"523任务"的多个协作单位已经在中国许多疟疾高发地区完成了青蒿素口服和肌肉注射剂治疗疟疾2 099例（其中恶性疟588例，间日疟1 511例）的临床研究，并在1978年首次通过了青蒿素作为抗疟药物的专家鉴定。[24]青蒿素研究小组在1979年获得了国家科委颁发的国家发明奖。按理说，青蒿素作为现代药物上市，造福中国乃至全世界的疟疾患者应该是指日可待了，可实际上青蒿素药物的上市许可还要等到 1986 年 10 月。

因为"523 任务"是一项由国防科工委和解放军总后勤部直接下达的，带有明确军事目的的秘密科研项目，所有的研究和结果都是保密的，研究人员一直不能公开发表任何学术论文，所以除了参与"523 任务"的协作单位和相关的科研人员，国际医药学界对青蒿素一无所知。1981 年项目下马时，媒体也没有进行公开报道，似乎就是要让它悄然无息地尘封在历史中，好像什么都没有发生。

但在 1977 年，情况发生了变化。第一篇有关青蒿素的学术论文发表了，即《一种新型的倍半萜内酯——青蒿素》，论文的署名是青蒿素结构研究协作组，发表于《科学通报》第三期。那时"523 任务"还没有正式结束，保密的要求依然存在，为什么青蒿素结构研究协作组决定公开发表青蒿素的结构呢？首先当然是因为越战结束，继续保密研究结果已经没有什么实际意义了，但更加紧迫的问题是，参加"523 任务"的科研人员在查阅文献时突然发现，南斯拉夫化学家米卢廷·斯特凡诺维奇（Milutin Stefanovic）也在研究青蒿，而且已经从青蒿中找到了两个主要的化学成分（都是倍半萜内酯），并把它们分别命名为"青蒿素 A"（Arteannuin A）和"青蒿素 B"（Arteannuin B）。在 1972 年印度新德里举行的第八届天然产物化学国际研讨会上，斯特凡诺维奇首次报告了他的新发现。[25] 难不成煮熟的鸭子飞走了？

幸运的是，斯特凡诺维奇的研究并不是以治疗疟疾为目的，所以他完全不知道这两个化合物是否能抑杀疟原虫，而且

　　　　　　　　　　　　　　　　双药记

他初步确定的两个化学结构跟"523任务"所确定的结构有所不同。因为没有提及这两个化合物的生物功效，这项研究发表之后没有引起国际学术界的重视，它们的化学结构也一直没有被第三方进一步印证，否则按学术界的惯例（以正式发表为准），谁第一个发现青蒿素真还不好说。于是，1976年2月，中医研究院和卫生部发文，请求公开发表这篇只有一页纸的科学论文。经过一番波折后，该文于次年在《科学通报》上发表，公开了一个与斯特凡诺维奇的发现不同的全新化学结构。

更加翔实的科学论文由北京中药所和上海有机所的科学家共同署名，发表在《化学学报》上。由于内容详尽，在保密审核时被压了三年，最终在1979年5月正式发表，即《青蒿素（Arteannuin）的结构和反应》。[26]1977年，科学论文的发表还不提倡个人署名。两年之后的情况就完全不一样了，1979年，《化学学报》有关青蒿素论文的署名作者是：刘静明、倪慕云、樊菊芬、屠呦呦、吴照华、吴毓林、周维善。其中前四位作者来自北京中药所，后三位作者来自上海有机所，通讯作者是上海有机所的周维善研究员。

文章引用了斯特凡诺维奇发表的文献，而且沿用了他最先使用的英文命名，称青蒿素为Arteannuin，区别于发现的Arteannuin A和Arteannuin B。文章指出："我们则从这种植物的石油醚提取物中，除了得到倍半萜内酯Arteannuin B，还分离到一个含过氧基团的新型倍半萜内酯和另一个倍半萜内酯。这个新型的倍半萜内酯我们称其为青蒿素（Arteannuin），它经

药理证明是抗疟的有效成分。"[27]奇怪！斯特凡诺维奇发现的
Arteannuin A 为什么没有被中国科学家重新发现呢？它可能是
青蒿素吗？还是他搞错了结构？其实，斯特凡诺维奇分离出的
化合物的分子式、分子量和青蒿素一致，但熔点有差距，结构
上和青蒿素的过氧结构也不一致。无论如何，中国科学家首先
发现并确定结构的，具有过氧基团的倍半萜内酯青蒿素（英文
名称后来改为 Artemisinin），得到了国际学术界的认可。

　　发表在《化学学报》的这篇论文，第一次提到了青蒿
素"经药理证明是抗疟的有效成分"。上海有机所负责主编的
《化学学报》是一流的中文学术期刊，而且一直都有英文摘要，
所以长期以来都被世界主流的文献索引收录，在国外的关注度
相对也比较高。同年 8 月，由宋庆龄创办的中国英文外宣刊物
《中国建设》发表了短文《一种新型抗疟药物》，直接把青蒿素
称为"新型抗疟药物"，[28]它让更多的海外读者第一次知道了
来自中国的青蒿素。但是，相关的药理学研究结果和已积累多
年的临床研究数据都还没有及时发表，外界对青蒿素抑杀疟原
虫的效果依然将信将疑。

　　就在"523 任务"全力寻找新型抗疟药物的同时，太平
洋彼岸的美国国防部也投入了大量人力物力，积极研发抗疟
疾的药物，以解美军的燃眉之急。沃尔特·里德陆军研究
所的研究无果后，美国以奎宁和氯喹为蓝本，转型开始研发
创新药物，并终有所获，成功研发出了甲氟喹和氯氟菲醇

（halofantrine）这两种新型的抗疟药物。甲氟喹和氯氟菲醇虽然都是强力的抗疟疾药物，但是它们的毒副作用（包括噩梦甚至偏执狂）非常显著，不适合大规模使用。从越南撤军之后，美国对抗疟新药需求的紧迫性和规模性都不复存在了，资源投入随即枯竭。

但全球热带地区每年几百万名疟疾患者（1980 年全球疟疾死亡人数接近一百万[29]）还在翘首等待着下一个安全有效的抗疟新药。于是，有经济头脑的美国科学家和创业者带着这些新药和风险投资走访疟疾高发地区，希望能找到有开发价值的新兴市场。

1979 年，美国疟疾专家凯斯·阿诺德（Keith Arnold）经香港来到广州，遇见了正在"523 任务"的收尾阶段主持青蒿素临床研究的广州中药所李国桥医生。

在中国的大门向世界徐徐打开的一年之后，青蒿素就这样不经意地迈出了走向世界的第一步。

注释

1 Christopher Klein, "Steps Leading to the Fall of Saigon—And the Final, Chaotic Airlifts", https://www.history.com/news/fall-of-saigon-timeline-vietnam-war.

2 Hubert van Es, "Thirty Years at 300 Millimeters", *New York Times*, April 29, 2005.

3 张剑方：《迟到的报告：中国 523 项目 50 周年纪念版》，四川人民出版社 2018 年版。

4　屠呦呦：屠呦呦诺奖报告演讲全文，中国政府网。

5　黎润红：《青蒿抗疟作用的再发现》，《中国科技史杂志》2011
　　年第 32 卷第 4 期。

6　黎润红、饶毅、张大庆：《"523 任务"与青蒿素发现的历史探
　　究》，《自然辩证法通讯》2013 年第 35 卷第 1 期。

7　同注 5。

8　同注 5。

9　同注 3。

10　雄黄为含有砷硫化物的矿物质，加热到一定温度后会被空气中
　　的氧气氧化，生成剧毒的三氧化二砷，也就是我们熟知的"砒
　　霜"。砒霜能毒死人类和其他大型动物，当然也能杀死疟原虫，
　　这不足为奇。

11　屠呦呦（编）：《青蒿素及青蒿素类药物》，化学工业出版社 2009
　　年版。

12　同注 4。

13　同注 11。

14　同注 3。

15　同注 5。

16　吴毓林：《青蒿素——历史和现实的启示》，《化学进展》2009
　　年第 21 卷第 11 期。

17　石油醚是石油的蒸馏产品。它不是单一的有机溶剂，而是一类
　　混合溶剂，没有固定的沸点，其沸点一般为 40～100℃。实验
　　室常用石油醚的沸点一般为 60～80℃。

18　按照现在的国际统一标准，这可以看成一期临床（少数健康志
　　愿者试服）和二期临床（9 例恶性疟患者和 12 例间日疟患者）
　　试验。但当年中国大陆的药物研发尚未与世界接轨，也没有标
　　准的安全评估和临床试验的审核程序。

19 Anonymous, "Nhà báo, nhà bất đồng chính kiến Bùi Tín qua đời" (Journalist and dissident Bui Tin passed away)", *BBC News Tiếng Việt*, 11 August 2018.

20 同注 3。

21 同注 16。

22 同注 6。

23 刘静明、倪慕云、樊菊芬、屠呦呦、吴照华、吴毓林、周维善,《青蒿素（Arteannuin）的结构和反应》,《化学学报》1979 年第 37 卷第 2 期。

24 同注 3。

25 D. Jeremic, A. Jokic, A. Behbud and M. Stefanovic, "A New Type of Sesquiterpine Lactones Isloated From Aeremisia Annua L.−Ozonide of DihydroArteannuin", Eighth International Symposium on the Chemistry of Natural Products, New Delhi, India, February 6−12, 1972.

27 同注 23。

28 Lusha X, "A new drug for malaria", *China Reconstructs*, 1979; 28: 48−49.

29 Murray Christopher JL et al., "Global malaria mortality between 1980 and 2010: a systematic analysis", *The Lancet*, 2012 Feb 4; 379(9814): 413−431.

第十四章 走向世界

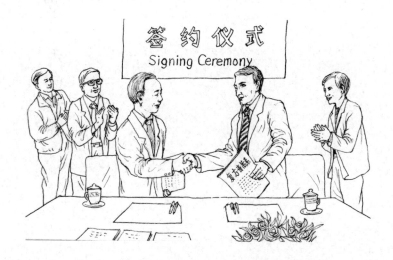

1978 年是新中国历史上非常重要的一年。

这一年的 12 月，中国共产党十一届三中全会否定了"两个凡是"的新教条主义，高度评价了"实践是检验真理的唯一标准"问题的重大讨论，决定把全党和全国工作重点及时转移到经济建设上来，为改革开放奠定了理论基础。

一个新的时代开启了，长期紧闭的国门渐渐打开了。

经历了"文革"的人们接触到了外面的世界：有邓丽君的"靡靡之音"，也有摇滚乐的声嘶力竭；有四小天鹅的整齐划一，也有迪斯科的"群魔乱舞"；有达·芬奇笔下蒙娜丽莎的永恒微笑，也有毕加索画布上扭曲的众生相……各种信息扑面而来，令人头晕目眩，应接不暇。

中国香港、台湾地区，以及日本生产的各类生活用品，特别是各种小型家用电器，如潮水般涌进市场，并快速渗透到沿海城市日常生活的各个角落。人们第一次看到了巴掌大的电子计算器，这玩意儿居然能在瞬间给出多位数乘除法的计算结果，甚至连开方和乘方也不在话下，给中小学生数学考试的监考陡然增加了不少难度；人们第一次看到了彩色电视，从此实况转播体育比赛的解说员不再用"深色球衣"和"浅色球衣"来区分双方运动员；人们第一次看到了卡式磁带录音机，而且这东西还有双声道和立体声。戴着"盲公镜"、穿着"紧仕裤"（jeans，现称牛仔裤）、手提肩扛着"两喇叭"或"四喇叭"式收音机，留着长发的时尚青年出现在了街头巷尾……

在生物医药学领域里，丙型肝炎还没有被确认，这种古怪的病例被临时称作"非甲非乙肝炎"，而甲肝的流行难煞了喜欢把毛蚶在热水里焯一下就吃的上海人，他们只好忍痛割爱；除了偶尔可以听到的糖尿病，人们并不知道这病还有"1型""2型"之分，虽然很多人天天吃的都是两大碗米饭外加咸菜和酱萝卜干的超高碳水饮食，但 2 型糖尿病患者难得一见。当时谁能想到，40 年之后的 2018 年，中国内地已成为 2型糖尿病发病率和发病人数均列全球第一的地区。

至于当时的药物研发和生产，也远非当下的风风火火之状，与发达国家的差距极大，基本是一片空白。就是在这样的大背景下，青蒿素悄然登场，开始了它漫长而又曲折的走向世界之旅。

1979 年 1 月 1 日，中华人民共和国与美利坚合众国正式建立外交关系，中美两国之间的经济、文化、科技等多个领域的双边交流全面开启。同年，曾经在沃尔特·里德陆军研究所参与研发抗疟新药甲氟喹的凯斯·阿诺德博士取道香港进入内地，成为最早访问内地的美国生物医药科学家之一。

那年头到访内地的西方人都带着好奇和探寻的目光，他们需要重新认识这个神秘的东方大国。从北京的故宫和长城到西安的兵马俑和古城墙，从上海的外滩和梧桐区到敦煌莫高窟的壁画和彩塑，越来越多的西方游客饶有兴趣地欣赏着灿烂的东方文化，品尝着各式各样的中华美食，了解华夏大地的过去和现在，以及生活在这片神奇土地上的炎黄子孙。

除了前来观光的西方游客，也有不少发达国家的商人和创业者看好内地潜在的巨大市场。在现代资本的驱动下，他们带着商业目的与风险投资到这里开拓市场、发展贸易和兴建工厂。

医药健康领域当然也不例外。

当时危害中国人健康的"首恶"是由病毒感染引起的乙型肝炎。据 1992 年世界卫生组织的流行病学调查，当时大陆乙肝患者人数约 1.2 亿，占全球乙肝患者总人数的三分之一。1982 年，在香港召开的乙肝国际会议上，美国制药巨头默沙东公司的副总裁，有"现代疫苗之父"美誉的莫里斯·希勒曼（Maurice Hilleman）博士接触了中国代表团，为默沙东基因重组乙肝疫苗进入中国市场投石问路。[1]

默沙东希望向中国出口乙肝疫苗，可是三次注射就要 100美元，普通人根本用不起。后续的商务谈判中，默沙东希望通过在中国建厂生产乙肝疫苗来降低成本和价格，但双方一时无法达成协议。研发和生产疫苗本来已经是一项相对低回报的投入，面对中国这一全球最大的乙肝疫苗市场，默沙东却无能为力。但默沙东并没有因此而放弃，继续寻求着为世界上最大的乙肝高危人群提供免疫的有效途径，更何况乙肝病毒对全人类的威胁仍在蔓延。在大众健康和公司营利不能两全的情况下，默沙东又一次把目光投向了未来。为有效遏制乙肝病毒的传播，时任总裁罗伊·瓦杰洛斯（Roy Vagelos）博士毅然决定以一次性的成本价，向中国转让当时世界领先的基因重组乙肝疫苗技术，为中国人民的健康送上了一份大礼。

据 2006 年中国乙肝血清流行病学调查统计，除了极少数偏远地区，中国新生儿乙肝疫苗的接种率已经超过 95%，其中十岁以下青少年乙肝阳性的比例从 1992 年的 11% 下降到了 2006 年的 2%，五岁以下幼儿的乙肝流行率降至 1% 以下。中国卫生部疾病控制局 2011 年 8 月发布的数据显示：从 1992 年到 2010 年的 18 年间，由于乙肝疫苗免疫接种，中国乙肝病毒感染者减少约 8 000 万人，儿童乙肝表面抗原携带者减少近 1 900 万人。这对于提高中华民族的健康水平的贡献是无法估量的。

疟疾是另一种严重威胁民众健康的疾病。20 世纪 70 年代，内地每年的疟疾病例都超过 2 000 万，主要集中在南方各省。带着刚刚在美国研发成功的抗疟新药甲氟喹，凯斯·阿诺德博士希望在中国为它找到市场，便在 1979 年辗转来到了广州，进一步了解中国的疟疾发病状况和治疗手段。经人介绍，

双药记

他来到广州中医学院（现广州中医药大学），拜访了在那里任教的疟疾专家李国桥医生。出乎他意料的是，李国桥正在进行临床试验的一个名为青蒿素的天然产物好像比他的甲氟喹疗效更好。李国桥团队给阿诺德看了幻灯片，展示了青蒿素的临床试验数据。阿诺德被实实在在地震撼到了，于是提出做甲氟喹与青蒿素的头对头比较试验（采用临床上已使用的治疗药物作为直接对照，在相同条件下开展的临床试验）。

李国桥早在 1964 年就开始研究治疗疟疾了。当时他在广州中医学院担任生理学助教，潜心研究用传统的针灸来治疗疟疾。适逢广东惠阳县疟疾暴发，李国桥和他的技术员前往当地的一个公社卫生院，开展了试验性的针灸治疗，结果发现传统文献中记载的针刺大椎效果不错，于是在 1965 年发表了相关论文。[2]1967 年，全国 523 办公室成立之后，专家们查阅中国大陆发表的有关治疗疟疾的文献，发现了李国桥的论文，就邀请他加入"523 任务"团队，并在广州中医学院成立了针灸治疗疟疾研究组。

接到任务之后，李国桥马上率队赶往海南岛南部的疟疾高发地展开研究。根据李国桥本人的回忆："我们第 1 年设点在乐东县千家公社卫生院，上海的针灸专业组到的是儋县八一农场。我们针灸治疗效果好，有效率为 80%（72 小时内退热）。但是上海的效果不好……"[3] 年底总结交流时，在场的专家们认为，这两个小组所观察到的不同疗效很可能是因为针灸治疗的对象不同。上海组治疗的患者主要是农场的退伍军人，他们都是外来人口，对疟疾没有免疫力；广州组治疗的患者都是当地的居民，他们对疟疾已经有一定的免疫力，大多可以自愈。专家们都认为有必要做进一步的试验，才能确定针灸对疟疾到底有没有疗效。

次年，李国桥带队的小组移师海南儋县的西华农场，对外来的疟疾患者实施针灸治疗。果然，"我们不管用什么穴位、针刺加拔罐等，对外来人口间日疟、恶性疟均无效"。他们想尽了各种方法，试验不同穴位，甚至包括自身练针等极端的方法，试图攻克这个难关。此刻，李国桥想到自己就是外来人，如果感染了间日疟，小组设计的多种方案可在自己身上试验。"1969年7月9日，我就偷偷地叫护士杨秀莲从一个13岁的间日疟病人身上抽血2 ml注射到我身上，发病后才告诉人们：'各种方案可在我身上进行试验。'" 4

在接下来的几天里，针灸组的科研人员在李国桥的身上尝试了针灸、拔罐和自身血（溶血后）穴位注射等多种方案，均未见疗效。李国桥自己主动染上的疟疾连续发作了四天，血液里的疟原虫越来越多，每天高热不止，口唇都烧烂了（单纯疱疹所致），肝脾也肿大了。"针刺大椎穴时，我有意让他们针到脊髓里去。考虑到一般针灸大椎穴的效果很好，如果针深一点是不是更好？我知道针深一点就是脊髓了，针到脊髓刺激肯定更强，就有意深针，结果一针大椎，我都有刺激到腿里去的感觉了，但是效果还是不行。那次针灸以后，我的腿就有一点轻

双药记

度的麻木感，但不影响走路，1 年左右才慢慢恢复。1969 年底，我就向地区'523'办公室提出：明年我不搞针灸了。"[5]

虽然没有在针灸治疗疟疾的方向上取得突破，但几乎拼上了性命的李国桥在疟疾治疗的临床试验上积累了大量的经验，包括自身的体验。几年之后，青蒿素的抗疟功效崭露头角，李国桥所在的广州中医学院就在"523 任务"的多个南方的协作单位中担负起了主导临床试验的重任。1979 年阿诺德到访之时，李国桥的手里不仅有青蒿素，还有双氢青蒿素（dihydroartemisinin）、青蒿琥酯（artesunate）、蒿甲醚（artemether）等几个抗疟效果非常出色的青蒿素衍生物，而且他已经开始计划进行复合药物的疗效研究了。

在化学和医药领域里，所谓"衍生物"（有时名为类似物）是指在不改变某个化合物（药物）核心结构的前提下，对该化合物的周边进行（一般不超过三步化学反应）简单化学修饰得到的产物。青蒿素衍生物当然就是从青蒿素衍生出来的化合物，比如将青蒿素在温和的条件下做一步还原反应，就可以得到一个新型的青蒿素衍生物——双氢青蒿素。1974 年，北京中药所屠呦呦团队在提取出具有抗疟疾功效的青蒿素之后，依照天然产物化学的常规对其理化性质做了一些初步研究，其中就包括用温和的还原剂硼氢化钠（常用化学试剂）与青蒿素实现还原反应，得到了双氢青蒿素。双氢青蒿素的分子结构与青蒿素非常相似，只是在原先的内酯上加了两个氢原子。后来，屠呦呦团队在与上海有机所合作时又进行了更加深入的研究，并将结果发表在 1979 年《化学学报》有关青蒿素结构和反应的论文中。[6]20 世纪 70 年代后期，在继续推进青蒿素临床研究的同时，"523 任务"也开始组织资源探索青蒿素的结构改造，希望能在青蒿素的基础上取得新的突破。

上海药物所是当时青蒿素结构改造的主要研究单位。接到任务后，上海药物所安排了合成化学室、植物化学室和药理室各自的具体分工：合成组负责青蒿素衍生物的设计与合成，植物化学组负责青蒿素结构改造和代谢研究，而药理组则负责新化合物的动物筛选。他们很快发现，已知的衍生物双氢青蒿素对疟原虫有很强的抑杀作用，甚至超过青蒿素本身，这立刻引起了专家们的关注。但是，分子中的半缩醛很容易被水解，双氢青蒿素的环状结构会被破坏，且其热稳定性和化学稳定性都不如青蒿素，在水中的溶解度也未见改善，所以并不适合作为药物开发。于是，合成组的李英等人决定进一步修饰双氢青蒿素，设计并合成出了一系列新型衍生物。从化学结构上，可以将它们分成三类：醚类、羧酸酯类、碳酸酯类。[7]药理组的研究人员建立了小鼠疟抗氯喹疟原虫的"鼠疟模型"，以评估这些新型衍生物，并以青蒿素本身为阳性对照。他们通过测量相同条件下抑杀 90% 疟原虫所需的剂量（SD_{90}）并定量比较，发现不少衍生物对疟原虫的抑杀效果超过了青蒿素，其中羧酸酯类和碳酸酯类衍生物的活性又高于醚类。比如，青蒿素的 SD_{90} 为 6.20 mg/kg，双氢青蒿素的 SD_{90} 为 3.65 mg/kg。后者的用量大约是青蒿素的一半，所以其抗疟活性是青蒿素的两倍。而在醚类衍生物中，蒿甲醚的活性最高，它的SD_{90}用量为青蒿素的六分之一，所以其抗疟活性约为青蒿素的6倍；而羧酸酯类和碳酸酯类衍生物的杀虫效果更好，其中抗疟活性达到青蒿素10倍左右的新型衍生物竟有12个之多。[8]但它们的短板大多是在水中的溶解性不够好，做成药物制剂的难度比较大。

1977年5月至6月，全国523办公室先后两次召开疟疾防治研究合成药专业会议，上海药物所的代表在这两次会议上分别介绍了这些新型衍生物的合成和抗鼠疟效价（药物达到一定效应所需要的剂量）的最新数据，提出了进一步改造青蒿素结构的计划。广西桂林制药厂工程师刘旭在会上认真听取了药物所的研究结果，回厂后也开始合成青蒿素衍生物。刘旭团队设计合成了十多个青蒿素衍生物，其中包括结构比较特殊的双氢青蒿素琥珀酸半酯。这个羧酸酯类衍生物的抗疟活性相比其他羧酸酯类的衍生物并不出众，在鼠疟筛选中抗疟效价比青蒿素高3～7倍。但是它有一个对药物研发来说非常重要的理化性质：可以生成溶于水的钠盐，可用于制备水溶性静脉注射剂，而这正是救治重症患者速效又方便的剂型。

在李国桥的主持下，上海药物所的蒿甲醚和广西桂林制药厂的青蒿琥酯的小规模临床试验很快就完成了，并且显示出良好的药效，所以当阿诺德在1979年来到广州，建议用他带来的甲氟喹与青蒿素（或其衍生物）进行头对头比较时，胸有成竹的李国桥毫不犹豫地接受了挑战。

二战后，西方发达国家的药物研发进入了高速发展的黄金期。无论是投入还是产出，美国都一直占据着龙头老大的地位，引领着生物医药的新科技。20 世纪 60 年代，沃尔特·里德陆军研究所接受国防部委托，立项紧急研发抗疟新药，以满足越战前方将士们的需求。虽然这个项目的协作单位与科研人员都比"523 任务"少很多，但投入的资金大大超过"523 任务"，因为当时美国的科研成本远高于中国大陆。阿诺德就是参与研发的一名高级研究员，并做出了重要贡献。

　　当时的美国虽然在生物科技方面遥遥领先，但也无法在短时间内凭空研发出抗疟疾的新药。（60 多年后的今天依然没有哪一家药企能够做到。）参与这个项目的美国科学家也许算不上超一流，但绝非等闲之辈。他们都熟练掌握了以奎宁全合成为里程碑的现代有机合成化学，再加上有日新月异、突飞猛进的分子生物学技术相助，药物化学的研发效率大大提高。几乎就在"523 任务"发现青蒿素的同时，沃尔特·里德陆军研究所的项目团队也研发出了甲氟喹和氯氟菲醇这两款新型抗疟药物。

　　虽然青蒿素没能赶上越南的战地需求，但因为当时中国各地，尤其是南方有大量疟疾患者，而且尚未实行市场经济，所以只要"523 任务"的科研经费还在，科研人员就能继续开发青蒿素及其衍生物。但美国的情况完全不一样。越战结束，国防部便不再资助抗疟药物这个研发项目了。而美国本土又很少有疟疾的病例，不足以使一种抗疟药物产生盈利，所以药企对抗疟药物开发不感兴趣。他们只好把注意力转移到国际市场，

　　　　　　　　　　　　　　　　　　　　　　　　双药记

也就是非洲和热带地区的一些发展中国家。可他们没有想到，在刚刚打开国门的中国大陆，他们遇到了一个极具竞争力的天然药物。头对头的比较临床试验在耐氯喹恶性疟疾高发的海南岛开始了。

这项临床研究由李国桥和阿诺德共同主持，研究结果于1982年发表在著名国际医学期刊《柳叶刀》上，引起了全球医药学界的关注。[9]

美国开发的甲氟喹是一种奎宁的类似物，在人体内的半衰期为6～22天，属于长效药物，可用于治疗耐氯喹恶性疟和间日疟，还能积极抑制恶性疟原虫和间日疟原虫感染。在这项临床试验中，48名有一定免疫力的当地患者在一次口服1.0克甲氟喹片剂后，竟有47人得到了根治，而且复燃（重新发病）率很低。可见甲氟喹是一种强力抗疟药物，虽然有可能带来相当严重的副作用，但它对耐氯喹恶性疟疾治疗的临床价值是显而易见的。

相比之下，青蒿素在人体内的半衰期只有数小时，不是长效药物，需要重复多次服用以维持药效。但它起效快，毒性低，对间日疟以及对氯喹敏感和耐氯喹的恶性疟均有效。研究结果显示，口服青蒿素的患者血液中疟原虫的清除速度更快（需 68.2 ± 21.4 小时），明显优于甲氟喹所需时间（103.1 ± 18.0 小时），对疟原虫在体内发育成熟的抑制作用也更强，但是复燃率略高。在一定程度上，这源自青蒿素的速效。患者服药后恢复得极快，以至于他们在症状（发热和寒战）消失后就不愿继续接受治疗，疟原虫于是死灰复燃，病人最终无法痊愈。[10]另外，肌肉注射青蒿素也非常有效，但需要三天的疗程，因此在方便性、依从性和舒适性方面存在劣势。

李国桥和阿诺德在这篇重要论文的结尾处指出："具有甲氟喹和青蒿素综合优势的抗疟药在治疗急性恶性疟方面应该是非常有价值的。速效和长效药物的组合虽然在治疗上非常有效，但恐怕不能避免针对长效成分的耐药性的出现。"他们首次提出了用组合药物来治疗疟疾的设想。

20 世纪 70 年代末期，全球疟疾发病率呈上升趋势，在东南亚、西太平洋、南美洲及东非等地区，具有抗药性的疟原虫株迅速蔓延，原有的常用药物（如氯喹、乙胺嘧啶）对此类疟原虫无效，这加大了疫区的防控难度，人们亟需新药来扭转局面。这时，有关青蒿素及其衍生物的基础研究和临床研究的论文在国际科学期刊上陆续发表，立刻引起了世卫组织、沃尔特·里德陆军研究所、伦敦热带病医学和卫生学院等机构的高度重视。

1982 年 2 月，世卫组织官员访问中国。他们在参观多家科研单位和桂林第二制药厂之后，与中方达成初步的合作协议，希望在两年内按国际标准完成青蒿素（口服）、蒿甲醚（注射剂）、青蒿琥酯（针剂）的临床前研究，为后续国际多中心临床试验和新药国际注册做准备。为此，中国卫生部和国家医药管理总局还专门成立了青蒿素及其衍生物研究指导委员

双药记

会（简称"青指委"）。青指委负责与世卫组织协调联络，并统筹国内各科研机构与药厂的工作。经过这次接触后，世卫组织决定派专家组实地考察中国青蒿素及其衍生物的研发与生产状况，进一步了解中国大陆药品的生产质量和管理规范，希望能在中国物色到符合 GMP（Good Manufacturing Practice，药品生产质量管理规范）要求的车间，来批量生产质量稳定的青蒿素及其衍生物，用以支持国际多中心的临床试验。

　　整个药物研发产业链的不同阶段上不乏像 GMP 这样的管理规范：GLP（Good Laboratory Practice，良好实验室规范）；GCP（Good Clinical Practice，良好临床试验规范）。世卫组织早在 1975 年 11 月就正式公布了 GMP 指南。该指南逐渐被全球100 多个国家（主要是发展中国家）和地区的制药监管机构和制药行业采纳，已经成为一项国际惯例，是药品上市和进出口的先决条件。世卫组织采购的原料药或成品药都产自经过 GMP 认证的厂家。那个年代，听说过 GMP 这个专业术语的国人寥寥无几，更不用说实施和认证了。在 1985 年《新药审批办法》颁布之前，药物只要通过由研发单位组织专家团队进行的技术鉴定，即可自行安排生产上市，青蒿素当然也不例外。但从国际药品开发和审评的程序来看，从临床前的实验室操作规范到样品生产的质量监控，从临床数据的记录与存储到药物注册和申报的标准化，当时的中国在各个方面都与国际标准相差甚远，甚至可以说一无所知，相关的法律法规也几乎是一片空白。

　　在药品生产管理方面，彼时的人们往往用习惯或经验代替科学和规章制度，误以为 GMP 认证大概就跟上级领导来检查卫生差不多，事先动员一下，做个彻底的大扫除应该就没什么问题了。所以，1982 年 9 月，当世卫组织的国际专家组前往昆明制药厂，考察蒿甲醚注射剂的生产车间时，人们都信心满满。为了能让中国的新药走出国门，走向世界，青指委专门做了指示。昆明制药厂对车间进行了有针对性的技术改造，增加了净化和空调设备，还做了大扫除，可谓窗明几净，但检查结果非常不理想。

世卫组织专家组考察的下一站是桂林第二制药厂。有了昆明制药厂的教训，人们精心准备了一番，志在必得。但与人们预想中的卫生检查完全不一样，国际专家组除了考察窗明几净的厂房、一尘不染的设备以及刚刚打印出来的各种守则，还认真检查了具体的生产流程和各项实验记录，发现了一大堆问题：生产空间没有无菌检测工序，消毒过滤设备装在了不消毒的位置，生产记录本上每次添加原料的量不一致，化验室细菌检查方法过时，等等。[11]

陪同国际专家组考察的一位中国专家事后回忆说：一名叫作罗纳德·特茨拉夫（Ronald Tetzlaff）的美国 GMP 检查员在无菌生产车间里看到实验台两侧分别摆放着一排玻璃杯，一边的架子上贴着"已消毒"的字样，另一边则是"已使用"，于是他让在场的人转过身去，然后从两边的架子上各拿起一个杯子，再让人们转回来辨认："谁知道哪一只杯子是干净消毒的？"人们面面相觑，不知如何作答，因为玻璃杯上并

双药记

没有任何标签。"这就是 GMP 认证，看似简单的事情，执行起来却没那么容易。"特茨拉夫严肃地对在场的人说。[12]

可想而知，这些药厂的生产车间都没有通过 GMP 认证。最后，已经不抱什么希望的国际专家组在青指委的要求下，临时访问了当时条件最好的上海信谊制药厂，发现该厂也达不到 GMP 的标准。专家组最终认定信谊制药厂也不适合生产用于中国以外地区的青蒿琥酯针剂。

令中方团队备感受挫的世卫组织考察结束后，一些专家意识到了 GMP 在国际药物市场上的重要性，于是开始寻求发达国家的援助，投资建设符合 GMP 的药品生产车间。但有不少人还是坚持认为，只要我们的药物安全有效，国际科学界就能看到其效果与影响；只要我们的药品质量过硬，国际市场就一定会接受青蒿素类药物。

1985 年，中国、世卫组织、美国历时三年的三方合作会谈无果而终。据青蒿素历史研究专家推测：这可能与当时中美关系，以及中方不了解国外医药科技的发展、知识产权保护的情况有关。"本来'523 任务'是为了抗美援越，美国在与我们竞争的时候没有（把抗疟药）做出来，我们做出来了又要把成果给美方开发"，主管部门人员以及一些科研工作者的这些想法也对合作产生了影响。[13] 世卫组织无奈之下，只好暂时放弃了青蒿素类药物，并在美方的压力下沿用价格不菲的美国新药甲氟喹，再加上虽廉价但已出现耐药性的奎宁和氯喹等老药。

没有了世卫组织的支持，中国开始尝试直接带药去国外做临床研究，试图通过海外临床试验的效果扩大国际影响，从而将青蒿素类药物推向国际市场。1987 年，中国医疗队在非洲的疟疾高发国家尼日利亚开展了蒿甲醚的临床研究，发现其疗效、耐受性和可接受性均优于氯喹。这一临床试验结果被尼日利亚最大的报纸《邮报》高调报道，他们称蒿甲醚是"神药""灵丹妙药"。但就在第二天，德国生产抗疟药的厂家在尼日利亚《青年报》上发表文章，说中国的抗疟药虽好，但实验室研究不符合 GLP、临床研究不符合 GCP、生产条件不符合 GMP。也许你会觉得这不好理解：非洲那么穷，中国能用的药，非洲凭什么不让用？ 实际上，许多非洲国家的药审标准都比西方发达国家更加严格。这并不奇怪，因为很多发展中国家没有独立判断药物安全性、有效性和质量稳定性等多个关键指标的能力，只能严格参照发达国家制定的标准，再加上几条自己能想到的限制性条款，所以肯定更加严格。类似的事情后来还发生在越南、马来西亚、巴西、贝宁等多个疟疾高发国家和地区，青蒿素类抗疟药出海屡屡受挫。

20 世纪 80 年代，中国亟需提高医药工业水平，与国际接轨。

1988 年，青指委解散，国家科委接手青蒿素开发的后续工作，在北京主持召开"关于推广和开发青蒿素类抗疟药国际市场"的座谈会。与会专家坦诚地讨论了中国药品在研究和生产上与国际标准存在的差距，认为不能一味怨天尤人，也不应

　　　　　　　　　　　　　双药记

完全归因于西方国家的歧视和故意刁难，而是必须以科学的态度，实事求是地按药品的市场规律办事。与会专家达成的共识是：应该借助外贸公司的力量，走与国际大公司联合的道路。

在此期间，沃尔特·里德陆军研究所已经在 1984 年从美国本土的青蒿植物中提取出了青蒿素，并进行了初步的研究。1985 年，他们在非常权威的《科学》杂志上发表了综述文章《青蒿素，来自中国的抗疟疾药物》，高度肯定了青蒿素的抗疟疾功效。[14] 美国专家在权威杂志上给青蒿素背书，跨国大药企有点坐不住了，开始寻求与中国研发单位的合作。但在改革开放初期，绝大多数中国公司没有外贸权限，不可以直接跟外国公司谈合作。于是，国家科委与中国国际信托投资公司所属的中信技术公司签订了合同，由中信技术公司作为商业代理与外商接触。作为国家改革开放的窗口，中信技术公司是当时国内少数拥有外贸权，能将国内产品向海外出口的公司，曾在 20 世纪 80 年代在国内投资了大量实业贸易项目。而经手青蒿素类抗疟药是该公司第一次接触医药产品出口贸易，相关人员对药品进出口的特殊性没有充分的认识。

果然，中信技术公司刚刚开始与跨国药企接触，一个棘手的问题横在了面前：专利。

今天，中国是全球申请发明专利最多的国家之一。但在20 世纪 70 年代末期，"523 任务"为了抢先发表青蒿素的结构，没有考虑过申请专利，后来的各种衍生物也是以发表科学论文为先。那个年代，中国还没有专利法，知识产权的概念也仍被认为是资本家独占市场的赚钱手段。

青蒿素的信息已经公开了，无法申请专利；关于青蒿素的醚类衍生物（包括蒿甲醚）的论文已经发表了，无法申请专利；青蒿素的酯类衍生物（包括青蒿琥酯）结构是已知的，也无法申请专利。如果没有专利，没有知识产权的保护，跨国药企就无法从中获得经济效益，当然也就没有兴趣合作。按照当时国际医药工业及监管部门的标准，中国已有的研究资料和数据均不被认可，因其不符合 GLP、GCP 和 GMP，只能作为参考而无实际应用价值。就药品的国际注册而言，所有实验都必须按国际标准重新做，需要投入的财力、物力、人力和时间与开发新药几乎没有差别。而疟疾高发地区大多为发展中国家，医疗保障制度不健全，医药购买力有限，对研发成本高昂的跨国药企来说，没有什么利润空间。

经过反复调研，中信技术公司发现军科院正在开发的复方蒿甲醚因为起步晚，研究资料尚未公开发表，应该是可以申请发明专利的。于是，中信技术公司开始与瑞士药企汽巴嘉基（Ciba-Geigy，瑞士诺华制药公司的前身之一，以下称为"诺华"）开始就复方蒿甲醚进行初步的商业洽谈。

1991 年 4 月，正当诺华代表团准备来北京继续磋商并签署第一阶段协议之时，他们在尽调过程中发现，世卫组织在 1990 年 12 月出版的文册中，竟然已经披露了有关复方蒿甲醚的内容。按照专利的新颖性、创造性和实用性的要求，技术资料一经公开就失去了申请专利的前提条件。后经双方查实，此次信息披露是世卫组织的失误造成的。《保护工业产权巴黎公约》和中国《专利法》第 24 条第 3 款规定："他人未经发明人同意而泄露的内容，其专利申请的有效期可延长 6 个月。"由此推算，距离复方蒿甲醚申请国际专利的最后期限只剩下 45 天了。诺华当即明确表示，如果中方不能如期完成复方蒿甲醚的国际专利申请，合作将无法继续。

军科院复方蒿甲醚项目组负责人焦岫卿事后回忆说："这 45 天，首先要拿到 WHO 证明，说明申请专利延期 6 个月的有效性，而且必须留下 21 天作为国家贸促会专利代理部进行专利文本翻译和在国外提交文本的时间。在这样短的时间内，既要完成专利文件准备，又要通过包括军队总后勤部在内的一系列审批手续，难度可谓极大。如果按部就班，就等于自动放弃，而我们的技术资料对 Ciba-Geigy 已经公开，虽然与 Ciba-Geigy 有保密协议，但责任在中方，后果不堪设想。为了国家利益和挽救几十年的辛勤研究成果，所领导和项目全体同志全力以赴，加紧工作。"[15]

在此情况下，中方上下一条心，打破常规，昼夜奋战，中方在离专利申请有效期还有两天的最后关头成功申报国际专利，与诺华的合作得以延续。2009 年，该专利的主要发明人周义清及其团队获得了欧洲专利局与欧盟委员会联合颁发的"欧洲发明家"奖。

1994 年 9 月 20 日中秋节之夜，诺华公司与中方正式签订了为期 20 年的专利许可和开发协议。

僵局终于被打破了，复方蒿甲醚作为第一个由中国科学家初步研发的创新药物，被诺华公司接手后，严格按照国际药物开发的标准，走完了所有流程，在诺华公司名下被推入全球药物市场。

诺华起初将此药的商品名定为 Riamet，按创新药的标准价格出售给发达国家前往热带疟疾高发地区的游客和在那些地区服役的军人。这时，Riamet 只是一个相对小众的药品。2001 年，诺华决定将其更名为 Coartem，以接近成本的低价出售给世卫组织，用作无国界医生（MSF），全球抗击艾滋病、结核病和疟疾基金（GFATM）等机构推荐的援助用药。2002 年，复方蒿甲醚进入世卫组织基本药物目录，并被多个非洲国家选为一线疟疾治疗药物。

20 世纪 70 年代初期发现的青蒿素，在 30 年之后终于登上了世界舞台，迎来了它的高光时刻。

注释

1　详见拙著《新药的故事》第十章 "默沙东的中国缘：从乙肝疫苗技术转让到丙肝药物共同研发"（译林出版社 2019 年版）。
2　张晓红：《我的疟疾防治之路——李国桥访谈》，《中华医史杂志》2019 年第 39 卷第 1 期。
3　同上。
4　同注 2。

5　同注 2。

6　刘静明、倪慕云、樊菊芬、屠呦呦、吴照华、吴毓林、周维善：
　　《青蒿素（Arteannuin）的结构和反应》，《化学学报》1979 年第
　　37 卷第 2 期。

7　李英、虞佩琳、陈一心、李良泉、盖元珠、王德生、郑亚平：
　　《青蒿素衍生物的合成》，《科学通报》1979 年第 14 期。

8　李英、虞佩琳、陈一心、李良泉、盖元珠、王德生、郑亚平：
　　《青蒿素类似物的研究》，《药学学报》1981 年第 16 卷第 6 期。

9　Jiang, Jing-Bo, Xing-Bo Guo, Guo-Qiao Li, Yun-Cheung Kong,
　　and Keith Arnold, "Antimalarial activity of mefloquine and
　　qinghaosu", *The Lancet*, 1982, 320(8293): 285-288.

10　这种不完全治疗的情况很大程度上会促进对青蒿素具有耐药性
　　的疟原虫的传播。正是基于这种原因，为了有效地防治疟疾，
　　世卫组织目前建议不将青蒿素作为单一药物用于疟疾治疗。

11　屠呦呦、罗泽渊、李国桥、张剑方、吴滋霖、施凛荣等口述，
　　黎润红访问整理：《"523"任务与青蒿素研发访谈录》，湖南教
　　育出版社 2015 年版。

12　张剑方：《迟到的报告：中国 523 项目 50 周年纪念版》，四川人
　　民出版社 2018 年版。

13　杜润茗、董雪洁、寒露、刘光奇、费知、王哲斌：《一场持续
　　40 年的接力：青蒿素类抗疟药从中国走向国际》，微信公众号
　　"知识分子" 2022 年 12 月 25 日，2023 年 12 月 20 日。

14　Klayman, Daniel L., "Qinghaosu (artemisinin): An Antimalarial
　　Drug from China", *Science*, 1985, 228(4703): 1049-1055.

15　同注 11。

第十五章　国运兴衰

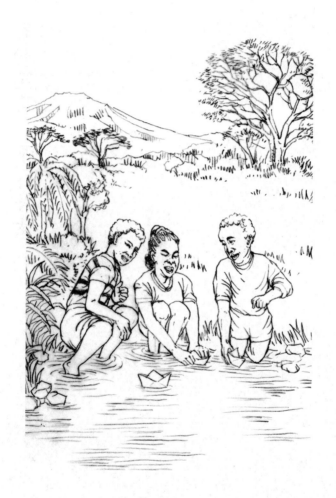

2015 年 10 月 5 日是中国科学史上值得庆祝、值得永远铭记的一天。

这一天，诺贝尔生理学或医学奖委员会在瑞典首都斯德哥尔摩正式宣布：2015 年诺贝尔生理学或医学奖授予中国科学家屠呦呦，以表彰她发现了青蒿素这种可以显著降低疟疾患者死亡率的药物。与屠呦呦同时获奖的还有日本科学家大村智和美国科学家威廉·C. 坎贝尔（William C. Campbell），他们对另一种天然的抗寄生虫药物——阿维菌素——的发现做出了重要贡献。[1]

在当天举行的新闻发布会上，诺贝尔奖评审委员会的学者指出："两项发现为人类提供了强大的新方法来对抗这些每年影响数亿人健康的疾病，对改善人类健康和减少痛苦方面的贡献是无法估量的。"[2]

虽然屠呦呦并不是第一个获得诺贝尔奖的中国人，但青蒿素的发现绝对是第一项从头到尾、完完全全在中国立项和完成，并最终获得诺贝尔奖的科研成果。屠呦呦一个人是否能代表参加"523 任务"的全部 500 多名科学家来领取这个奖项也许存在争议，但青蒿素的发现应该获得诺贝尔奖是毋庸置疑的，因为"疟疾每年感染近两亿人，而青蒿素已经被用于世界上所有疟疾高发地区。当青蒿素（及其衍生物与其他药物）用于联合治疗时，估计可将疟疾死亡率总体降低 20% 以上，儿童死亡率降低 30% 以上。仅就非洲而言，这意味着每年有超过十万人的生命得以挽救"。[3]

挽救生命是医药学研究的终极目标，理应获得科学界至高无上的荣誉。

2015 年 12 月 7 日，屠呦呦在斯德哥尔摩卡罗林斯卡医学院出席颁奖典礼，发表了题为《青蒿素的发现　中国传统医学对世界的礼物》的演讲。在演讲中，她非常谦逊地指出："这不仅是授予我个人的荣誉，也是对全体中国科学家团队的嘉奖和激励。……我现在要说的是四十年前，在艰苦的环境下，中国科学家努力奋斗从中医药中寻找抗疟新药的故事。"在演讲结束前，屠呦呦教授重申："如果没有人们无私合作的团队精神，我们不可能在短期内将青蒿素贡献给世界。"[4]

人类历史从一开始就有疟原虫的"亲密伴随"。据估计，在地球上生活过的人，可能有接近一半死于疟疾，疟疾致死人数远超其他任何一种疾病。[5]

疟原虫融入了人类的血液，改变着我们这个物种的基因，

　　　　　　　　　　　　　　　　双药记

也影响着不同民族和国家的兴衰。

2014 年 9 月 18 日，苏格兰举行了脱离大不列颠联合王国的全民独立公投，投票率高达 84.6%。次日的开票结果显示，反对票以 55.3% 对 44.7% 的优势否决了苏格兰独立。不熟悉英国历史的人莫名惊诧：过去只听说北爱尔兰一直要求独立，刚刚搞定没几年，怎么苏格兰也要独立？

其实，苏格兰王国早在 843 年就完成了统一，一直都是一个独立的国家，虽然在 1296 年被英格兰国王爱德华一世征服，但谋求独立的抵抗运动持续不断。1314 年，具有决定性的班诺克本战役之后，苏格兰人赶走了英格兰占领者，重获独立，并在 1328 年与英格兰签署《北安普敦条约》，获得英格兰王国的正式承认。[6]

17 世纪 90 年代，整个欧洲迎来了小冰期中最寒冷的十年。

小冰期是距今最近的百年尺度全球典型寒冷时期，大致从 16 世纪中期持续到 19 世纪中期。冰岛海克拉火山、印度尼西亚塞鲁阿火山和阿博伊纳火山相继于 1693 年至 1694 年大规模喷发，大量的火山灰污染了大气，遮蔽了阳光。[7]北大西洋地区受到的影响巨大，农作物生长的海拔高度大大降低，在一些地区，每年农作物的生长季节竟然缩短了两个月之多。[8]

北大西洋上的苏格兰岛，原先生机勃勃的村庄正逐一变成死寂的废墟，炊烟寥落，饿殍遍地。宗教历史学家帕特里克·沃克（Patrick Walker）翔实记录了苏格兰的这一黑暗年代：

"我看见死尸被雪橇拉着，许多人下葬时既没有棺材，也没有裹尸布。我和另外三个男人将一个妇女的尸体拖到坟地，一个看起来悲伤的老实男人跑来央告：'你们一定要过来帮我掩埋我的儿子，不然我只能把他埋在自家的后院。'我们八个人把这个孩子拖了两英里，路边的人都在袖手旁观，没有一个人上来帮忙。我亲眼看到，周一的早上，北边的两个女孩子用绳子拖着自己兄弟的尸体，没人上去帮忙。我也看到一些头天傍晚还能走路的人，次日早上6时被发现已经死亡，他们的头枕在自己的手掌上，老鼠已经吃掉了手臂和手的绝大部分。"[9]

苏格兰人面临着十分严峻的现实。1695年，苏格兰国家议会在爱丁堡召开紧急会议，共商国是。就在全国上下都不知道如何才能走出眼下的重重困境时，一个改变苏格兰历史进程的人物登场了，他就是商人兼银行家的威廉·帕特森（William Paterson）。

1658年4月，帕特森出生在苏格兰邓弗里斯郡一个家境殷实的农户。17岁时，他离开家乡到英格兰的布里斯托尔打工，并从那里登船前往加勒比海，开始在巴哈马一带经商，甚至还做过一些跟当地的海盗有瓜葛的生意。很快，商业嗅觉敏锐而又敢于冒险的帕特森就在那里淘得第一桶金。他踌躇满志地回到当时的世界金融中心伦敦，参与了英格兰国有银行的筹建。次年，帕特森回到苏格兰，积极推动和创立了苏格兰第一家国有银行。尽管当时苏格兰银行的资本金只有十万英镑——英格兰银行的六分之一，但这毕竟是苏格兰自己的。然

双药记

而，创办银行并不是帕特森的最终目标。有了苏格兰银行作为后盾，帕特森开始酝酿和实施一个庞大的殖民计划：达里恩计划（Darien Scheme）。

帕特森计划以位于中美洲加勒比海的巴拿马地峡的达里恩为桥头堡，建立和开辟苏格兰在西印度地区的第一个殖民地，以那里为中心开展远洋贸易。他极力游说苏格兰议会效仿东印度公司和垄断黑奴贸易的皇家非洲公司，建立一家类似的国营股份公司，推动达里恩计划。

达里恩计划是一个非常有战略眼光的殖民计划。达里恩连接着南北美洲，又是大西洋与太平洋之间的狭窄地段。早在1523年，西班牙国王查理五世就提出了修建运河以缩短两大洋之间航程的设想。虽然巴拿马运河最终要到1914年才竣工通航，但达里恩的地理位置的重要性早已经是不言而喻的了。帕特森在商业计划书中写道："航行到中国、日本和盛产香料的诸岛，以及东印度群岛大部分地区所需的时间和费用将减少一半以上，而欧洲商品和制造商的贸易很快将增加一倍以上。贸易将促进贸易，金钱会产生金钱。一个贸易繁荣的世界将不再需要人们为衣食而工作。因此，这个海洋的门户、宇宙的钥匙，加上某种合理的管理，必将让它的拥有者成为主宰两个大洋的立法者，不必为相应的疲劳、花费、危险承担责任，也不必像亚历山大和恺撒那样负罪和沾染鲜血。"[10]

帕特森的战略眼光契合了苏格兰议会急于摆脱贫困和饥馑的心理，获得了多数议员的支持。1695年5月26日，苏格兰议会授权帕特森成立了苏格兰达里恩公司——一家苏格兰全民所有的，面向非洲、亚洲和美洲的贸易公司。该公司享有苏格兰在这三大地区的垄断性贸易权，为期31年。

达里恩计划是一个极具风险的殖民计划，遭到了很多苏格兰人的质疑和反对。不少人认为苏格兰为此押上的赌注太大，一着不慎，将满盘皆输。因为觊觎达里恩的显然不只是苏格兰人，率先殖民南美洲的老牌帝国西班牙虽然在格拉沃利讷海战之后有些力不从心，但其在中南美洲的地位一时还难以撼动。西班牙人视加勒比海犹如自家后院，卧榻之侧岂容他人酣睡？而蒸蒸日上的大英帝国更是心怀不满，不甘心在全球贸易上让苏格兰人卡住脖子。早在苏格兰人启动计划之前，他们就到处煽风点火，企图阻止苏格兰人的殖民计划。

然而，苏格兰人已经没有退路了，他们决定放手一搏。苏格兰人有钱的出钱，有力的出力，开始自发募集资金购买达里恩公司的股票。富商和贵族也纷纷慷慨解囊，甚至抵押了自己的房地产。短短几个月内，达里恩计划就募集到了40万英镑，这相当于当时苏格兰可用资本的一半。[11]

1698年7月17日，圣安德鲁号、卡尔多尼亚号、奋进号、海豚号和独角兽号组成编队，承载着苏格兰民族的希望，搭载着约1 200名苏格兰探险者扬帆驶离爱丁堡港，进入一望无际的大西洋，驶向达里恩。帕特森更是身先士卒，举家移民巴拿马。

在海上漂泊三个多月后，苏格兰的探险殖民舰队终于在11

月 2 日进入了达里恩海湾。

第一批苏格兰人上岸之后搭棚建屋，筑垒挖渠，很快便控制了达里恩，随即向全世界宣称："我们将在这里定居，并以上帝的名义立足。为表对我们古老而声名远播的祖国的尊重和爱戴，我们决定从此以后将这片土地命名为'卡尔多尼亚'（Caledonia）。我们和我们的后继者，以及合作伙伴和朋友们，都是卡尔多尼亚人。"[12]

苏格兰人早就料到西班牙人或英国人会前来挑衅，于是做了相当充分的备战，还在一处易守难攻的高地上，专门修建了设有 50 门大炮的圣安德鲁斯要塞，严阵以待，表现出了与达里恩共存亡的决心。但苏格兰勇士们完全没有想到，最先对他们发起攻击的，既不是西班牙人也不是英国人，而是那些携带疟原虫的蚊子。

苏格兰人到来之前，达里恩是一块未经开垦的荒地，人烟稀少，金色的沙滩上洒满了阳光，茂密的热带雨林里潮湿温润。欧洲人到来之前，土著人没有患过在旧大陆常见的水痘和麻疹，也不曾受流感和疟疾之苦。可是，自从哥伦布发现美洲，西班牙殖民者踏上这片新大陆之后，旧大陆的传染性疾病悄然无声地跟随着一批又一批欧洲移民来到了这里。面对没有丝毫获得性免疫力的当地人，传染性疾病趁虚而入，如秋风扫落叶般席卷了整个美洲大陆，造成死伤无数，人口锐减。对此，急于在达里恩站稳脚跟的苏格兰人显然是毫无准备的。

巴拿马地区气候温和，降雨充沛，非常适合蚊子的繁殖。

一夜之间拥入的大批苏格兰人自然成了这些蚊子的主要觅食对象，耐心等待时机的疟原虫又一次找到了新的宿主，以疟疾为主的多种传染病很快蔓延开来。来自欧洲的苏格兰人虽然也有一定的免疫力，但因为没有准备，极度缺医少药，几乎每天都有人不治身亡，最多的时候一天竟有十多人丧生。[13]达里恩计划的发起者威廉·帕特森自己也患病高热，差一点就丢了性命。他的夫人和女儿却没躲过这个劫数，不治身亡。[14]死亡的阴影笼罩着达里恩的居民营。原本性格豪爽的苏格兰勇士们都变得非常沮丧，他们无节制地喝着随行带来的苏格兰威士忌，借酒消愁，过一天算一天，完全忘记了殖民达里恩、建立全球贸易中心的宏大愿景。

现在，轮到西班牙人趁虚而入了。他们开始袭扰达里恩，扣押船只，掠夺财物，还试图用武力攻占达里恩。一年后的1699年7月，在天灾人祸的夹击之下，第一批苏格兰移民中，幸存者已不足300人。他们意识到继续坚守达里恩已没有可能，只好灰溜溜地撤离了。

这些残兵败将还没回到苏格兰，第二支苏格兰舰队的1 000多名探险者就已经在前往达里恩的航路上了。几个月之后，第二批苏格兰殖民者抵达，映入他们眼帘的竟是一片被遗弃的废墟。他们不得不修复一些窝棚，暂时安顿下来，希望能重起炉灶，续写苏格兰的荣光。但他们依旧没有摆脱疫病的困扰，度日如年。这一次，西班牙人瞅准了苏格兰人的弱点，在其立足未稳之时就直接动手。尽管那时的西班牙人也受到疫病

双药记

影响，但他们有备而来，医药与军需充足，一举攻占了圣安德鲁斯要塞，与苏格兰人订立城下之盟。经过几轮谈判之后，没有什么筹码的苏格兰人只好打点细软，再一次灰溜溜地回老家了。

达里恩计划是一次豪赌，苏格兰人押上了全部家底，但最终血本无归，彻底失去了通过建立海外殖民地改变国运的希望。苏格兰消耗了五分之一财力，到了破产的边缘，不得不投靠国富力强的英格兰寻求庇佑。谈判之后，英格兰同意替苏格兰偿还一部分债务，但前提是苏格兰成为大不列颠联合王国的一部分。在达里恩计划失败五年之后，苏格兰与英格兰订立的《联合公约》获得了苏格兰议会多数票的通过。[15]

从那以后，作为独立国家的苏格兰就不复存在了。英格兰的十字国旗加上了苏格兰国旗的交叉十字，变成了人们现在都熟悉的大不列颠米字旗。

虽然帕特森把位于巴拿马与哥伦比亚边境的达里恩建设成为"海洋的门户、宇宙的钥匙"的梦想没能成为现实，但是今天，就在距离达里恩不远的地方，总长82千米，1914年正式通航的巴拿马运河早已成了名副其实的世界贸易咽喉。2016年完成扩建工程之后，每年通过巴拿马运河的各国船只超过1.3万艘。[16]

国运之兴衰，既有汹涌澎湃的大浪淘沙，也有波澜不惊的滴水穿石。

2021 年 6 月 30 日，世卫组织在官方网站上以《从三千万到零：中国被世卫组织认证为无疟疾国家》为题发文，高度赞扬中国人民在灭绝疟疾上取得的成就：中国是西太平洋区域三十多年来第一个获得世卫组织无疟疾认证的国家。该区域已取得这一认证的其他国家包括澳大利亚（1981 年）、新加坡（1982 年）和文莱（1987 年）。[17] 这是公共卫生史上的里程碑，却未得到人们足够的关注。

起源于非洲的疟疾很早就传到了中国。《左传》中有这样一段记载："子驷使贼夜弑僖公，而以疟疾赴于诸侯。"说的是春秋时郑国正卿子驷派人刺死了宰相郑僖公，然后对其他诸侯说郑僖公死于疟疾。可见疟疾在当时已经相当普遍，是一个可以用来假托的常见死因。

随着人口不断增长，人口密度逐渐上升，历朝历代的中原大地上，大大小小的疟疾疫情不断，累计死亡人数高居各种传染病之首。根据国家卫健委官方网站发布的信息，"20 世纪 50 年代，据不完全统计，全国有疟疾流行的县区达 1 829 个，约占当时区县数的 80%，疟疾发病人数居各种传染病之首，最严重时全国每年发病人数超过 3 000 万人，死亡率约 1%"。[18] 1956 年，卫生部制定了防治疟疾规划，开启了一场举国体制下的公共卫生运动。

1904 年，美国人在巴拿马接过法国人扔下的烂摊子，重新启动运河开凿这个史无前例的浩大工程时，对当地的疟疾危害已经有了充分的思想准备，他们派遣传染病专家组成的专家

　　　　　　　　　　　　　　　　　　　双药记

团队赶赴运河工地，尝试各种灭蚊除疟的方法，最后发现竟是成本低廉的蚊帐最为有效。

蚊帐的历史可谓源远流长。

迄今为止，最古老的有关蚊帐的记录出现在古埃及。古埃及的象形文字中已有表示蚊帐的字样，金字塔中的一些壁画里也有蚊帐图样。中国有关蚊帐的文字记录可以追溯到南朝梁元帝萧绎撰写的《金楼子·立言篇九》，该篇写到春秋时期齐桓公的"翠纱之帱"使饥饿的蚊子不得入内。唐宋之时，上到皇家贵族，下到平民百姓，床帐已经十分常见。有钱人多用上等丝织品做蚊帐，以显富贵；哪怕是穷人家，也要置一顶床帐来防蚊。五代十国的《韩熙载夜宴图》和北宋的《清明上河图》，也都有床帐入画。

卫生部的防治疟疾规划从一开始就在疟疾高发地区大力推广蚊帐的使用，很快就达到了普及的程度。但在没有疫苗的情况下，有效防控疟疾仍旧是一项长期而又艰苦的工作。除了继续推广经济有效的蚊帐，各地的社区团结一致，改善灌溉条件，尽可能减少季节性的小水塘等蚊子滋生地，有针对性地喷洒杀虫剂。地方卫生组织还建立了公共卫生防控体系，力争尽早发现病例，并及时制止疫情的蔓延。经过三十多年的不懈努力，到1990年底，中国疟疾病例总数从20世纪50年代的3 000万下降到了约12万，死亡人数减少了95%。[19]

改革开放以后，中国的灭蚊截疟运动得到了多个国际公共卫生组织的大力支持。从2003年开始的十年间，在全球抗击艾滋病、结核病和疟疾基金的援助下，卫生部门加强人员培训，更新和添加先进的实验设备和药品，有效地强化了灭蚊措施，使每年的疟疾病例减少到约 5 000 例。[20]

2010 年，中国政府提出了终极目标：在 2020 年消除疟疾，这是对 2008 年联合国千年发展目标高级别会议通过的《全球疟疾行动计划》的回应。

为了达到这一目标，中国开始实施简称"1-3-7"的工作规范，争取在第一时间发现病例，从而做到及时制止疟疾蔓延。该流程规定，在疟疾病例出现的第 1 天内报告；到第 3 天结束时，县疾控中心完成病例复核和流行病学调查；到第 7 天结束时，地方疾控中心完成疫点调查和处置。

2016 年，全国范围内正式报告的本土疟疾病例仅 1 例，2017 年后中国再无本土原发感染疟疾病例报告，[21] 实现三年零病例，提前完成了彻底消灭疟疾的预定目标。这是人类公共卫生史上一项了不起的成就，与屠呦呦等人发现青蒿素一样值得庆祝，值得铭记。

"十五从军征，八十始得归。"60 多年，弹指一挥间，对于许多工作在灭蚊截疟第一线的公共卫生和医护人员来说，疟疾防治是毕生的坚守。

全球范围内，在世卫组织的大力推动和多个致力人类健康的机构的积极参与下，安全有效的青蒿素联合疗法（Artemisinin-based Combination Therapy，简称 ACT）被推广到了世界各地，尤其是恶性疟疾的高发地区，效果喜人。进入 21 世纪后，全球有疟疾流行的国家或地区陆续采纳 ACT 疗法。2005 年全球公共和私人机构采购 ACT 药物 0.11 亿人份（一名患者一个疗程的用药量），2014 年则高达 3.37 亿人份。"2000 年至 2013 年，撒哈拉以南非洲 2～10 岁儿童的疟疾感染率大幅下降，从 2000 年的 26% 降至 2013 年的 14%……在基本人口大幅增加的情况下，整个非洲的感染人数仍旧减少了 26%，从 2000 年的 1.73 亿例下降至 2013 年的 1.28 亿例……2000 年至 2013 年，全球疟疾发病率估计下降了 30%，而死亡率估计下降了 47%，非洲区域的疟疾死亡率下降了 54%。"[22]

每年，世卫组织都会发布《世界疟疾报告》，对全球疟疾控制和消除趋势进行全面和最新的评估。根据其 2023 年的报告，2022 年，全球疟疾病例数达到 2.49 亿例，比 2021 年增加了 500 万例；高危人群里每 1 000 人中有 58 个病例；整个非洲地区估计有 2.33 亿病例，在全球的占比为 94%。[23]

对疟原虫来说，2021 年 10 月 6 日是非常不幸的一天。

这一天，世卫组织批准了第一种预防疟疾和疟原虫寄生的疫苗 Mosquirix 的广泛使用。该疫苗可显著减少疟疾（尤其是对青少年最致命的恶性疟疾）病例的总数。[24]

尽管疟原虫和疟疾之间的联系早在 1880 年就已被阐明，但开发针对疟原虫的有效疫苗是极其困难的。疫苗的工作原理是训练免疫系统识别与病原体相关的抗原——通常是在病原体表面发现的蛋白质。疟原虫虽然也有此类蛋白质，但由于它有着不断变化形态的多阶段生命周期，用传统方法研发疫苗一直都无法成功。

从 20 世纪 80 年代开始，曾在 70 年代成功研发抗疟药物甲氟喹的沃尔特·里德陆军研究所的科学家与跨国大药企葛兰素史克的前身史密斯克莱恩公司（SmithKleine）的科学家团队合作，试图开发一种针对孢子体形态的疟原虫的蛋白质亚单位疫苗。在此之前，也有其他科学家沿着这个方向做过尝试，但都失败了。其中的关键问题是，孢子体在侵入肝细胞之前仅在血液中存在约 30 分钟，因此免疫系统必须在很短的窗口期发挥作用。

研发团队想了各种办法，试图用各种不同的佐剂增强免疫系统对"环孢子体蛋白"（circumsporozoite protein，简称 CSP）的识别和清除。1997 年，他们终于取得了突破，确定了一种佐剂配方，当与 CSP 的一种特定构建体（HBsAg）[25] 结合使用时，它可以有效预防疟疾。而且这一结果是在跳过了动物试验，直接通过人类挑战性研究（human challenge study）[26] 获得的，在预防效果和安全性上都与临床应用直接相关。为此，沃尔特·里德陆军研究所专门饲养了一群按蚊，并用感染了恶性疟原虫的血液喂养它们。充分了解试验详情和风险的志愿者们被分成不同的试验小组，接种不同的候选疫苗。等疫苗生效之后，这些志愿者就把自己裸露的手臂伸进笼子里，被那些携带着疟原虫孢子体的蚊子叮咬。随后，这些被蚊子叮咬过的受试者会被安排在观察室里，接受医护人员持续的密切观察。一旦检测到感染（表明疫苗无效），他们就会服用抗疟药物，以防止病情恶化。

一般来说，人类挑战性研究相当于二期临床试验，接下去就要做正式的二期临床试验和更大规模的三期临床试验；首先是在成年人中，然后是在受疟疾影响最严重的撒哈拉以南非洲国家的青少年、儿童乃至婴儿中。为了保证有足够的资金来支持这项主要在撒哈拉以南非洲进行的大规模临床试验，葛兰素史克启动了一种全新的疫苗开发模式——从一开始就让外部合作伙伴（如盖茨基金会、世卫组织和帕斯适宜卫生科技组织[27]）参与进来。

2004 年，葛兰素史克在莫桑比克对儿童进行的一项双盲随机对照二期临床试验获得了令人振奋的结果，首次表明该疫苗安全、耐受性良好，而且非常有助于预防该年龄段的疟疾。2015 年，在非洲七个以上国家进行的一项大型三期试验的结果揭晓了。每隔一个月注射一剂 Mosquirix 疫苗，第三剂后的 18 个月内再注射一针加强剂，可以在第一次接种后至少三年内保护人体免受疟疾的侵害。在首次接种疫苗时年龄为 5～17 个月的儿童中，截至研究结束（平均随访时间为四年），临床疟疾病例数减少了 39%；而在接种第一剂疫苗时年龄为 6～12 周的婴儿中，临床疟疾病例减少了 27%。在疟疾高发地区，病例减少的比例更高。[28]

这些试验结果公布之后，世卫组织要求在几个非洲国家试点，以评估该疫苗计划的可行性，并收集更多真实世界的安全性和有效性数据。这个试点项目于 2019 年先后在马拉维、加纳、肯尼亚启动，截至 2023 年 4 月，已有超过 150 万名儿童接种了疫苗。[29] 初步结果显示，因严重疟疾住院的病例下降了约 30%。[30]

与传统疫苗（如天花疫苗）相比，不到 40% 的保护力度似乎还不及格，但这是人类寄生虫疫苗第一次达到这种保护水平，是从零到一的突破，是一代又一代科学家 60 多年不懈努力的成果。

2023 年，牛津大学研发的 R21 疟疾疫苗也获得了成功。一项在布基纳法索进行的，涉及 450 名 17 月龄婴儿的小型试验显示，该疫苗已经可以将患疟疾的风险降低 77%，大规模临床试验和真实世界的安全性和有效性的数据正在收集中。[31]

世卫组织在《2016—2030 年全球疟疾技术战略》中提供了一个全面的框架，指导各国加快消除疟疾的进程。该战略设定的目标是：到 2030 年，全球疟疾发病率和死亡率比 2015 年降低至少 90%。

我们看到了彻底根除疟疾的一缕希望之光。

广袤的非洲原野上，季节性的小池塘星罗棋布，一缕曙光透过云层，照射到池塘的水面上。

池塘里浮游的水藻获得了能量，疯狂生长，不断复制着自己，蓝绿色的池水变得略微黏稠。一只蚊子抖动着轻薄的翅膀飞过来，发出嗡嗡的轻响。它灵巧地降落在水面上，把数千枚虫卵排放到长满蓝藻的池水里。这些虫卵很快就孵化成了水生幼虫孑孓。孑孓不停地扭动着身躯，以藻类为食，在池塘里快活地成长。

经过最终的华丽蜕变，幼蚊诞生了。它们从水面飞起，或是盘旋在池塘上的低空，或是蛰伏在池塘四周的草丛里，耐心等待着下一只到这里来喝水的温血动物。这些蚊子的唾液腺中也许还存活着一些疟原虫孢子体，它们希望能在蚊子死去之前进入某一个不幸的人的身体，完成自己的生命周期。

蓝天之下，阳光普照。一群衣着鲜艳的孩子欢笑着跑到小池塘边，拨开草丛，把纸折的小船放进水里。小纸船承载着他们对未来的憧憬，在微风中缓缓地游荡，蓝绿色的池水映照出孩子们健康、幸福的笑脸。草丛中尚未进食的幼蚊嗡嗡而至，试图把尖尖的口器插入这些孩子的皮肤，但新型的防蚊护肤霜让它们望而生畏、无从下嘴，它们只能继续忍受着饥饿，无奈地在孩子们的四周飞来飞去。

一个粗心的小男孩今天恰好忘记了涂抹防蚊霜，裸露着的皮肤让蚊子有了落脚之地。终于，一只幼蚊成功地把口器插入了这个孩子的皮下，开始贪婪地吸血，而唾液腺中的那些疟原虫孢子体成功地进入了人体，随着心脏的跳动在这个小男孩的全身流淌。

池塘边的故事难道要重演了吗？

这一次，疟原虫孢子体刚刚进入血液，还没有来得及在肝脏中立足，就遇上了一些特殊的蛋白质——一些被科学家称为抗体的蛋白质。这些蛋白质是三年前小男孩完成疟疾疫苗接种之后，由自身免疫系统产生的。疫苗接种三年后，这些抗体虽然越来越少，但还是有一些留在了他的血液中。它们能识别和清除疟原虫孢子体，是小男孩抵抗疟原虫的守护神。

人体免疫系统有很好的"记忆力"，对血液中出现的大多数外来入侵的蛋白质以及其他有免疫原性的物质，只要遭遇过一两次，就可以通过产生相应的抗体而牢牢地"记住"它们。所有的疫苗都有赖于这种精准的"长期记忆力"。如果下次遇到已经"见过面"的入侵蛋白，相应的抗体就会在第一时间把它们识别出来，加以清除。与此同时，免疫系统会产生大量同样的抗体，以明显的优势来确保完胜。

就这样，进入这个小男孩血液中的疟原虫孢子体没能完成它们的生命周期，被他接种疫苗后产生的抗体尽数吞噬。除了胳膊上多了一个痒痒的蚊子包，小男孩的脸上依然洋溢着健康的笑容……

某一天，池塘的水里多了一种以前从未见过的细胞。

气候的变化、污染的蔓延、人口的暴涨、粮食的短缺……这些因素反映到生物世界的微观层面就是基因的突变。正是这些永不休止的基因突变催生了多姿多彩的生命世界，当然也催生了我们人类，但它们也催生了疾病、疫情，还有恶魔一般的疟原虫。

小池塘里，这种变异的细胞现在既不是天使，也不是恶魔。

作为一种生命体，它们会本能地从周围的环境中摄取能量，通过分裂不断地复制自己的基因——自私的基因。它们沾在幼蚊的浑身上下：肚子上、脚上、翅膀上、口器上……它们在幼蚊吸血时又身不由己地跌落进了某个在池塘边游戏的小男孩的血液。它们还没适应这个新的环境，等待它们的是漫漫征途。如果能侥幸存活下来，它们就必须从周围的环境（人体）中摄取能量。如果寄生在了肠道，它们很有可能就成了肠道菌群的一个新成员，通过清理那些我们不能或来不及消化的东西摄取能量。正常人体中有数万亿个微生物，其数量是人体自身细胞的十倍。然而，由于微生物体积小，肠道菌群的总重量仅占人体质量的 1%～3%。正常情况下，一个 60 千克的成年人身体里有 0.5 千克～2.5 千克重的肠道细菌，它们对健康起着至关重要的作用。

如果这些变异的细胞不是在肠道"安家"，而是在肝脏、胰脏、肺部里呢？

新的一天开始了，看似一切如昨。曙光透过云层洒到原野上，小池塘边风景依旧，孩子们的笑声还在回荡着。

时间慢慢地流淌，静静见证着生命界的细微变化。

注释

1　关于阿维菌素的发现以及后续的传奇药物伊维菌素的开发和无偿捐赠，有兴趣的读者可以阅读拙著《新药的故事》第三章"为了一个没有河盲症的世界"（译林出版社 2019 年版）。

2　诺贝尔奖官网。

3 同上。

4 屠呦呦：屠呦呦诺奖报告演讲全文，中国政府网。

5 John Whitfield, "Portrait of a serial killer: a Roundup of the History and Biology of the Malaria Parasite", *Nature*, October 3, 2002.

6 Neil Oliver, *A History of Scotland*, London: Weidenfeld & Nicolson, 2009.

7 Michael Lynch(ed), *The Oxford Companion to Scottish History*, Oxford: Oxford University Press, 2011.

8 Devine, T. M. and Jenny Wormald (eds.), *The Oxford Handbook of Modern Scottish History*, Oxford: Oxford University Press, 2012.

9 Patrick Walker, "Some Remarkable Passages in the Life and Death of that singularly exemplary holy in life, zealous and faithful unto the death, Mr Daniel Cargill with the accomplishments of a few of his many sententious sayings through his life, and at his death" (Edinburgh, 1732), in D. H. Fleming (ed), *Six Saints of the Covenant V2* (London, 1901), 30-31.

10 John Prebble, *The Darien Disaster: A Scots Colony in the New World, 1698-1700*, London: Secker & Warburg, 1968.

11 同上。

12 同注 10。

13 Rory Carroll, "The Sorry Story of How Scotland Lost its 17th Century Empire", *The Guardian*, Tue 11 Sep 2007 .

14 Julie Orr, *Scotland, Darien and the Atlantic World, 1698-1700*, Edinburgh: Edinburgh University Press, 2018.

15 Leith Davis, *Acts of Union: Scotland and the Literary Negotiation of the British Nation, 1707-1830*, Stanford: Stanford University Press, 1998.

16 Panama Canal Authority, "Panama Canal Celebrates Eighth

Expansion Anniversary with New Draft and Daily Transits Increases", *Canal de Panamá official website*, 27 June 2024.

17 World Health Organization, "From 30 million cases to zero: China is certified malaria-free by WHO", *WHO News*, June 30, 2021.

18 中华人民共和国国家卫生健康委员会：《第 11 个"全国疟疾日"消除疟疾 谨防境外输入》，中国卫健委官方网站，2018 年 4 月 24 日。

19 同上。

20 同注 17。

21 中华人民共和国国家卫生健康委员会：《国家卫生健康委员会 2022 年 6 月 17 日新闻发布会文字实录》，中国政府网，2022 年 6 月 17 日。

22 World Health Organization, *World malaria report 2014: summary*, World Health Organization, 2015.

23 World Health Organization, *World malaria report 2023*, World Health Organization, 2023.

24 Amal A. El-Moamly and Mohamed A. El-Sweify, "Malaria Vaccines: The 60-year Journey of Hope and Final Success—Lessons Learned and Future Prospects", *Tropical Medicine and Health*, 2023, 51(1), 29. 因为中国目前已经没有本土的疟疾病例，研发该疫苗的药企葛兰素史克没有向中国监管部门提出上市申请。

25 蛋白质构建体（protein construct）指蛋白质的空间建构。绝大多数蛋白质都是柔性链状分子，在不同的微环境（溶液、细胞膜等）里可以折叠成不同的空间结构，而蛋白质的活性是直接与它们的空间结构相关的。所谓蛋白质失活主要就是指其空间建构的解体。

26 人类挑战性研究又称受控人体感染模型（controlled human infection model）或挑战性试验（challenge trial），是一种用于医学和疫苗开发的科学研究方法，涉及在受控条件下故意用病原体感染健康人类志愿者，以研究疾病并开发治疗方法、疫苗，或更好地了解人类免疫反应。目前这种方法已很少使用。

27 帕斯适宜卫生科技组织（Program for Appropriate Technology in Health，简称 PATH）是一家非营利性国际健康组织，总部位于美国，专注于改善全球卫生和促进可持续的卫生和健康解决方案。PATH 的使命是通过创新、伙伴关系和可行的方法，改善全球（特别是发展中国家）卫生状况。

28 Nitika N., Shrikant Nema and Praveen Kumar Bharti, "R21 Vaccine: A Ray of Hope for Malaria Elimination", *Asian Pacific Journal of Tropical Medicine*, 2023, 16(6), 243−244.

29 World Health Organization, "Q&A on malaria vaccine (RTS, S and R21)", World Health Organization, 19 April 2023.

30 同注 28。

31 National Institute of Health News Releases, "NIH Human Microbiome Project defines normal bacterial makeup of the body", June 13, 2012.

尾声　双药与我

奎宁与青蒿素这两种天然药物的发现从根本上改变了人类的健康，改变了世界的格局，也深深地改变了我。

　　我是"文革"期间在上海长大的。

　　我从小好动，上了小学之后也不消停，按照现在的说法八成是患了多动症。还好那年头没有这一说，我自然不用吃药，只是没少给爸妈添麻烦。我因为坐不住，所以经常在课堂里捣乱，影响老师上课，会在放学后被叫到老师的办公室里去写检讨书，并保证下次不再犯。这样一来，爸妈就要在下班后去一趟学校，把写完检讨书的我领走。回家的路上，爸妈自然少不了一通说教——要听老师的话，不要调皮捣蛋……我倒是从来没受过皮肉之苦。

　　到了四年级，妈妈见我还是不能静下心来上课读书，就特地找来了在当时属于"禁书"的长篇小说《林海雪原》，并特地叮嘱我一定不能带到学校里去，只能放学后在家里读。她还告诉我,样板戏《智取威虎山》只是其中的一个故事,书里还有很多更精彩的剿匪故事呢。

妈妈是希望我能静下心来读书,不要再出去"野",不再给他们添麻烦。这一次她成功了,我捧起《林海雪原》,读了开头的十几页,就再也放不下来了。

在作家曲波笔下,剿匪小分队的英雄个个栩栩如生:战功卓著的"203首长"少剑波、侦察员"孤胆英雄"杨子荣、大力士"坦克"刘勋苍、通讯员"长腿"孙达得、攀岩能手"猴蹬"栾超家、活泼可爱的卫生员"小白鸽"白茹……反派人物就更不用说了,——跃然纸上:"许大马棒"、"蝴蝶迷"、"小炉匠"、"座山雕"、侯专员、"定河道人"……情窦初开的"小白鸽"白茹爱慕英俊潇洒的"203首长"少剑波,书中对此有一些非常含蓄的描写。用现在的眼光来看,那些文字真的是很保守的,但在当时被认为有损解放军指战员的光辉形象。于是,《林海雪原》被打成了"毒草",成了"禁书",我只能在家里偷偷阅读。

那年头的中小学生完全不像现在"内卷",没有考试升学一说,自然也不用刷题。中学毕业生都由学校统一分配工作,所以,除了要跟毕业班的老师搞好关系,读书是没啥用的,弄不好还会被扣上一顶"白专"的帽子,还不如"交白卷"来得光荣。老师在课堂里教的东西都非常简单,既没有《物理》也没有《化学》,取而代之的是《工基》《农基》。[1] 进了中学之后,我们还有到附近工厂车间去"学工"和到上海郊县人民公社的生产队去"学农"的任务，短则两周，长则超过一个月，目标是培养有实践经验的新一代工人和农民。

还在上小学的我不会为遥远的将来而焦虑，有的是时间，只想一本接一本地阅读有劲的小说。一个好朋友的妈妈在图书馆工作，他可以在第一时间借到新出版的小说，于是他借的书成了我读书的主要来源。一开始我喜欢读各种讲打仗的小说，听说有一本长篇小说叫作《虹南作战史》，赶紧托同学从图书馆里借出来。翻了几页之后，我才发现上当了。原来这本书是讲上海郊县搞合作社的故事，第二天我就还了回去，到今天也再没碰过。

读小说给我带来了一些对爸妈和老师们来说十分可喜的变化。首先，我上课不再调皮捣蛋了，而是坐在那里安静地埋头读书——当然不是读课本。虽然老师还会时不时提醒我要认真听课，但与"讲废话、做小动作"等扰乱课堂纪律的行为相比，这已经是很大的进步了。其次，我的作文水平在不知不觉中有了长进。这里头有老师的教导，也有自己的日积月累，但当时我自己是全然不知的。很多年以后，我去看望已然年迈的小学班主任兼语文老师。她笑着告诉我，当年批改学生的作文一直是她最花时间、最头疼的一件事；但不知从什么时候起，批阅我的作文竟然成了一件她有点期待的事，因为多少能带来一些享受。

我没觉得这有什么了不起。读了那么些大部头，词句可以信手拈来没什么值得夸耀，不自觉地套用一些修辞手法好像也水到渠成。直到进了初中之后的某一天，我捧起了浩然红极一时的长篇小说《艳阳天》。虽然这本书不讲打仗，只讲合作社里的"阶级斗争"，但故事写得紧凑，引人入胜。麦收前后的事，作家颠来倒去、洋洋洒洒地写了一大本书。花了几天读完之后，我不禁掩卷感叹：哦，原来故事还可以这样写啊！相比之下，浩然后来的另一部长篇小说《金光大道》就很松散，与《艳阳天》不在一个档次。

一个"文学少年"刚刚觉醒，"文革"就结束了，紧接着，高考恢复了。

"学好数理化，走遍天下都不怕"成了学生和家长中间最流行的一句口号，一套16册的"数理化自学丛书"成了最畅销的书，三角与代数、杠杆与滑轮、氧化与还原成了我们茶余饭后挂在嘴上的词…… 一时间，高考的独木桥上挤满了头悬梁、锥刺股的学子们。刷题的时代从那时就开始了，读小说的时间真的一点都没有了，因为我也身不由己地加入了刷题大军，这是不可抗拒的历史洪流。

整个高中我一直都在刷题，考上复旦大学化学系也没有什么悬念。

为什么是化学系，而不是中文系或英美语言文学系呢？这也是改革开放初期的大潮流使然，因为只有学好了"数理化"，才能"走遍天下都不怕"。再加上我们入高中那年正好赶上上海市重点中学理科班（没有文科班）的第一次招生考试。初中毕业的我刷了一些数理化习题之后，理科潜能被激活了，顺利地考进了重点中学，后来还得过上海市高中数学竞赛的三等奖。

在化学系读书的日子紧张又愉快，但一开始吸引我的并不是化学，而是藏书丰富的复旦大学图书馆，因为我又有时间阅读各种各样的大部头了。那时，我的兴趣转向了外国文学：《红与黑》《简·爱》《约翰·克里斯多夫》《福尔摩斯探案集》《安娜·卡列尼娜》……我一本接一本地读世界名著，没有用完的精力要用来打球、跳舞、玩牌……留给化学的时间实在不多。谁叫我骨子里还是个"文学青年"呢？

但从"有机合成"课开始，一切又都变了。

"这学期，我给你们讲现代有机合成化学。"不苟言笑的吴教授一板一眼地说。

"现代有机合成是从奎宁的全合成开始的，这是在1944年，由美国哈佛大学的两位教授伍德沃德和多林完成的。与之前的'试错法'不同，他们事先设计了完整的合成路线，奎宁分子中20个碳原子的来龙去脉都是事先规划好的，一个都不差。"

吴老师完全不看讲义，在黑板上熟练地画出了奎宁的三维立体结构，开始给我们一步一步地讲解现代有机合成化学的标志性案例：伍德沃德-多林奎宁全合成。

这一次，我被合成化学的精彩深深地吸引住了。这一次，我从书包里拿出来的不是《莫迫桑小说集》，而是笔记本。我一笔一画认真地画下了奎宁的立体结构，专心地跟着吴老师一起慢慢拆解伍德沃德和多林的世纪经典实验……

一连好几周，吴老师都在讲伍德沃德-多林奎宁全合成。他讲解的是一种叫作"反合成分析"[2]的方法，这又是一个令我脑洞大开的科学方法，我在心里不停地暗暗叫绝。《反合成分析讲义》立马替代了《契诃夫小说集》，成为我的课外读物，让我不能自拔。

从小学、中学到大学，我们在课堂上和从课本里学习的东西都是有标准答案的。高考刷题，我们在老师们的反复督促下努力做到与标准答案几乎一字不差。这体现的是收敛性的（convergent）演绎思维：有 A 必有 B，而有 B 则必有 C，所以 C 是正确的答案。这是形式逻辑，是一种重要的思维方式，也是一项重要的基础训练。但这不是唯一的思维方式。对于探索性的科学研究，还有一种同样重要，在很多场合甚至更为重要的思维方式，那就是发散性的（divergent）逆向思维：为了得到 A，我们可以有 X、Y、Z 等多种选项。它们之间可以有好坏之分，但肯定不存在唯一的正确答案。

这就是合成化学的魅力，天空才是你的边界。

从伍德沃德实验室毕业的最后一名博士生，现任哈佛大学讲席教授斯图亚特·L. 施莱伯（Stuart L. Schreiber）在一次采访中说："有机化学的内在美让当今许多学子兴奋不已，我认为这种美可以追溯到伍德沃德在阐明有机化学艺术方面做出的贡献。"[3]毫无疑问，从"有机合成"课开始，我也成了众多

"受害者"中的一员，坚定地走上了化学这条"不归路"。

如果说奎宁全合成为我打开了化学世界的大门，让我像"刘姥姥一进大观园"那样无比好奇，并且开始真正喜欢上了有机化学，那么青蒿素全合成对我来说则是"刘姥姥二进大观园"，让我开始思考神奇的生命世界。

"有机合成"课进行到学期过半的时候，吴老师请来了中国科学院上海有机所的周维善研究员给我们讲了一堂课，内容是青蒿素的人工合成。

周维善是"523任务"的重要成员之一，也是第一篇有关青蒿素的署名论文的通讯作者，对确定青蒿素的化学结构及其性质研究都做出了重要贡献。从1978年开始，周维善领导的科研团队经过五年的艰苦努力，终于在1983年1月6日完成了青蒿素的人工全合成，这代表着当时中国有机合成化学的最新进展。[4]

周维善是浙江绍兴人，1949年毕业于国立上海医学院药学系并留校任教。1952年他进入军科院化学系，师从著名有机化学家黄鸣龙教授，并于1956年跟随黄鸣龙调任到上海有机所工作。

说起黄鸣龙，那可是中国化学界泰斗级的人物。在有机化学中，许多重要的化学反应都是以发明人的名字命名的，在众多正式的"人名反应"中，以中国人的名字命名的反应在相当长的时期内只有一个，那就是"黄鸣龙改良还原法"。相传，黄鸣龙当年在哈佛大学化学系做实验时，因为临时有事要去一趟纽约，便委托同一实验室的黎巴嫩同学帮忙照看反应。黄鸣龙走后，反应烧瓶的软木塞逐渐松开了，同学只答应照看反应，并没有把软木塞重新塞紧。几天后，黄鸣龙回到实验室，发现反应烧瓶里的溶剂和水分全都挥发了，但反应的产率出奇地高。细心的黄鸣龙重复实验时发现，用高沸点溶剂在烧瓶敞口的情况下做反应，原本需要 50 个小时才能完成的反应现在只需 3 个小时，产率也从原来的 40% 提高到 90%。这个新的反应方法在论文发表后获得了广泛认可，迅速成为普遍采用的标准方法，"黄鸣龙改良还原法"就此诞生了。[5]

1972 年 3 月，在南京召开的"523 任务"工作会议上，屠呦呦报告了有关青蒿中性提取物有效抑制疟原虫的最新结果，并在 1973 年初拿到了提取物中有效成分的结晶体。接下来，有关这个结晶体的理化性质研究、结构测定，基本都是在上海有机所周维善的实验室里完成的。

有关青蒿素人工合成的论文在《化学学报》上发表之后没多久，通讯作者周维善就被吴老师请到了复旦大学化学系的课堂上。

对我来说，周维善既不是"周老师"也不是"周教授"，而是"周家爸爸"，因为他就住在我们家楼上，是看着我长大的老邻居。他的夫人姓谢，因为做过小学老师，我们都叫她"谢老师"。到复旦大学住校之前，我几乎每天都会在楼道里见到周维善夫妇。从大人们交谈的只言片语里，我很早就知道

"周家爸爸"在做一个"军工项目"——好像跟越南战争有关，好像找到了治疗疟疾的新药……后来我还不止一次听到过"青蒿素"这个陌生的名称。

那一天，我坐在教室第一排，从周家爸爸投影的幻灯片上第一次看到了青蒿素的化学结构。

周家爸爸用我非常熟悉的，带着明显绍兴口音的普通话告诉我们："青蒿素是一个含过氧基团的倍半萜内酯化合物。吴老师应该跟你们讲过萜类分子吧。倍半萜就是一种半萜，含有15个碳原子。青蒿素这15个碳原子中有7个是手性碳，也就是我们讲的不对称碳原子。当然，青蒿素分子结构最为特殊的地方，就是这个'过氧桥'，而且固定在两个四级碳上，给全合成带来了不小的挑战，因为没有现成的方法可以套用。"

我听得入迷。从那一天起，在我脑子里打转的，已经不再是化学结构和有机反应了，而是超越了化学的一些东西——我进入了更加多姿多彩的生命世界。

为什么青蒿里会有这么一个结构如此奇特的化合物？为什么茅草等其他植物里都没有，唯独青蒿有？难道说它真是为抑杀疟原虫而生的吗？……这些非常有意思的问题没有标准答案，就连想出一个能自圆其说的、可以证伪的假说都很难。比如，关于奎宁，有这样一种说法。南美洲的猴子会去啃金鸡纳树的树皮、树叶和果实。得了疟疾的猴子吃了金鸡纳树皮之后，死亡率就会下降，而金鸡纳树反过来又会因为猴子啃食它的果实而扩大繁殖的范围。一来一往，久而久之，高效抗疟疾的奎宁就在不断的演化中生成了。虽然猴子确实会感染疟疾，也确实会啃食金鸡纳树的果实，但南美洲的猴子在长期的演化过程中并不面临来自疟原虫的演化压力。迄今为止的考古学研究还没有在美洲大陆上发现古老疟疾留下的痕迹，由此推断，疟原虫很可能是欧洲人在大航海时期才带过去的，所以，得了疟疾的猴子啃食金鸡纳树皮这种说法就不能自圆其说了。这样一来，我们还可以推断，在没有疟原虫的环境中演化出来的奎宁应该是为了应对别的演化压力，是另有所用的。

那么，青蒿素呢？亚洲大陆上可是很早就有疟疾了，青蒿素是因为抵抗疟原虫而演化出来的吗？很有可能。如果青蒿的繁衍有赖于某一（几）种食草类的动物，它们以青蒿为食，同时把青蒿的种子在活动范围内广为播撒；反过来，这一（几）种食草类动物又受到疟疾的困扰，食用含有青蒿素的青蒿有助于提高它们的生存率。二者共同进化，形成一个闭环。只要在某一个时间点上，某一个随机基因突变改变了某一个原有的萜类化合物，产生出一丁点抗疟疾的活性，永不停歇的变异与生存就会演化出近乎完美的抗疟疾的青蒿素。这好像讲得通。而且，在中国南方疟疾高发的"滇缅瘴疠区"，当地生长的青蒿中青蒿素的含量比较高，而北方生长的青蒿中青蒿素的含量就比较低。这也是为何一开始屠呦呦研究小组筛选北方青蒿的结果很不稳定，反反复复，而云南药物研究所稍后用南方青蒿的筛选结果就相当稳定。如此说来，似乎青蒿素跟疟疾是直接相关的。真实世界中，这种情况出现的概率极低，因此只有青蒿撞上了这个大运，而其他植物则没有——至少到目前为止还没有被发现。

当然，这都只是一些能自圆其说的猜想，都有待科学家们去研究，去发现，去证伪。

你也许会说：管这么多干吗？我们不是找到了青蒿素吗？拿来治疗疟疾就好。可是，你想过吗？下一个"青蒿素"在哪里？你不会认为我们的中草药里只有一个"青蒿素"吧？

我们要搞清楚这个看似十分古怪的化合物为什么会存在于青蒿中，搞清楚植物青蒿花费自己从外界吸收的珍贵能量去生成这么个化合物到底是派什么用处的……只有搞清楚了，我们才有可能顺藤摸瓜，找到下一个有效的天然产物。它也许是一种高效的抗病毒药物，也许是一种叫作"红曲霉素"的天然降胆固醇药物。

从青蒿素的故事中，我们不难得出结论，随机筛选各种植物的成功率很低，因为我们既不知道筛选什么，也不知道应该怎样筛选，基本相当于在黑暗中投掷飞镖，打中目标是极小概率事件。尽管在美国生长的青蒿也含有青蒿素，但沃尔特·里德陆军研究所为寻找新型的抗疟疾药物在 12 年中筛选了多达 25 万种不同的化合物，仍旧没有找到值得进一步跟踪的线索。他们错过了青蒿，当然也就错过了青蒿素。在中国，我们虽然有 1 500 多年前葛洪写下的"青蒿一握"，但仍旧筛选了上万种包括青蒿在内的传统药物，筛选的范围其实并没有因为医学典籍里记载了"青蒿一握"而缩小多少，证实青蒿的抗疟活性也花了九牛二虎之力，还有好几次险些失之交臂。[6] 如果不是斯特凡诺维奇的团队搞错了结构，按照以论文正式发表时间为准的国际惯例，发现青蒿素的荣誉花落谁家还真的不好说呢。试想一下，如果当年有一名美国药物学家也知道"青蒿一握"呢？

细心的读者也许会问：为什么在原本没有疟原虫的美洲大陆上生长的青蒿也含有少量的青蒿素？对此，我有一个能自圆其说的猜想：大约 16 500 年前，人类的祖先跨过冰封的白令海峡，踏上美洲大陆时，包括青蒿在内的许多动植物应该也都随之迁徙到了美洲大陆，而那些古老的青蒿应该已经含有青蒿素了。在没有疟原虫以及与青蒿相互依存的食草类动物的环境里，美洲青蒿中青蒿素的含量就会在演化的时间尺度上慢慢降低。16 500 年在演化的时间轴上不过短暂一瞬，因此今天的美洲青蒿中残留一些青蒿素也是正常的。（金鸡纳树只存在于南美洲，情况不一样。）

从葛洪的"青蒿一握"开始，历史给了我们华夏子孙 1 500 年的时间窗口，以在青蒿上重复从金鸡纳树皮到奎宁的过程，但我们迟迟没能向前跨出一步。我们有的只是一本又一本厚重的典籍，一遍又一遍被誊写下来的"青蒿一握"，直到 1 500 年之后屠呦呦灵光一现，其中的"真谛"才得以显现……

设想一下，如果在唐朝，就有一位严谨的医师认真地验证"青蒿一握"到底有没有效，并记录了结果；如果在宋朝，就

双药记

有几位智者开始思考"青蒿截疟"的缘由；如果在元朝，就有一帮药师尝试改变"以水二升渍"的使用方法……历史会被改写吗？现代科学有可能起源于中国吗？从提炼奎宁开始的现代化学会被改写成从提炼青蒿素开始的现代化学吗？现代化工和药物化学的起点会从合成奎宁变为合成青蒿素吗？也许会。也许，压根不会有金鸡纳霜和奎宁的故事。

也许，这个世界上还应该有一个叫作"红曲霉素"的药物。

中国人食用和药用超过一千年的红曲含有一个比青蒿素更早出名的天然产物——洛伐他汀。你也许纳闷，中国的红曲里怎么会有一种外国的药物？（要不我怎么说它应该叫"红曲霉素"呢？）

如果你去查询红曲的功效和成分，你大概率会看到"活血化瘀""洛伐他汀"这几个字。二者到底是什么关系呢？活血化瘀是中医药理论中的一个古老概念。跟其他中医药概念一样，严格定义活血化瘀是很困难的。无论我如何努力，肯定都会招来各种各样的质疑，所以我就不尝试了。但它（只可意会不可言传）的大概意思，在中国文化环境中长大的人应该不会弄错。那么，洛伐他汀呢？它是有严格定义的。它是我的老东家、美国著名药企默沙东在 20 世纪 70 年代筛选了 5 000 多个发酵液的样品后，从土曲霉（aspergillus terreus）的培养液中提取出来的一种天然产物，也是被批准上市的第一款能显著降低血液中的游离胆固醇、治疗冠心病的重磅大药。[7]

读到这里，你是不是会隐约觉得活血化瘀和洛伐他汀应该有点关联？你是不是还会想，如果当年也有一个类似"523任务"的全国性冠心病攻坚项目，洛伐他汀也许就叫"红曲霉素"或"红曲素"了？

和清热解毒一样，活血化瘀是中医药理论中一个适用范围非常广泛的概念，可以派生出许多种不同的解释，所以对药物发现的指导意义就降低了。从洛伐他汀的功效，我们不难联想到活血化瘀。但反过来，在他汀类天然产物（对，这是一类天然产物，科学家们在这一类里已经发现了好几种药物）被发现之前，从活血化瘀这个概念出发，联想到红曲有可能降低胆固醇几乎是不可能的。事实上，一千多年来没有文字记录表明有人想到过。首先，具有活血化瘀功效的中草药实在太多了，初筛和聚焦都无从谈起；第二，活血化瘀可以有许多种不同的解释，凭什么单单以降低胆固醇为标准进行筛选？

那默沙东是如何找到的呢？这就要感谢日本科学家远藤章了。

当年远藤章是这样提出问题的：什么样的生物（动物、植物和微生物）中最有可能含能降低胆固醇的化学物质？他想到的答案竟然是细菌。因为在自然界里，很多微生物的生长依赖胆固醇。对这类微生物来说，胆固醇的生物合成是它们的生命线，或者说是它们的软肋，而抑制胆固醇合成对它们来说则是致命的。远藤章认为，自然界里很有可能已经进化出了另外一些微生物，它们在生存的竞争中以抑制胆固醇合成为目标，用"化学武器"去攻击那些依赖胆固醇的微生物，

　　　　　　　　　　　　　　　　　　　　　　　双药记

而这种"化学武器"应该就是能抑制胆固醇合成的天然产物。

远藤章领导日本三共制药公司的团队用了两年多的时间，仔细筛选了 6 000 多种不同的微生物。1973 年，他们终于从桔青霉（penicillium citrinum）的培养液中找到了第一个能抑制胆固醇合成的天然产物——美伐他汀。这是一个划时代的发现，是人类征服"第一杀手"冠心病的里程碑之一，远藤章因此获得了 2006 年日本国际奖和 2008 年拉斯克临床医学奖。默沙东的科研团队依样画葫芦，在 1978 年找到了另一个几乎与美伐他汀完全一样的天然产物——洛伐他汀。后来，美伐他汀在实验中被发现使癌症的风险增加（谁说天然产物的副作用小！），开发中止，而默沙东的洛伐他汀安全有效，后来居上。人类历史上卖得最好的一类药物——治疗冠心病的他汀类药物——就这样诞生了。[7]

历史没有"也许"，时光不会倒流。多少次，我只能悻悻地说："我们的老祖宗好像早就知道。"

奎宁与青蒿素这两个深刻改变了世界的分子印刻在我的脑海里。我像是听到了召唤，它引领着我一步一步走进神奇的生命世界，去探索健康与疾病的奥秘。于是，我投身当年的出国大潮，决定去美国攻读化学博士，立志成为一名制药人。

我通过了托福考试，准备好了中英文成绩单，填了好几份申请表格，自己写好了申请书，剩下的就是推荐信了。

关于推荐人，我的首选原本应该是复旦大学化学系的老师，但出于某些原因，当时学校突然规定老师不能给自己的学生写推荐信。虽然我相信有不少老师还是会答应我的，因为他们大多支持学生出国留学，但我觉得不应该为难老师们。另外，我有心要找一位名气更大的中国化学家，于是想到了住在楼上的周家爸爸。他刚刚完成了青蒿素的全合成，颇有国际知名度。他从小看着我长大，很喜欢我，还曾带着我到美琪大戏院去看舞剧《小刀会》，写推荐信应该就是一句话的事。

但我想错了。听完了我的请求，周家爸爸想了想之后，问我为什么不找老师写。我说现在复旦有新规定，老师不能给自己的学生写推荐信，所以我就不为难他们了。周家爸爸还是犹豫着摇了摇头说："如果我给你写，就对不起你的老师了。"

我表示理解，笑着起身告辞，显然没有必要再给周家爸爸添麻烦。

合成青蒿素的化学家出于某些原因没有答应给我写推荐信，那么合成奎宁的化学家有没有可能呢？没过多久，我的机会就来了。

刚刚成为复旦大学化学系名誉教授的威廉·多林（对，就是那位在1944年和伍德沃德一起合成奎宁的多林）访问中国，在复旦大学逗留数日，做了精彩的演讲，然后分别与有机化学教研室的多个研究小组进行了学术讨论。轮到我们小组时，我的毕业论文指导老师章道道教授安排我到台上去，用英语向多林教授介绍我的论文。

　　　　　　　　　　　　　　双药记

章老师选中我，并不是因为我的毕业论文有多大的亮点，而是因为我的英语比较好。这就要感谢教我高中英语的张丽蕾老师了。张老师的英语课是我高中时最喜欢的课，没有之一。除了教我们单词、造句、语法，张老师还在课堂里介绍英美文学和好莱坞电影。有一次，在讲述现代美国年轻人的校园生活时，年近半百的张老师竟然在课堂里跳起了迪斯科。在那个刚刚打开国门的年代，时髦的张老师绝对是引领新潮流的。张老师早年毕业于复旦大学英美文学系，说一口流利的美式英语，所以我学到的也是美式英语。后来张老师移民美国，在中学里做代课老师，"美语"水平之高，可见一斑。我们都渴望了解外面的精彩世界，我也知道必须熟练掌握英语这个"人生斗争的武器"。所以，在为学好数理化刷题的空隙里，我努力学习英语。在张老师的教导下，我高中毕业时英语就达到了理科学生本科毕业时的水平，基本可以研读英语化学教科书和参考书。刚入学，我就通过了复旦大学的英语水平考试，免修全部大学英语课程。同学们上英语课时，我就到文科图书馆去读小说。

　　即便如此，用英语向多林教授介绍我的毕业论文还是让我备感压力，毕竟这是我第一次跟外国人直接交谈，而且对方还是哈佛大学的大牌教授。我精心准备了好几天，花了大约十分钟的时间，在小会议室里用不很流利却中规中矩的美式英语简单地介绍了我的研究工作。没想到一头银发的多林教授居然听懂了！他站起来走到我的身边，伸手拍了拍我的肩膀，用很慢的语速，亲切和蔼地笑着对我说："年轻人，你的英语很好，虽然不是很流利，但我都听懂了，这很好。记住，语言是交流的工具，目的是传达你的想法，流利是其次的。现在我们来谈谈你的化学吧。"

他依然用很慢的语速，一个接一个地问我问题。我的注意力高度集中，我先要听懂他的问题，然后找到合适的英文单词和词组，尽量用完整的句子来回答。前后不过十多分钟时间，但我感觉很煎熬……

"最后一个问题：你喜欢化学吗？"他定睛看着我。

"很喜欢！"我一点都没犹豫。

"很好，好好干，你是有前途的。"他跟我握了握手，满意地笑着回到了自己的座位上。

大约半年之后的一天，一架巨大的波音 747 宽体客机从上海虹桥机场起飞，载着我飞向太平洋彼岸的洛杉矶，我由此开始了探寻生命与健康奥秘的科学人生之旅。在我贴身的上衣口袋里，装着 50 美元现金和一封多林教授写的推荐信……

就这样，原本一个妥妥的"文学青年"被奎宁和青蒿素"耽误"了几十年！

这就是为什么我要写《双药记》，并最终把它写成了一半科学、一半文学这样"不伦不类"的风格。

《双药记》中记述的历史都是有据可考的，比如，东晋咸和二年，葛洪途经广州，会晤了刺史邓岳，随后在罗浮山炼丹修道；再比如，1532 年，皮萨罗率领仅 167 人的西班牙舰队征服印加帝国；还有郑和病逝于七下西洋的途中等大大小小的历史事件，但具体的细节描写都做了文学加工。关于当时还没有文字，结绳记事的印加基普守护人，我不可能找到他们讲故事的直接记录，只能发挥我有限的想象力了；即使在早就有文字的中国，我可以查证利玛窦与徐光启会晤的时间和地点，也无法知道他们对话的具体内容；更不用说，还有很多重要的历史记录，比如郑和七下西洋，都被人为地尽可能销毁了，就连他的下葬之处至今也仍旧是一个谜……

工业革命以来，尤其是二战之后的历史，文献和记录都是相当完整的，关于时间、地点、人物，都可以找到比较详细的记录，我只是做了一些必要（有些也不见得那么必要）的文学修饰而已。在每一章的最后，我都尽可能地提供了参考资料和相关文献，有兴趣的读者可以进一步深度挖掘。

我希望通过对疟疾、奎宁、青蒿素相关历史的回顾和解读，用我的文字给读者呈现一种置身于历史的画面感，绝无故意编造历史细节去迎合某个预设观点的想法。如果说我想通过奎宁和青蒿素这两种药物在历史上相互交织的故事来表达一个想法的话，那就是希望读者和我一道，开始思考下一个"青蒿素"在哪里。

认真思考这个问题的人越多，下一个"青蒿素"就来得越快，中华民族对人类健康的贡献就越大。

完成《双药记》也算是对一半科学、一半文学的自己有了一个交代。

注释

1　《工基》《农基》分别是《工业基础知识》《农业基础知识》的简称。《工基》课以物理学原理为主，《农基》则是生物和化学原理。我们当时把这两门课戏称为"公鸡"和"母鸡"。

2　该方法是哈佛大学化学教授艾里亚斯·詹姆斯·科里（Elias James Corey）创立并系统化的，指通过合理解构目标分子，反向推出合理的起始原料与关键反应节点。科里教授将有机合成路线设计从技巧与经验提升到了科学的理论层面，因而获得了1990年诺贝尔化学奖。

3　Bethany Halford，"Remembering organic chemistry legend Robert Burns Woodward"，*Chemical and Engineering News*，April 10, 2017, Volume 95, Issue 15.

4　许杏祥、朱杰、黄大中、周维善：《青蒿素及其一类物结构和合成的研究 XVII.双氢青蒿酸甲酯的立体控制性合成——青蒿素全合成》，《化学学报》1984年第42卷第9期。

5　详见拙著《新药的故事》第十章"默沙东的中国缘"（译林出版社2019年版）。

6　详见第13章"众里寻它千百度"。

7　详见拙著《新药的故事》第六章"当'头号杀手'遇上'头号大药'"（译林出版社2019年版）。

梁贵柏

2023年10月